不孕不育诊断与治疗丛书·第一辑

BUYUN BUYU ZHENDUAN YU ZHILIAO CONGSHU·DIYIJI

名誉主编◎刘以训　丛书主编◎熊承良

*N*ANXING BUYU DE ZHENDUAN YU ZHILIAO

男性不育的诊断与治疗

主编◎熊承良　刘继红　商学军　李红钢

长江出版传媒　湖北科学技术出版社

图书在版编目(CIP)数据

男性不育的诊断与治疗 / 熊承良等主编. 一武汉：湖北
科学技术出版社，2021.11
（不孕不育诊断与治疗丛书 / 熊承良主编. 第一辑）

ISBN 978-7-5706-1426-4

Ⅰ.①男… Ⅱ.①熊… Ⅲ.①男性不育－诊疗
Ⅳ.①R698

中国版本图书馆 CIP 数据核字(2021)第 166707 号

策　　划：冯友仁
责任编辑：常　宁　　　　　　　　　　　　封面设计：胡　博

出版发行：湖北科学技术出版社　　　　　　电话：027－87679454
地　　址：武汉市雄楚大街 268 号　　　　　邮编：430070
　　　　　（湖北出版文化城 B 座 13－14 层）
网　　址：http://www.hbstp.com.cn

印　　刷：湖北恒泰印务有限公司　　　　　邮编：430223

787×1092　　　　　　1/16　　　　　15.25 印张　　　　　343 千字
2021 年 11 月第 1 版　　　　　　　　　　2021 年 11 月第 1 次印刷
　　　　　　　　　　　　　　　　　　　　定价：98.00 元

《男性不育的诊断与治疗》

编 委 会

主　　编　熊承良　刘继红　商学军　李红钢

副 主 编　尹太郎　潘　峰　张志军　张欣宗　王　涛

主编助理　叶　臻

编　　委（按姓氏笔画排序）

马华刚　潍坊市人民医院

王　涛　华中科技大学同济医学院附属同济医院

尹太郎　武汉大学人民医院

孔祥斌　温州医科大学附属第一医院

叶　臻　华中科技大学同济医学院生殖医学中心

权伟合　南方医科大学深圳医院

刘继红　华中科技大学同济医学院附属同济医院

孙平平　潍坊市人民医院

李　路　华中科技大学同济医学院附属同济医院

李　颖　广西壮族自治区人民医院

李红钢　华中科技大学同济医学院生殖健康研究所

杨　俊　华中科技大学同济医学院附属同济医院

杨瑞峰　山东大学第二医院

张　茨　武汉大学中南医院

张世林　华中科技大学同济医学院附属同济医院

张志军　十堰市太和医院

张欣宗　广东省计划生育专科医院

陈　智　华中科技大学同济医学院附属同济医院

陈耀平　宁夏医科大学总医院

转　黎　华中科技大学同济医学院附属同济医院

孟天庆　华中科技大学同济医学院生殖医学中心

饶　可　华中科技大学同济医学院附属同济医院

徐　华　新疆医科大学第一附属医院

唐艳平　华中科技大学同济医学院基础医学院

涂　健　岳阳市妇幼保健院

黄勋彬　华中科技大学同济医学院生殖健康研究所

章　玲　华中科技大学同济医学院生殖医学中心

商学军　南京大学医学院附属金陵医院

葛关平　通城县中医医院

蓝儒竹　华中科技大学同济医学院附属同济医院

詹　鹰　华中科技大学同济医学院附属同济医院

熊承良　华中科技大学同济医学院生殖医学中心

樊龙昌　华中科技大学同济医学院附属同济医院

潘　峰　华中科技大学同济医学院附属协和医院

藏光辉　华中科技大学同济医学院附属同济医院

序　言

古人云：“不孝有三，无后为大。”随着现代社会工作、生活节奏的日趋加快，加上环境污染问题严重，人类生殖能力受到不同程度的影响，不孕不育患病率呈上升态势。不孕不育问题关系到社会稳定、家庭和睦。很多的家庭为了能够生育，到处求医，研究和解决不孕不育问题迫在眉睫。

现代医学不断发展，不孕不育研究和诊疗技术也随之发展，如不孕不育免疫机制研究、男性不育机制研究、女性不孕机制研究、不孕不育心理问题研究、环境因素与不孕不育、中医对不孕不育的研究，以及微创技术、辅助生殖技术等新技术在不孕不育方面的研究都取得了长足的进步。但是不孕不育的机制究竟如何，诊断和治疗技术如何发展，孕育受阻，如何科学诊治，事关重大，尚需进一步探究。随着二孩生育政策的放开，希望生育二孩的家庭日趋增加，但是不孕不育成为障碍，尤其是大龄生育者更为焦虑。目前的图书市场上，以“不孕不育”为主题的专业著作数量不多，品质也良莠不齐，因此，组织不孕不育权威专家编写一套实用的不孕不育诊断和治疗技术相关的图书，为专业医生提供理论支持和技术上的参考，很有必要，具有极高的社会价值和现实意义。

“不孕不育诊断与治疗丛书”由华中科技大学同济医学院生殖医学中心专科医院院长、国家生育调节药物临床试验机构主任、中华医学会计划生育学会第八届主任委员、中国医师协会生殖医学专委会副主任委员熊承良教授牵头组织，由长期工作在不孕不育专业科研和临床一线的专家共同撰写。本丛书分别从不孕不育的免疫理论、环境因素、心理问题、男性不育、女性不孕、微创技术、辅助生殖、中医药、中西医结合及典型医案等方面，详细全方位解读不孕不育的有关问题。这些都是不孕不育基础理论和临床工作者必须面对和需要解决的问题，相信本丛书的出版，必将推动我国不孕不育的科学研究和临床生殖医学的发展，为优生优育做出贡献。

有鉴于此，我乐意将本丛书推荐给广大读者，是为序。

中国科学院院士

2020 年 10 月

前　言

"嫁娶既不早，生育常苦迟。儿女未成人，父母已衰羸。"这是唐朝大诗人白居易的诗句，他感慨晚唐年间由于社会动荡、结婚年龄的延迟造成很多生育的问题以及社会问题。在现代，由于民众接受学校教育年限的延长、结婚生子的生活压力增加等问题，生育的年龄也在不断推迟；此外，工业社会发展所带来的环境污染、食品安全等问题可能进一步加重了生育困难的问题。据统计，全球范围内，大约有 15％的育龄夫妇正遭受着不育症的困扰。世界卫生组织（World Health Organization，WHO）已经将不育症与癌症、心脑血管疾病共同列为 21 世纪最影响人类健康的三大疾病。WHO 将男女双方规律备孕 1 年以上，女方没有成功受孕的称为不育症，其中由男方因素造成的称为男性不育症。在中国人的传统观念中，生育问题都是女方的责任，和男性没有多大关系。然而，随着现代医学的发展，大量研究发现，男性不育症约占不育症的 50％，换句话说，男性也在不育症中"撑起了半边天"。

鉴于男性因素在不育症中的重要作用，以及国内尚缺乏足够的男性不育症的专业书籍，我们组织了一批长期从事生殖男科基础、临床和教学工作的一线专家，从男性不育症的基础到相关的检查、治疗，全方位、系统地阐述了男性不育症的相关基础知识、基本理论以及临床实践，同时兼顾新理论、新方法，以期为从事生殖医学专业的医生提供既前沿先进而又实用的指导。

各位编写专家在本书的撰写、审阅等过程中付出了辛勤的劳动，然而编写工作时间紧、任务重，不免存在一些不足之处，恳请广大读者不吝批评指正！

熊承良　刘继红　商学军　李红钢

2021 年 10 月 5 日

目 录

第一章　男性不育症概述

第一节　概　　述

1. 定义

世界卫生组织（World Health Organization，WHO）对不育症的定义为至少有12个月的不避孕性生活史而未受孕。换言之，同居一年以上，性生活正常，未采取任何避孕措施而不能受孕。不育症分为男性不育症和女性不育症，男性不育症又分为原发性不育症和继发性不育症

原发性男性不育症：指一个男子从未使一个女子受孕。

继发性男性不育症：指一个男子曾经使一个女子受孕，不管这个女子是否是他现在的配偶，也不管受孕的结果如何。

2. 病与症的关系

不育症是当今人类生殖健康关注和研究的重要内容之一。早在殷商时期就有对妇科中难产、胎教等方面的文字记载。《黄帝内经》提出："督脉为病，女子不孕。"而后各朝各代医家的不断实践丰富了对不育症的认识，南齐褚澄的《褚氏遗书》率先对男性不育的原因进行了论述，并介绍了治疗方法和治疗方药。巢元方、孙思邈等医学名家十分重视不育，对无子和求子有专门的著述。宋元以后更是名医辈出，百家争鸣。"男子不育可因精寒、精薄、精少而致""妇人肥盛，躯脂满溢，闭塞子宫而不能成胎""男子有天生阳物细小，而不得子者""身体肥大，必多痰涎，往往不能生子"。这些精彩的论述足以说明我们的医学先辈们已经把不孕不育当作一种病症对待。中华人民共和国成立以来对不孕不育的基础和临床研究取得了长足的进步，早在20世纪70年代湖南沅陵中医院就采用传统医学的方法开展了对不育症的诊治。进入20世纪80年代，一批从事计划生育科研与临床的工作者们开始对不育症进行多视角、全方位的研究与治疗。20世纪80年代末和90年代，随着辅助生殖技术的引入，以及部分妇产科和泌尿外科医生的加入，不孕不育这一交叉的边缘学科进入一个全新的时代。

有学者认为，不育症不是一个独立的疾病，是一种或很多种疾病的结果。这一观点有一定的道理。笔者认为不育症从广义上应该被视为一种独立的疾病而不简单只是一种或很多种疾病的结果，这样可能更为妥当一些。理由如下。①我国古代医家对该症已有大量的著述。②有惊人的患者群，据统计资料显示育龄夫妇中大约15％的人患有此症，迄今还有上升趋势。③有一批专门从事该症研究和治疗的科研和临床工作者，此外还有无数的专科医院、门诊和研究所从事相关研究。④因和果的关系也要辩证地看。例如慢性支气管炎可

引起阻塞性肺气肿，前者是疾病，后者也是一种疾病，前者是因，后者是果。阻塞性肺气肿可引起肺源性心脏病，同是疾病，但前者是因，后者是果，不能因认为后者是果而否定疾病一说。不可否认多种疾病可能导致人类不育，前者是病因，后者是结果，这不等于不育症不是一种独立的疾病。就人类健康和生殖健康而言，不育足以构成一种疾病。⑤症，泛指疾病；病，《说文解字》："病，疾加也。"目前男性不育症更像一个包含了导致男性不育的众多疾病的代名词。把男性不育症作为一种独立的疾病看待，有利于提高人们对它的重视，有利于更多的同行对它进行深入研究，尽管研究过程中可能会涉及一个个其他的疾病。

3. 流行病学

不育症是一个影响全球男女的世界性难题，目前还没有一般人群中男性不育症的确切患病率。据世界卫生组织（WHO）报告，约15%的育龄夫妇患有不育症，而发展中国家的某些地区甚至高达30%，约1/8育龄夫妇生育一孩遭遇困难，约1/6育龄夫妇生育二孩遭遇困难，其中男性因素约占50%。

目前，临床上仍以精子质量作为反映男性生育力的一项重要指标。一项针对我国男性精子质量的最新大样本回顾性研究显示，1981—2019年我国男性精子浓度和精子总数显著下降，虽然男性精液参数变化仍存在争议，但我国男性生育力下降的趋势已经凸显。

第二节　男性不育症的病因

男性不育症的病因有很多，阐述如下。

一、精子和精液异常

人类精液主要由精子和精浆两部分组成，精浆是主体，占95%以上，精浆中有许多特殊成分直接影响到精子的发生、成熟、运动和受精。这些因子有去能因子、获能因子、顶体素、纤溶酶原激活因子、类胰蛋白酶、胰岛素生长因子及蛋白酶抑制因子。此外精浆中还富含果糖、锌离子、一定量的酸性磷酸酶、柠檬酸、肉毒碱和部分常量元素与微量元素。占精液成分极少数的精子是男性生殖的主体。精子在睾丸中产生，在附睾中成熟，排出体外进入女性生殖道后受精能力大约保持48 h，精子的数量、质量包括运动形态直接影响受孕。

1. 精子数量异常

正常生育年龄的男子在禁欲2~7 d后一次射精中精子总数应该≥39×10^6个或精子浓度≥15×10^6/ml。连续、间断3次射精中精子浓度<15×10^6/ml时称为少精子症，<5×10^6/ml时称为严重少精子症。如2次及以上精液常规分析和离心沉淀显微镜检查均查不出精子，即可诊断为无精子症。连续、间断3次射精中精子浓度>250×10^6/ml时称为多精子症。少精子症和多精子症都可以导致男性生育力下降，部分无精子症患者完全丧失生育力，少精子症和无精子症在临床中较为多见。

2. 精子质量异常

精子质量的优劣直接影响到精子的运动和受精，如精子的前向运动能力和精子的形态等。临床最简易和常见的质量评价方法是采用计算机辅助精子分析系统（computeraided sperm analysis，CASA）和巴氏染色分别对精子的运动强弱和精子的形态进行客观评价。精子进入女性阴道后必须迅速离开酸性环境做前向运动，到达输卵管壶腹部才有可能进行受精。

3. 精液液化异常

精液的凝固与液化主要是由前列腺和精囊腺分泌的液化因子和凝固因子这一对因子平衡调节的。精液排出体外后呈凝固态，这与精囊腺分泌的凝固因子相关。5～15 min 精液开始液化，这是前列腺液中蛋白水解酶等液化因子起了作用。已知与液化有关的酶有 α-淀粉酶、糜蛋白酶、尿激酶、氨基肽酶和透明质酸酶等。当排出体外的精液超过 60 min 仍然未液化时可视为精液液化异常。精液不液化可以导致男性不育。

4. 精液体积异常

精液量的多少与禁欲时间的长短有关，正常男子每次射出的精液量为 2～6 ml，当小于 1 ml 或大于 8 ml 时可视为精液体积异常。

二、精子发生障碍

睾丸可以分为 2 个腔室，一个是间质腔，含间质细胞，主要产生睾酮，是睾丸产生雄激素的部位；另一个是精曲小管腔，含支持细胞，主要功能是支持和营养发育中的干细胞，直至它分化形成精子，睾丸总体积的大约 90% 是由精曲小管组成的，睾丸的体积显著变小可以反映出精子发生减退。正常睾丸功能需要垂体促性腺激素——黄体生成素（luteinizing hormone，LH）和卵泡刺激素（follicle-stimulating hormone，FSH）的作用，它们两者受下丘脑肽类激素——促性腺激素释放激素（gonadotropin releasing hormone，GnRH）的调控，下丘脑又受中枢神经系统兴奋性神经递质和抑制性神经递质的调节，这些中枢神经递质包括去甲肾上腺素、多巴胺、5-羟色胺等，此外睾丸负反馈信号也参与调节。

LH 刺激间质细胞产生睾酮，睾丸内高浓度的睾酮在启动和维持精子发生中发挥重要作用。FSH 刺激支持细胞产生精曲小管液和分泌许多蛋白质（例如：雄激素结合蛋白、转铁蛋白、抑制素、纤溶酶原激活因子）。多胺、乳酸被认为能调节干细胞的发育和精子的发生，实际上是指参与精原细胞的增殖、分化和成熟过程。精原细胞经过 2 次减数分裂最后形成精子，人类精子发生的周期大约为 74 d，每天睾丸能产生 1 亿 2 000 万个精子。射出的精子浓度在（20～200）$\times 10^6$/ml。在青春期睾丸精子的发生需要 LH 和 FSH 两种激素的刺激才能启动。仍不十分清楚垂体促性腺激素对人类精子发生的准确作用部位。

（一）原发性性腺功能减退

原发性性腺功能减退的患者可能同时出现精子生成不足和雄激素水平降低。由于睾酮水平低下，削弱了睾酮的负反馈，因而促性腺激素水平会增加，表现出促性腺激素分泌亢进性性腺功能减退。原发性睾丸功能不全所引起的生精功能低下可能伴有选择性 FSH 水平增加。

1. 特发性少精子症或无精子症

大多数不育男性具有单一的精子发生障碍，在不育男性患者中约40%的有特发性少精子症或无精子症，这是男性性腺功能减退的最常见病因。特发性少精子症或无精子症患者血清睾酮和促性腺激素的水平通常是正常的，大约30%的男性血清FSH选择性增高，对GnRH表现出过度反应。大多数特发性少精子症或无精子症患者进行睾丸活检时有2类组织学模型。①成熟阻滞型。干细胞成熟阻滞在发育的某一特定阶段。②低精子发生型。各种成熟的生精细胞数量减少，很少见到管周玻璃化、精曲小管的硬化和炎性细胞浸润。

2. 先天性疾病

（1）精索静脉曲张（varicocele）。精索静脉曲张是指精索的蔓状静脉丛异常扩张、伸长、迂曲。不育男性有精索静脉曲张者为21%～42%，报道最高可达81%。80%～98%的精索静脉曲张发生在左侧，双侧者亦可高达20%～58%。目前随着彩色多普勒超声的应用，亚临床型精索静脉曲张的发现率约占受检人群的21%。在未发现精索静脉曲张的不育者中约55%为亚临床型精索静脉曲张。

（2）隐睾。睾丸下降不全或者睾丸未降称为隐睾。隐睾可分为单侧或双侧。单侧隐睾发生约占2/3，双侧均发生约占1/3。单侧隐睾中发生在右侧的约占70%，左侧的约占30%。成年男性中有0.3%～0.4%的患有隐睾，有6%隐睾患者可能出现不育，血清FSH通常升高，对GnRH刺激过度反应，血清睾酮和LH水平正常，间质细胞功能很少受破坏。隐睾对精子产生的影响主要缘于睾丸温度过高。隐睾还易发生恶变，未降睾丸较已降睾丸恶变发生的机会多20～46倍，腹内睾丸又比腹股沟管内睾丸多4倍，主要是由于生殖细胞有不同程度的萎缩及小管发育不全。

（3）克氏综合征（Klinefelter's syndrome）。克氏综合征是原发性性腺功能减退最为常见的病因，可导致精子与雄激素生成降低，每400～500名男性中有1名患克氏综合征，患病率为0.25%。主要特征为睾丸小而坚实、无精子、男子女性型乳房、睾酮缺乏或类无睾症。血清促性腺激素水平升高，典型细胞核型为47，XXY，占90%，嵌合型为46，XY/47，XXY。

（4）肌强直性营养不良。除肌肉萎缩性强直外，还表现为前额光秃、晶体浑浊，患病年龄在30～40岁的男性有80%表现为原发性睾丸功能减退，血清FSH通常升高。因间质细胞功能不足表现出的低睾酮和高LH临床更多见。雄激素替代治疗并不能减缓肌肉萎缩。

（5）唯支持细胞综合征。睾丸活检仅见支持细胞，缺乏生精细胞，间质细胞数目正常，很少有管周玻璃化。唯支持细胞综合征的患者，表现为无精子、血清FSH升高、睾丸略小于正常、生育力丧失、血清睾酮水平通常正常。大约有50%的患者间质细胞功能不足，表现为LH略升高、睾酮水平降低、对人绒毛膜促性腺激素（human chorionic gonadotropin，hCG）刺激反应迟钝。

（6）先天性无睾综合征。一种较罕见的疾病。患者一般不出现青春期变化，腋毛稀少，无阴毛，外生殖器不发育，无睾丸，睾酮水平极低，促性腺激素水平高，有一定的男性第二性征。

（7）男性 Turner 综合征（male Turner's syndrome）。一种性染色体畸变的遗传性疾病，核型表现为 45，XO 或嵌合型，如 45，XO/46，XY；45，XO/47，XXY；45，XO/46，XY/47，XXY 等。大部分患者可表现为小阴茎、隐睾、小睾丸或者睾丸萎缩，血睾酮分泌正常或降低，促性腺激素增高，精液检查发现无精子或者少精子。

（8）唐氏综合征（Down's syndrome）。又称 21 三体综合征，患者主要表现为智力落后、特殊面容和发育迟缓、生殖器官发育不良。男性多无生育力，阴茎短小，部分患儿有隐睾。

（二）后天获得性疾病和外部因素

（1）生殖道感染。常见于结核、梅毒、麻风及非特异性睾丸炎。

（2）病毒性睾丸炎。急性腮腺炎性睾丸炎是最常见的类型。新型冠状病毒肺炎（Corona Virus Disease 2019，COVID-19）也可导致病毒性睾丸炎。其他可导致的病毒还有人乳头瘤病毒（human papilloma virus，HPV）、单纯疱疹病毒（herpes simplex virus，HSV）等。

（3）药物。某些药物可能暂时性或永久性损害精子的生成。如大剂量皮质类固醇、雄激素、雄激素拮抗剂、促性腺激素释放激素、西咪替丁、柳氮磺胺吡啶、螺内酯、秋水仙素和部分抗生素等。此外化疗药物中一些烷基化合物导致生殖功能不可逆的损害。

（4）放射性。遭受原子弹爆炸、接触放射性污染物、职业性射线暴露和放射治疗。

（5）高温损伤。从事烹饪、金属冶炼、焊接、制陶及铸造等高温暴露职业，以及爱穿紧身裤、爱好桑拿浴均会增加高温损伤的风险。

（6）睾丸外部损伤。精索、睾丸扭转，阴部暴力外伤，医源性损伤等。

（7）化学因素。金属和杀虫剂等。

（8）营养因素。生精所需营养物质缺乏，如精氨酸、维生素 A、维生素 E、叶酸、锌、硒等。

（9）全身性疾病。①肝硬化。50％肝硬化患者有睾丸萎缩和精子发生减退、管周纤维化的组织学改变，血清睾酮水平通常低，雌激素水平增高。②慢性肾衰。生育力受到严重影响，精子的生成和雄激素的产生降低。

（10）其他。糖尿病、睾丸肿瘤可导致生精障碍，不良生活习惯如吸烟、酗酒、熬夜等也都是男性不育的高风险因素。

（三）继发性性腺功能减退

继发性性腺功能减退可能表现为精子发生不足、雄激素水平低下和促性腺激素水平降低。

下丘脑、垂体功能异常或内外源性激素造成的促性腺激素分泌不足，导致继发性睾丸功能障碍，从而抑制生精功能。

1. 先天性因素

（1）特发性促性腺激素功能低下型性腺功能减退症（idiopathic hypogonadotropic hypogonadism，IHH）。下丘脑-垂体-性腺轴解剖或功能异常导致下丘脑促性腺激素释放激素（GnRH）分泌障碍，继发性腺功能减退，导致睾丸生精功能障碍。患者第二性征不发育，表现为童声、小阴茎、无阴毛生长、小睾丸或隐睾、无精子。

（2）选择性黄体生成素缺乏症（selective luteinizing hormone deficiency）。该病罕见，先天或者获得性因素导致垂体分泌 LH 明显减少，睾丸间质细胞减少，睾酮生成不足，最终抑制精子生成，表现为无精子或严重少精子，但多数患者睾丸容积正常。血清性激素检查发现 LH 及睾酮明显降低，FSH 正常。

（3）选择性卵泡刺激素缺乏症（selective follicle stimulating hormone deficiency）。该病罕见，由于 FSH 分泌不足，支持细胞发育不良，不能正常生成精子。患者有正常的男性第二性征和睾丸容积，但精液中无精子或严重少精子。血清性激素检查发现 FSH 明显降低，LH 及睾酮正常。

2. 脑部肿瘤

下丘脑或垂体肿瘤、间脑肿瘤（颅咽管瘤或脑膜瘤）、空蝶鞍综合征及肉芽肿性疾病可导致下丘脑或垂体功能低下，其中催乳素瘤是常见的垂体肿瘤，约占所有垂体肿瘤的40%。肿瘤导致垂体前叶激素分泌不足、FSH 和 LH 生成减少，或过量产生催乳素（prolactin，PRL），睾丸间质细胞和支持细胞萎缩，血睾酮水平低下，精子生成障碍，精液中无精子或严重少精子。

3. 其他原因

（1）高催乳素血症（hyperprolactinemia）。催乳素过高会引起 FSH、LH 和睾酮降低，导致性腺功能低下、生精障碍、性欲减退、勃起功能障碍、男性乳腺增生及溢乳。

（2）颅底骨折、下丘脑局部缺血或出血性病变以及脑部放射治疗可影响下丘脑或垂体功能，导致 FSH 和 LH 生成减少，精子发生障碍，精液中无精子或少精子。

（3）服用雄激素、类固醇激素或患有先天性肾上腺皮质增生症（congenital adrenal hyperplasia，CAH）可使体内产生过多的雄激素或糖皮质激素，抑制下丘脑-垂体功能，使 LH 和 FSH 分泌减少，导致精子发生与成熟障碍。此外，环境雌激素通过干扰下丘脑-垂体-睾丸轴正常功能，也可影响睾丸生精功能。

（4）甲状腺功能异常。甲状腺功能异常可以干扰下丘脑-垂体-睾丸轴的功能，进而影响睾丸生精功能。甲亢可导致血清雌激素水平升高、睾酮生物利用度降低、睾丸间质细胞功能减退；而甲减患者可出现睾酮分泌减少。

（四）雄激素抵抗综合征

雄激素抵抗综合征是男性假两性畸形最常见的原因，患者具有正常男子的染色体核型（46，XY）、正常的睾丸分化和正常的睾丸内分泌功能。由于雄激素受体编码基因的部分缺失、点突变或受体的 mRNA 转录过程受损，导致雄激素受体功能缺陷，进而影响男性生精功能等男性表型分化。根据外周组织对雄激素抵抗的不同程度分为完全性雄激素不敏感综合征（complete androgen insensitivity syndrome，CAIS）和部分性雄激素不敏感综合征（partial androgen insensitivity syndrome，PAIS），详见第十四章。

三、精子转运和附属性腺功能障碍

(一)管道梗阻

输精管道梗阻是男性不育的重要病因之一。梗阻性无精子症(obstructive azoosper-mia,OA)较非梗阻性无精子症少见,约占无精子症的40%。OA是指睾丸内精子发生正常,但由于先天性异常、泌尿生殖道感染或外伤等导致双侧睾丸网至射精管开口的任意部位生殖道梗阻。根据梗阻部位的不同,通常分为睾丸内梗阻、附睾梗阻、输精管梗阻、射精管梗阻,以及多部位梗阻。

1. 睾丸内梗阻

睾丸内梗阻约占OA的15%,通常由炎症或创伤引起。先天性因素可引起输出小管纤毛运动障碍或重吸收异常,导致精子无法正常通过输出小管到达附睾。

2. 附睾梗阻

附睾梗阻是造成OA的最常见病因,占1/3~2/3。中国人群中继发性附睾梗阻较多见,常因附睾炎症、创伤及手术所致。先天性附睾梗阻在我国相对少见,包括Young's综合征和CFTR基因突变导致的囊性纤维化(cystic fibrosis,CF)等。

3. 输精管梗阻或缺如

约占OA的7.2%。输精管近端梗阻常由输精管结扎术或输精管造影操作等引起,输精管远端梗阻主要发生于幼年行腹股沟或盆腔区域术后(疝修补术、鞘膜积液手术等),少部分也可能继发于各类感染。CFTR基因、ADGRG2基因突变可导致先天性双侧输精管缺如。

4. 射精管梗阻

占OA的1%~5%,可以由先天性的中肾管囊肿、中肾旁管囊肿或炎症、肿瘤等引起,还有部分为医源性因素。

5. 慢性前列腺炎引起的梗阻

长期炎性刺激使前列腺尿道周围组织出现瘢痕性愈合,导致尿道狭窄,造成精子输送障碍,可表现为部分性排精困难或OA。

(二)分布管腔的交感神经损伤

射精包含精液泄入后尿道(泌精)、膀胱颈关闭及后尿道的精液射出三个过程。泌精中枢位于T_{12}~L_2水平的脊髓,从泌精中枢发出的传出交感神经纤维止于效应器——膀胱颈、前列腺、精囊和输精管,主导射精过程。外伤、医源性损伤、糖尿病引起的外周神经损伤等均可引起输精管道的交感神经损伤,从而导致射精障碍,如逆行射精和不射精。

(三)附睾和附属腺体

1. 男性附属性腺感染

世界卫生组织(WHO)将尿道、前列腺、输精管、射精管、附睾和精囊等部位的感染统称为男性附属性腺感染(male accessory gland infections,MAGIs)。有研究表明,MAGIs与精液量、精子浓度、精子活力和前向运动精子百分率的降低有关,还可能与精子 DNA 碎片增加有关。慢性前列腺炎/慢性盆腔疼痛综合征 （chronic prostatitis/chronic pelvic pain syndrome，CP/CPPS） 还可以提高精浆抗精子抗体 （antisperm antibody，ASA） 水平。

2. 先天性发育异常

如前列腺囊肿、输精管附睾分离、精囊囊肿、精囊发育异常、附睾畸形等。

四、勃起功能障碍

（1） 心理因素：夫妻关系不和、性知识缺乏、不良性经历、焦虑、抑郁等。

（2） 外伤、手术：导致阴茎及其血管、神经损伤的外伤或手术，如骨盆骨折合并尿道损伤、骑跨伤、脊髓损伤或乙状结肠癌根治术、前列腺癌根治术、大血管手术等。

（3） 药物：抗高血压药、抗抑郁药、激素类药物等，如 β 受体阻滞剂、噻嗪类利尿剂、5-羟色胺再摄取抑制剂、糖皮质激素、雌激素等。

（4） 阴茎异常：阴茎硬结症、尿道下裂、尿道上裂、严重包茎、阴茎异常勃起、阴茎弯曲畸形、阴茎头炎等。

（5） 慢性疾病：糖尿病、心血管疾病、前列腺疾病、外周血管疾病、高血压、高脂血症、内分泌疾病患者发生勃起障碍的危险性明显升高。

（6） 不健康的生活方式：吸烟、酗酒、吸食毒品、经常不洁性行为等。

五、射精功能障碍

射精功能障碍可分为：早泄、延迟射精、不射精、逆行射精、无高潮和射精痛，其中与男性不育关系最密切的是不射精和逆行射精。射精过程需要神经调节与体液调节途径共同介导完成，对这些调节途径的任何干扰都可能会导致射精障碍的发生。

（1） 早泄的病因：5-羟色胺神经递质紊乱、阴茎和 （或） 阴茎头敏感性过高、遗传因素、勃起功能障碍、内分泌疾病、心理因素等。

（2） 延迟射精的病因：分为心理性、器质性或药理性。

（3） 不射精的病因：主要分为器质性与功能性两种，前者主要包括先天发育或解剖异常、脊髓损伤、大脑侧叶手术或病变、手术或外伤引起神经传导障碍、内分泌异常等；而后者主要指性知识缺乏、性畏惧、性生活不协调、特殊的自慰方式及性刺激不足等。

（4） 逆行射精的病因：包括先天性因素、机械性梗阻、神经肌肉损伤、药物性因素等。

（5） 无高潮多由心理性因素所致，常常为原发性。

（6） 射精痛的病因：射精管梗阻、各种类型的慢性前列腺炎/慢性盆底疼痛综合征、尿道炎、尿道憩室、抗抑郁药物和心理因素等。

六、性交障碍

（1） 性欲障碍：性欲异常、性欲低下等。

（2） 勃起障碍：勃起功能障碍已在上文陈述。

（3）射精障碍：射精功能障碍已在上文陈述。

第三节 男性不育症的诊断

一、病史采集

1. 主诉及现病史

（1）主诉：包括非意愿性不育时间。

（2）婚育史：结婚或同居时间、尝试妊娠时间、既往生育史。

（3）性生活史：性生活频率、勃起功能、射精情况。

（4）生育力检测及治疗史：既往与不育相关的检查和治疗情况，尤其是精液的情况。

2. 既往史

重点询问与生育相关的疾病和因素，主要包括青春期后腮腺炎并发睾丸炎、附睾炎等泌尿生殖器官感染史，手术外伤史（如睾丸损伤，腹股沟、阴囊部位及脊柱、盆腔手术史），不健康生活方式，影响生育的全身性疾病（糖尿病、结核病、肝肾疾病、慢性呼吸道疾病等），了解有无化疗、放疗以及影响生育的药物史等。

3. 家族史、遗传性疾病史

父母有无近亲结婚，有无遗传性疾病史，父母以及兄弟姐妹的健康、生育情况等，必要时描绘出家族谱系图。

二、体格检查

1. 一般体格检查

身高、体重、血压、男性体征、男性乳腺女性化。

2. 泌尿生殖系统检查

对阴茎、睾丸、附睾、输精管、阴囊肿物、精索静脉、腹股沟、直肠等进行检查。

三、实验室检查

1. 精液分析

内容包括日期、禁欲期限（天）、液化时间、精子分析（浓度、活力分级、存活率、形态、凝集）、精浆分析（量、外观和黏稠度、pH 值）、其他（白细胞、其他圆形细胞）。

2. 其他检查

①精浆生化、果糖和 α-葡糖苷酶定量。②前列腺液检查。③性高潮后尿检，鉴别逆行射精和不射精。④血清 FSH、LH、PRL、总睾酮、游离睾酮和抑制素 B 等。⑤常染色体核型分析和 Y 染色体微缺失分析。⑥精子顶体酶和诱发顶体反应。⑦生殖系统 B 超。⑧病原微生物培养和药敏或血清学检查。⑨精浆游离核酸分析。⑩精浆和精子中微量元素分析。⑪血清和精浆中 ASA 检查。⑫性交后试验。⑬睾丸活体组织检查。⑭血型和 Rh

亚型。⑮多普勒超声检查。⑯精子低渗膨胀试验。⑰精子 DNA 损伤检测。⑱精子超微病理学检查。⑲精子活性氧检测。

第四节　男性不育症的治疗

一、支持疗法

1. 健康宣教

大量研究表明，不良生活方式、环境因素以及心理因素等是男性不育症的危险因素。因此，对于男性不育症患者，首先应根据其生活习惯、工作环境、精神心理状态等进行针对性健康宣教，帮助患者改善生活方式，如规律作息、控制体重、适度运动、戒烟限酒等。同时适时给予性生活方式的指导。

2. 膳食补充

荟萃分析表明，合理膳食补充可以改善精子质量参数和男性生育力。以蔬菜、水果、海鲜、坚果、全谷物产品、家禽和低脂乳制品为基础的多样化和均衡饮食，有助于改善男性生殖功能，必要时辅以富含锌、硒、氨基酸、维生素的复合营养素、益生菌制剂等。氨基酸是精子发生和精子活力形成所必需的物质，氨基酸可以为精子成熟过程中蛋白质修饰提供原料，具有促进精子生成、为精子运动供能、防止精子损伤的多重作用，合理补充氨基酸对于不育男性有重要意义。

二、抗氧化治疗

氧化应激的概念最早源于人类对衰老的认识。1956 年英国学者 Harmna 首次提出自由基衰老学说，该学说认为自由基攻击生命大分子造成组织细胞损伤，是引起机体衰老的根本原因，也是诱发肿瘤等恶性疾病的重要起因。1990 年美国衰老研究领域的权威 Sohal 教授指出了自由基衰老学说的种种缺陷，并首先提出了氧化应激的概念。氧化应激是指机体在遭受各种有害刺激时，体内高活性分子如活性氧自由基（reactive oxygen species，ROS）和活性氮自由基（reactive nitrogen species，RNS）产生过多，氧化程度超出氧化物的清除，氧化系统和抗氧化系统失衡，从而导致组织损伤。

近年来，氧化应激成为男性不育症的一个重要研究领域，正常生育男性精液中氧化系统与抗氧化系统是一个平衡的体系，当这个平衡的氧化应激体系由于某些病理因素而被打破后，精子质量将受到损害。精子发生受到损害、感染和炎症等刺激都是精液中 ROS 产生的主要原因。ROS 超过一定阈值后，会对精子产生损害。有文献表明，在 25%～40% 的男性不育症患者精液中 ROS 的含量超过了正常范围。

精子线粒体 DNA 缺少组蛋白和 DNA 结合蛋白的保护，对 ROS 极为敏感，氧化应激极易造成精子线粒体 DNA 的损伤。基质金属蛋白酶（matrix metalloproteinase，MMP）是精子功能完整性的重要标志之一，正常的 MMP 也是线粒体产生 ATP 的一个重要前提条件，有文献表明，弱精子症患者的精液中线粒体功能被破坏的比例较正常人高。有学者用 H_2O_2 与精子孵育，人工诱导氧化应激，发现可降低精子活力和 MMP，减少精子线粒体 ATP 的产生，表明过度的氧化应激对线粒体功能或 MMP 是有害的。另有学者发现，精子中 ATP 的含量越多，精子活力越高。Ferramosca 研究表明，高水平的 ROS 可解偶联线粒体的氧化磷酸化和 ATP 的合成，这也许是高水平 ROS 可降低精子活力的一个原因。另外，细胞内的抗氧化酶不能保护顶体和尾部的质膜，这导致精子依靠精浆获取抗氧化保护作用。有研究表明，特发性男性不育症患者精液中表现出较低的总抗氧化能力（total antioxidant capability，TAC）和较高的 ROS。氧化应激可抑制间质细胞类固醇合成酶，损害抗氧化防御机制，增加过氧化氢和脂质过氧化反应。ROS 对人类精子的运动功能有直接抑制作用；ROS 对精卵融合有影响；ROS 损伤精子 DNA 双链结构进而影响男性生育力。

因此，对男性不育症患者可采用抗氧化治疗。抗氧化治疗是针对特发性男性不育症的一种常用的经验性治疗方法。可选用抗氧化药物如维生素 C、维生素 E、左卡尼汀、谷胱甘肽等进行治疗。ROSS 等的 Meta 分析研究了 17 个临床试验，其中包括 1 655 个试验对象，目标人群均为特发性不育症男性，干预条件为抗氧化药物治疗，治疗周期为 3～6 个月，其中 82% 的试验对象精液质量得到改善，63% 的试验对象精子活力改善，33% 的试验对象精子浓度改善，而只有 17% 的试验对象精子形态改善。Showell 等分析 48 个临床试验，其中包括 4 179 个试验对象，目标人群均为生育低下的男性，研究显示，抗氧化剂可能增加活产率（OR 为 4.21，95% 可信区间 2.08～8.51，$P < 0.000\ 1$）和临床妊娠率（OR 为 3.43，95% 可信区间 1.92～6.11，$P < 0.000\ 1$）。

三、抗感染治疗

对于存在男性生殖泌尿系统感染者，可根据其临床症状和病因学检查进行病因治疗。

四、激素疗法

生长激素（growth hornome，GH）是脑垂体前叶分泌的一种调节生长发育的多肽类激素，由 191 个氨基酸组成，含有两对二硫键，在合成的过程中折叠成特定的立体结构，分子量为 22，是人出生后促生长的最主要的激素，同时受到下丘脑生长激素释放激素和垂体生长抑素的双重调节。GH 呈脉冲分泌，昼夜波动大，深睡眠时分泌最旺盛，夜间分泌量是一天总量的一半以上；24 h 的高峰节律为 6～8 次，间隔 3～5 h；生长激素的半衰期为 3 h 左右。

生长激素的生理作用：促进骨与骨骼的生长；促进细胞分裂和生长；改善机体的新陈代谢；提高机体免疫功能；参与人类生殖。垂体分泌的生长激素与肝细胞膜上的生长激素受体结合，产生胰岛素样生长因子（insulin like growth factor，IGF），发挥一系列生理功能，这在生理学上称为垂体-GH-IGF 轴。生长激素是下丘脑-性腺轴的重要参与激素；生长激素的继发介质 IGF 影响着精子的发生与成熟。生长激素在男性生殖方面的作用主要包括影响睾丸类固醇激素的生成，影响精子的发生及成熟，促进下丘脑释放 GnRH、垂体释放促性腺激素（gonadotropn，Gn），促进细胞分化增殖，调节间质细胞活性，影响间质细胞促性腺激素受体水平，并协同促性腺激素调节间质细胞合成睾酮。

生长激素通过肝脏产生的 IGF 作用于睾丸，促进精子生成。局部产生的 GH 可能以旁分泌或自分泌的方式调节。生长激素促进精原细胞的早期发育，并确保完全成熟。生长激素的用法：4 IU/d，隔 3 d 一次。3 个月为 1 个治疗周期，30 d 复查精液常规。

五、手术治疗

男性不育症诊疗的手术可以分为两大类：其一，治疗无精子症，包括促进精子排出的手术（针对梗阻性无精子症）和直接从睾丸、附睾获取精子的手术（针对非梗阻性无精子症）；其二，促进精子生成和（或）提高精子质量，主要包括针对精索静脉曲张、鞘膜积液和垂体瘤的手术治疗。

近年来，随着显微技术的不断发展，显微外科技术在男性不育症的诊治中取得了许多进展，目前的焦点主要有梗阻管腔的重建再通、精索静脉结扎术、显微取精等。

六、辅助生殖

辅助生殖技术（assisted reproductive technology，ART）是指在体外对配子和胚胎采用显微操作等技术，帮助不孕夫妇受孕的一种方法，包括人工授精、体外受精-胚胎移植及其衍生技术等。对于多种类型的男性不育症，目前还没有确切有效的治疗方法，ART 的出现，给这些患者带来了希望。在选择具体治疗措施之前一定要明确诊断，包括病因诊断和病情诊断，切忌盲目地选择 ART，以免给患者造成不必要的精神负担、经济负担和创伤，并遵循最简单、最方便、最经济、对患者的损伤最小、个体化的有效治疗措施的原则，同时应该考虑到患者在精神上和经济上的接受能力，尊重个人隐私，不违背伦理道德和国家的政策法规。

七、心理治疗

大量证据表明，部分不育症男性存在焦虑、紧张、性畏惧等心理，这些心理因素可导致男性勃起功能障碍、射精功能障碍、性交困难等性功能障碍。临床医生在接诊这类患者时，需要给予一定的心理治疗干预，如有需要可推荐患者向专业心理医生寻求帮助。

八、传统医学治疗

男性不育症在中医学中属"无子""艰嗣"。《黄帝内经》中记载："肾为先天之本，主藏精。"中医认为其病变脏腑主要在肾、脾、肝，其中肾尤为重要，与心脑相关，以脏腑虚损为本、湿热瘀阻精室为标。

男性不育症在中医学中的单一证型主要有湿热下注证、瘀阻精室证、肝气郁结证、肾阳不足证、肾阴亏虚证；大部分患者为复合证型，如肾虚血瘀证、肝郁肾虚证、脾虚湿盛证、脾肾亏虚证、脑心失调证等。对于湿热下注证，推荐方药为二陈汤（《太平惠民和剂局方》）；对于瘀阻精室证，推荐方药为少腹逐瘀汤（《医林改错》）；对于肾阳不足证，推荐方药为赞育丹（《景岳全书》）、生精胶囊、黄精赞育胶囊；对于肾阴亏虚证，推荐方药为知柏地黄丸（《景岳全书》）。对于肾虚血瘀证，推荐方药为灵归方；对于肝郁肾虚证，推荐方药为宣郁通经汤（《傅青主女科》）、龟鹿二仙胶（《医便》）、麒麟丸；对于脾肾亏虚证，推荐方药为仙鹿口服液、还少胶囊。此外一些民族医药也可改善精液质量，如罗补甫克比日丸具有生精、生髓、补血、补气的功效，可用于治疗少弱精子症。

近年来，针灸治疗男性不育症的研究日趋增多，其作用机制主要有调节男性下丘脑-垂体-性腺轴、抗氧化、抗感染、调节免疫、改善精浆生化指标等。一般运用补肾益精法进行针灸治疗，多选用气海、关元、中极、太溪等穴位补肾精，配合足三里补脾胃、调气血，三阴交调肝脾肾，百会、神庭通任督，临床中针刺手法一般以补法居多。

（熊承良　尹太郎　李红钢）

第二章　阴茎疾病与男性不育

阴茎是男性的性交器官，阴茎的严重先天性畸形可造成性交困难及精液不能正常射入阴道，可引起男性不育。阴茎畸形可以分为 3 类：①发育异常，包括阴茎缺如、重复阴茎、小阴茎、巨阴茎等；②皮肤异常，包括包皮过长、包茎、包皮系带过短等；③形态、位置异常，包括隐匿性阴茎、阴茎阴囊转位、阴茎阴囊融合、阴茎扭转等。

第一节　阴茎发育异常与男性不育

一、阴茎缺如

【临床表现】

阴茎缺如（aphallia）是罕见的先天性畸形，大约每 200 万个男性新生儿中有一例，其原因系在胚胎期间生殖结节发育不全。50％病例合并其他畸形，最常见的是隐睾，其次为肾不发育或发育异常、肛门闭锁、膀胱直肠瘘，以及心脏畸形、椎体畸形等。患儿多在出生后很短时间内夭折，幸存者也往往因尿道外口在会阴部及直肠内而引起泌尿系统感染，最终死亡。

【诊断】

男性新生儿出生时外阴检查无阴茎即可做出阴茎缺如的诊断。若阴囊发育差伴双侧隐睾，应判断有无性别异常，行染色体检查。患儿常有尿道外口开口异常，排尿方向因而发生改变。同时应检查患儿是否合并其他畸形。

【治疗】

治疗相当困难，应使患儿早期转变为女性，手术包括切除睾丸、尿道及阴道成形术。若患者已发育成年，亦可根据患者及家属的要求行阴茎再造术。

二、重复阴茎

【临床表现】

重复阴茎（diphallia）是一种少见畸形，发生率约为 1/500 万，可能源于生殖结节融合缺陷。重复阴茎的形态多样，有的左右并行，也有的前后重复，可为完全分离的两个阴茎；也可能从一个基部分支；也可能由阴茎根部分离，再逐渐合并而共有一个阴茎头；也有的两个阴茎融合并行，而合用一个包皮。尿道可能两侧都有，也可只存在于一侧，而另一侧缺如。合并尿道下裂者，阴茎内无尿道。双阴茎除形态异常外，可无其他自觉症状，但大多数患者有排尿和性交障碍，患者精神上负担较重且有自卑感。

临床上常将双阴茎分为两类：第一类是分裂阴茎，其特征是阴茎体纵向分裂，可以在阴茎头部分裂或分裂成分叉阴茎，尿道外口一般在两阴茎的中间；第二类是真正的双阴茎，其特征是每个阴茎有自己的阴囊、尿道和膀胱。根据外生殖器检查多可明确重复阴茎的诊断，同时可行静脉尿路造影或逆行尿道造影、内镜及超声检查，明确是否并发其他畸形，如尿道上裂、尿道下裂、耻骨联合分离、膀胱外翻、肾发育异常、肛门直肠畸形、心血管畸形、脊椎畸形等。

【治疗】

患者应行手术治疗，目的是切除发育较差的阴茎海绵体及尿道，对发育较好的阴茎行成形术，同时矫正其他并发畸形。

三、小阴茎

【临床表现】

小阴茎（micropenis）是指阴茎外观正常，但与同龄人相比阴茎海绵体明显细小的一种畸形，以低于正常阴茎长度平均值 2.5 个标准差为判断标准。一般来说，正常成人阴茎长 7～10 cm，勃起时可增大 1 倍以上。小阴茎常见于性腺功能减退、两性畸形、垂体功能减退等，是雄激素分泌不足、阴茎发育迟缓所致的，可伴有阴茎海绵体发育不良、小阴囊、小睾丸或隐睾。阴茎过于短小者可能无法站立排尿和完成性交。

【诊断】

诊断主要根据阴茎长度，正常男性阴茎长度的参考值见表 2-1，常需要同时行内分泌和染色体检查。

【治疗】

治疗方法包括内分泌治疗和手术治疗。内分泌治疗的原则是早诊断、早治疗，主要是雄激素补充疗法或应用人绒毛膜促性腺激素。内分泌治疗失败者尽早施行成形手术，也可视情况决定行变性手术或阴茎再造术。对于合并有隐睾者同时行睾丸下降固定术。

表 2-1　正常男性阴茎长度参考值

年龄（岁）	阴茎长度（cm）
0.2～2	2.7±0.5
2～4	3.3±0.4
4～6	3.9±0.9
6～8	4.2±0.8
8～10	4.9±1
10～12	5.2±1.3
12～14	6.2±2
14～16	8.6±2.4

续表

年龄（岁）	阴茎长度（cm）
16～18	9.9±1.7
18～20	11±1.1
20～25	12.4±1.6

四、巨阴茎

【临床表现】

巨阴茎（megalopenis）是指阴茎外观正常，但与同龄人相比明显偏大甚至超过几倍者。多发生于青春期早熟、侏儒症、垂体功能亢进、肾上腺功能亢进、睾丸肿瘤、肾上腺肿瘤等患者。必须与注射性腺激素后的阴茎长大区别，后者停止激素后阴茎恢复正常，而前者需要治愈原发病后，阴茎才会缩小。

【诊断】

诊断主要根据阴茎长度，常需要同时行内分泌和染色体检查。

【治疗】

巨阴茎的治疗原则上以治疗原发病为主。如切除睾丸肿瘤、治疗垂体功能亢进等。如阴茎过于巨大，必要时可考虑手术矫正。

第二节　阴茎皮肤异常与男性不育

一、包皮过长和包茎

【临床表现】

男性的阴茎头外面，有双层折叠的阴茎皮肤，这就是包皮。翻转包皮，可见阴茎头后面呈环状缩小的部位，叫冠状沟。一般男性包皮都比较长，特别是在 7 岁以前，遮盖了整个阴茎头及尿道外口。以后随着青春期发育，阴茎体积增大，长度增加，包皮会向后退缩，使阴茎头和尿道外口暴露在包皮之外。若阴茎头被包皮包覆，包皮不能自然退缩及暴露阴茎头，则称为包皮过长（redundant prepuce）。包皮过长而顶端又狭小，不能向阴茎头后面翻转及暴露阴茎头，则称为包茎（phimosis）。我国成年男性中，包皮过长约占29%，包茎约占 9%。在这两种情况下，包皮腔内易存留污物而导致阴茎头包皮炎和湿疣等病，甚至可以诱发包皮结石或阴茎癌，而且还会妨碍青春期的阴茎发育，影响性生活的和谐。

【诊断】

诊断主要根据体格检查时包皮能否上翻及暴露阴茎头。包茎严重者还可能出现排尿不畅、包皮呈球状膨起且排尿费力。并发感染者可见包皮口红肿、脓性分泌物，伴阴茎瘙痒疼痛。

【治疗】

包皮过长者应经常上翻包皮，清洗阴茎头、冠状沟，保持局部清洁，可防治感染。对于小儿包茎，可在局麻下用小血管钳扩张包皮口，清除包皮垢，涂抗生素软膏，以防再粘连，并经常上翻。对于并发阴茎头包皮炎患儿，在急性期应用抗生素控制炎症，局部每日用温水或4%硼酸水浸泡数次。待炎症消退后，先试行手法分离包皮，局部清洁治疗，无效时考虑做包皮环切术。炎症难以控制时，应做包皮背侧切开以利引流。手术治疗主要是包皮环切术，如袖套式包皮环切术、改良包皮环切术、外翻法激光包皮环切术等。值得注意的是，包皮过长并不是包皮环切术指征。其适应证为：①4～5岁以后阴茎头仍不能显露；②反复发生包皮炎，甚至包皮口瘢痕性狭窄；③阴茎勃起后有狭窄环；④包皮过长同时有系带过短；⑤有包皮嵌顿史者。

附：包皮嵌顿

包皮嵌顿（paraphimosis）是包茎或包皮过长患者的常见并发症，包皮被强力翻至阴茎头上方后未及时复位，形成嵌顿环，阻止静脉和淋巴回流，引起水肿、感染或坏死。此种情况多见于儿童因好奇抚弄阴茎；成人手淫、性交；或检查、导尿时医生将包皮用力上翻而在操作后未将包皮及时复位。

诊断主要依据包茎患者有包皮被强力上翻史，冠状沟处包皮口呈环状狭窄，包皮淤血、水肿，阴茎头及包皮明显触痛，排尿困难。严重者可见包皮点片状坏死，局部有脓性分泌物及溃烂。

包皮嵌顿是急症，应紧急处理，可先试行手法复位。若水肿明显、复位困难，可用无菌针头刺破水肿包皮，使水肿液流出后再试行手法复位。对于手法复位失败者应行包皮背侧切开术，以解除包皮口环状狭窄对阴茎头的压迫，待炎症水肿消退后再择期行包皮环切术。

二、包皮系带过短

【临床表现】

阴茎包皮系带过短往往造成男性勃起或性交时疼痛，有时还会导致包皮系带反复撕裂出血并形成纤维瘢痕，使本已过短的包皮系带更短。长期反复的性交疼痛将严重影响性生活，如包皮系带疼痛或撕裂不仅会影响和冲淡对性乐趣的感受，还会影响阴茎在阴道内抽动的频率、幅度和力度，不仅女性难以达到高潮，男性也因达不到足够的阈值而不易射精；疼痛还会限制勃起，使性交无法完成。

【诊断】

诊断主要根据勃起时包皮系带处牵拉性疼痛，上翻包皮可见短缩的包皮系带。

【治疗】

治疗主要是系带成形术。若合并有包皮过长或包茎应在包皮环切的同时行系带成形术。

第三节 阴茎形态、位置异常与男性不育

一、隐匿性阴茎

【临床表现】

隐匿性阴茎（concealed buried penis）指阴茎皮肤不附着于阴茎体，导致阴茎隐匿于会阴部皮下的一种畸形，常合并包茎或阴茎头型尿道上裂。患者因尿道弯曲而致尿线不能前射，严重的可引起尿潴留，成年后常不能性交。该病需要与小阴茎及无阴茎相鉴别，根据患儿体形及查体不难分辨。

【诊断】

隐匿性阴茎的诊断包括：①阴茎外观短小，有时于体表仅见包皮，无阴茎形态；②阴茎海绵体发育正常；③用手向后推挤阴茎根部皮肤有正常的阴茎体显露，松开后阴茎体迅速回缩；④包皮包住阴茎呈鸟嘴状，包皮口向前上方；⑤排除其他阴茎畸形，如特发性小阴茎、阴茎发育不良、蹼状阴茎等。临床上可根据隐匿性阴茎的严重程度及阴茎皮肤缺乏的程度，将隐匿性阴茎分为完全型和部分型，以指导手术中对阴茎覆盖组织的利用。也有人将其分为索带型、包茎型、肥胖型三型。

【治疗】

对于较肥胖的患者，因耻骨前脂肪堆积，手术效果往往不佳，应以控制饮食、锻炼为主。待体重控制后再行手术治疗。手术方法主要是阴茎固定术和 Shirika 手术，前者适用于阴茎皮肤不附着于阴茎体者，后者适用于包皮外板过短者。

二、阴茎阴囊转位

【临床表现】

阴茎阴囊转位（penoscrotal transposition）是指阴茎异位于阴囊后方的一种畸形。其病因不明，可能由于生殖结节形成阴茎的发育过程延迟而阴囊隆起部分在其前方继续生长发育；也可能是在生殖结节、阴囊同时生长发育的情况下，阴囊隆起部分由于某种原因不向阴茎后方移位。此病相当罕见，多合并其他严重畸形，患者常于出生后不久死亡。

按严重程度分为完全型阴茎阴囊转位和部分型阴茎阴囊转位。完全型阴茎阴囊转位为阴茎异位于阴囊后方，此型也称为阴茎前位阴囊；部分型阴茎阴囊转位为阴囊对裂，阴茎位于对裂的阴囊之间，此型也称为阴囊分裂。大多数患者常合并有会阴型尿道下裂或阴囊型尿道下裂。

【治疗】

治疗需要行阴囊成形术，恢复阴囊的正常解剖位置。适用于各种年龄及转位类型的患者。合并尿道下裂者先矫正尿道下裂，同时或分期行阴囊成形术。

三、阴茎阴囊融合

【临床表现】

阴茎阴囊融合又称蹼状阴茎（webbed penis），是指阴茎与阴囊未完全分离，阴囊皮肤向阴茎腹侧延伸，使整个阴茎皮肤与阴囊相连，形成蹼状。儿童期一般无明显不适，成年后可限制阴茎的勃起。有时阴茎部位的其他手术切除了过多的阴茎腹侧皮肤可造成后天性的阴茎阴囊融合。

【治疗】

治疗应在儿童期完成，行整形手术，目的是修复阴茎腹侧的皮肤。手术方法有在蹼状皮肤上行"V-Y"成形术、倒"V-Y"成形结合"W"成形术。也可行简单的横切纵缝成形术，均可获得满意的阴茎外形和性生活。

四、阴茎扭转

【临床表现】

阴茎扭转（penile torsion）指阴茎头偏离中线，向一侧扭转，多呈逆时针方向。多数患者阴茎腹侧中线同时扭向一侧。一般阴茎发育正常，有时合并轻度尿道下裂或包皮呈帽状分布。阴茎部位的其他手术如处理阴茎皮肤不当也可引起阴茎扭转。

【治疗】

单纯性阴茎扭转无症状者不需要手术治疗。阴茎扭转大于90°、有痛性勃起或合并尿道下裂，才是外科矫治的指征。对合并尿道下裂者，在行一期尿道成形术时矫正阴茎扭转。

（陈　智　刘继红）

第三章　尿道疾病与男性不育

第一节　尿道先天性畸形与男性不育

一、重复尿道

重复尿道是指一个阴茎上有两条或两条以上的尿道。当发生膀胱重复畸形或双阴茎畸形时，每个膀胱或阴茎均有属于自己的尿道，也属于重复尿道。重复尿道在临床上比较罕见。

【病因】

引起重复尿道的病因可能有以下几个方面。

（1）中肾旁管的异常闭合和泌尿生殖窦生长的异常终止，或者泄殖腔膜及生殖结节融合异常。

（2）母亲怀孕过程中激素分泌异常、环境因素及服用药物等因素造成的胚胎发育异常。

（3）胚胎中胚层融合障碍及泌尿生殖窦分裂过程的不连续，导致尿生殖板生长发育异常，中段尿道缺失，形成畸形。

（4）Woodhouse和Williams则认为胚胎发育过程中的组织缺血导致尿道重复畸形。

由于男性尿道的组织构成及发育过程均十分复杂，且重复尿道在临床上较罕见，故尚无统一的理论解释重复尿道的各种表现。因为重复尿道表现类型复杂，单一的学说无法很好解释所有的畸形，所以我们认为重复尿道可能是多因素共同作用的结果。

【分型】

国内一般将重复尿道分为4型：①不完全型重复尿道，副尿道位于正常尿道的背侧或腹侧，与膀胱不相通，往往合并尿道下裂；②不完全型重复尿道，重复的尿道经常在后尿道分叉后于阴茎阴囊部会合；③完全型重复尿道，副尿道位于阴茎背侧并与膀胱相通；④于前列腺部尿道分叉，副尿道开口于会阴或肛周，而正常位置的尿道发育差或者闭锁。

国外对重复尿道的分型方法很多，以Effmann分型和Williams分型应用最为广泛。Effmann分型将重复尿道分为3型：第一型为不完全重复畸形；第二型为完全重复畸形；第三型为膀胱和尿道的完全重复畸形。第二型可以细分为ⅡA1、ⅡA2和ⅡB三种亚型。ⅡA1亚型是指两条重复的尿道从各自独立的膀胱颈发出，并有相互独立的尿道开口；ⅡA2亚型是指一条尿道起于另外一条尿道，并有相互独立的开口；ⅡB亚型是指两条独立的尿道融合为一条尿道，并只有一个共同的开口。Williams分型根据正、副尿道的相对位置分为矢状位类和冠状位类，进一步将矢状位类分为 4 型：①尿道上裂型，阴茎多背曲畸形，副尿道外口可以位于阴茎背侧从阴茎根部至阴茎头的任何部位；②尿道下裂型，副尿道外口位于阴茎腹侧，多与膀胱相通，具有括约肌，排尿以腹侧副尿道为主；③梭型，尿道多在后尿道先一分为二，而后在阴茎阴囊交界处再合二为一；④H 型和 Y 型，副尿道内口起于正尿道的前列腺部或膀胱，均有括约肌，副尿道外口位于肛管前壁（H 型）、肛缘或会阴（Y 型）等处。各种类型中只要副尿道起于膀胱就是完全型重复尿道；如果起于正尿道，则为不完全型重复尿道。

【临床表现】

重复尿道常见的临床表现有：尿失禁、阴茎弯曲畸形、痛性勃起、尿路感染、排尿困难、附睾炎等。完全型重复尿道排尿可见到双股尿线，副尿道既可排尿也可排精，有的副尿道只排尿不排精，有的副尿道只排精不排尿。如果是不完全型重复尿道，则只能看到副尿道外口，既不排尿也不排精。许多不完全型重复尿道可没有明显的临床症状，容易漏诊。

重复尿道可以同时伴有尿道下裂、尿道上裂、尿道瓣膜、重复阴茎等畸形，甚至内、外生殖器的完全重复畸形。

副尿道开口于阴茎背侧时，尿道外口远端呈囊性，阴茎勃起时向背侧弯曲，影响男性性交完成，最终影响患者的生育。

【诊断】

重复尿道的诊断必须依据病史、详细的体格检查及各种辅助检查，从而明确畸形的分型，及时发现合并的其他畸形。详细的体格检查十分重要，它可以初步了解畸形的程度，有无合并其他畸形，以指导下一步针对性的辅助检查。大多数患者都是在婴儿时期被父母或儿科医生检查时发现的。

如果是完全型重复尿道，排泄性尿路造影可以清楚地同时显示两条尿道。如果是不完全型重复尿道，可以通过逆行尿道造影或者尿道膀胱镜检查了解副尿道的解剖情况。

尿流动力学检查能明确功能性尿道的位置，鉴别尿道会阴瘘，对保留哪条尿道有一定的指导意义。

重复尿道常常伴发其他器官的畸形如肾脏畸形、输尿管畸形、双膀胱、脊柱和肠道的畸形以及内、外生殖器的完全重复畸形。

【治疗】

重复尿道的治疗目标是解除梗阻、消除感染、重建泌尿生殖道、矫正合并的畸形和尽可能保留生育力。

不是所有的重复尿道患者都必须接受治疗，无尿路感染和尿失禁的患者可以不予处理，只有那些有症状的或者有明显畸形外观的患者才需要进行手术治疗。依据分型辨别并保留功能性尿道是确定手术治疗方案的关键。

按照国内的分型方法，第一型重复尿道如果合并感染或梗阻，可以用 Bugbee 电极电灼副尿道，使副尿道结痂并最终闭合，或者直接切除副尿道。对于第二型重复尿道，可以切除副尿道或者切除重复尿道之间的间隔，变成一个尿道。对于第三型重复尿道，切除副尿道并矫正阴茎上曲，一般可获得满意的治疗效果。对第四型重复尿道的治疗较为困难，可旷置发育差的尿道，将会阴或肛周的尿道外口经分期或一期游离、移植物代尿道成形术，移植尿道外口至阴茎头。

二、尿道上裂

尿道上裂是指尿道开口于阴茎背侧，尿道外口远端呈钩状，一般伴有尿道背壁部分或全部缺如。尿道上裂较少见，据 Dees 报道其发病率在男性中为 1/117 000。

【病因】

尿道上裂发生的原因目前有 2 种说法。①在胚胎发育过程中，两侧的生殖结节始基在中线处融合形成生殖结节，生殖结节再发育形成尿道。在胚胎第 8 周，生殖结节始基向后移位过多，尿生殖窦末端连接的尿生殖沟位置靠前，且尿生殖沟不在中线汇合，使以后发育形成的尿道位于阴茎背侧并形成上裂，最终形成尿道上裂。②泄殖腔膜发育不正常，阻碍了间充质组织的移行，造成泄殖腔膜破溃的位置和时间发生异常，从而影响下腹壁的发育，形成尿道上裂及膀胱外翻。

【分型】

尿道上裂的临床分型目前尚无统一的标准。可以将男性尿道上裂分为 3 型：①阴茎头型，尿道开口于阴茎头或冠状沟的背侧，不伴有尿失禁；②阴茎型，尿道外口位于阴茎根部，部分伴有尿失禁；③完全型，尿道开口于耻骨联合下或耻骨弓下缘，常伴有尿失禁或膀胱外翻。Culp 将尿道上裂也分为 3 型：①阴茎型，尿道外口位于阴茎背侧；②耻骨联合下型，尿道外口位于耻骨联合的下面；③完全型，膀胱颈部肌肉发育不全，前面为裂隙，耻骨联合分离。国内有学者将男性与女性尿道上裂统一分为 3 型：①不完全型尿道上裂；②完全型尿道上裂；③复杂型尿道上裂。

【临床表现】

1. 尿失禁

阴茎头型尿道上裂很少发生尿失禁，阴茎型尿道上裂和完全型尿道上裂的尿失禁发生率分别为 75% 和 95%。尿失禁通常是尿道括约肌发育不良造成的。尿失禁的严重程度与后尿道前壁组织缺损的严重程度有关，可表现为真性尿失禁、压力性尿失禁，也可无尿失禁。

2. 阴茎异常

阴茎头扁平、裸露，无包皮覆盖，包皮均位于阴茎腹侧，阴茎体短小，阴茎海绵体分离，远端阴茎弯曲等。

3. 尿道异常

尿道外口宽大，开口于阴茎背侧，尿道外口周围皮肤回缩。阴茎型尿道上裂自外口至耻骨联合部呈现不同长度有黏膜覆盖的沟槽。

4. 耻骨联合分离

完全型尿道上裂者的耻骨联合分离变宽，左右耻骨之间只有一些纤维组织相连。同时坐骨结节之间的距离也变宽。

5. 对生育的影响

尿道上裂的男性患者合并阴茎弯曲，可以影响性交完成，最终影响生育；有些尿道上裂的男性患者膀胱颈关闭不全，发生逆行射精，也可影响生育；尿道上裂的男性患者容易发生逆行感染，并发生附睾炎和睾丸炎，影响精液的质量，导致不育。

【诊断】

本病的诊断简单，结合患者的病史及体格检查即可做出准确的诊断。在诊断本病的同时，尚需要进一步明确是否存在其他的先天性畸形。

【治疗】

尿道上裂外科治疗的目的是使尿道裂口恢复，同时治疗合并的尿失禁，恢复正常排尿，矫正阴茎畸形，恢复正常的男性性功能。

治疗尿道上裂的手术方法较多，应根据尿道上裂的不同类型，选择不同的手术方式。对于阴茎头型尿道上裂和阴茎型尿道上裂，如果无尿失禁，手术将上裂尿道成形并将新尿道移至阴茎海绵体腹侧即可。对于阴茎型尿道上裂合并尿失禁和完全型尿道上裂，不但需要重建尿道，还需要延长过短的阴茎，纠正阴茎背屈和控制排尿功能。

主要的手术方式包括 Thierch-Duplay 皮管尿道成形术、Ransley 尿道成形术和阴茎腹侧包皮岛状皮瓣尿道成形术。手术选择在 3 岁以后进行，4~5 岁完成为宜，对阴茎发育不良者，应推迟手术或先经内分泌治疗待阴茎发育后再手术治疗。

三、尿道下裂

尿道下裂是指尿道、包皮和阴茎腹侧正常发育终止，导致一系列的畸形发生。这些畸形包括尿道外口可以在阴茎体的任何部位，或者在阴囊，甚至在会阴部，如阴茎下弯、痛性勃起、包皮在阴茎背侧堆积、包皮在阴茎腹侧缺如等。尿道下裂是小儿泌尿生殖系统最常见的先天性畸形之一，大约每 125 名成活男婴中就有一人患尿道下裂。国内吴艳乔等报道在 3 769 464 例男性围产儿中确诊尿道下裂 1 999 例，平均发生率为 5.30/10 万。

【病因】

1. 基因异常

多数学者认为尿道下裂为多基因遗传疾病，发病具有家族倾向，遗传在尿道下裂的发生中起重要作用。目前认为与尿道下裂发生有关的基因主要有两大类：①与男性性别分化相关的基因；②与雄激素功能相关的基因。

目前研究较多的与性别分化有关的基因包括 SRY 基因、SOX9 基因、DAX1 基因和WT1 基因。SRY 基因是指 Y 染色体上具体决定生物雄性性别的基因片段。人的 SRY 基因位于 Yp11.3，只含有一个外显子，没有内含子，编码一个含 204 个氨基酸的蛋白质。SRY 基因可能是早期性别分化过程中起开关作用的因子之一，SRY 基因及相关基因缺失、突变可能导致胎儿尿道融合中断，产生尿道下裂。由于 SOX9 基因、DAX1 基因和 WT1基因等的异常可以导致包括尿道下裂在内的多种泌尿系统畸形，因此认为这些基因也可能参与尿道下裂的发生。

影响尿道下裂发生且与雄激素功能相关的基因主要有 LH/CG 受体基因、Ⅱ型 5α-还原酶基因、睾酮合成酶基因。LH/CG 受体位于睾丸间质细胞，通过与 LH/CG 结合，激活腺苷酸环化酶系统而刺激甾体激素的生成，促进睾丸的发育。LH/CG 受体基因发生突变后，可以使 LH/CG 受体蛋白活性下降，引起包括尿道下裂在内的多种畸形。Ⅱ型 5α-还原酶基因编码Ⅱ型 5α-还原酶，该酶可以催化睾酮转化为双氢睾酮。目前的研究表明在轻型、重型或有家族史的尿道下裂患者中，均发现Ⅱ型 5α-还原酶基因有突变存在。因此，我们认为Ⅱ型 5α-还原酶基因突变可能是先天性尿道下裂的病因之一，而第 227 位密码子可能为中国人中该基因突变的热点。3β-羟类固醇脱氢酶、17α-羟化酶和 17,20-裂解酶是睾酮合成中的三个关键酶。有报道称在尿道下裂的患儿中存在这三种酶的缺陷。上述三种酶的缺陷可以影响胆固醇转化为睾酮，进而影响尿道沟的正常闭合。

2. 环境因素

大量的流行病学研究表明，环境中某些化学物质可以明显干扰尿道的发育。这些化学物质主要通过使母体的内分泌紊乱，进而引起胎儿的内分泌紊乱，影响胎儿的正常发育。目前研究较多的干扰尿道发育的化学物质有植物雌激素、杀虫剂和增塑剂。

3. 药物因素

对于抗癫痫药物与尿道下裂发生之间的关系研究较多。丙戊酸钠是一种不含氮的广谱抗癫痫药，与尿道下裂的发生有关。研究证实，丙戊酸钠可导致人类尿道下裂，但确切机制尚不十分清楚。苯二氮䓬类药物多药治疗癫痫有显著致畸作用，其中苯巴比妥更易导致尿道下裂。新型抗癫痫药托吡酯可能有致胎儿尿道下裂作用。

4. 激素影响

正常尿道的形成有赖于体内雌激素和雄激素的相互平衡，尿道下裂的形成主要与胎儿体内睾酮及双氢睾酮的合成和分泌不足有关。引起胎儿体内睾酮及双氢睾酮不足的根本原因可能是下丘脑-垂体-睾丸轴的发育延迟。

【分型】

根据尿道外口的位置不同，可以将尿道下裂分为阴茎头型尿道下裂、冠状沟型尿道下裂、阴茎体型尿道下裂、阴茎阴囊型尿道下裂和会阴型尿道下裂。

上述分型方法对尿道下裂的手术方式选择并非十分有用，而且并未考虑阴茎下弯的程度。为了便于估计手术效果，Barcat 按阴茎下弯矫正后尿道外口退缩的位置进行分型：前位尿道下裂、中间位尿道下裂和后位尿道下裂。前位尿道下裂包括阴茎头型尿道下裂（尿道外口位于阴茎头腹侧）、冠状沟型尿道下裂（尿道外口位于冠状沟）或阴茎体远端型尿道下裂（尿道开口于阴茎体远端 1/3 处）。中间位尿道下裂尿道开口于阴茎体中间 1/3 处。后位尿道下裂尿道开口于阴茎体后 1/3 至会阴之间的任何位置，包括阴茎体近端型尿道下裂（尿道开口于阴茎体近端 1/3 处）、阴茎阴囊型尿道下裂（尿道开口于阴茎体和阴囊交界处）、阴囊型尿道下裂（尿道开口于阴囊表面或生殖膨大之间）和会阴型尿道下裂（尿道开口于阴囊或生殖膨大后）。

【临床表现】

1. 尿道下裂的典型特点

①尿道外口异位：尿道外口异位于从正常尿道外口近端一直到会阴部的任何位置。部

分患者可以有轻度的尿道外口狭窄。②阴茎下弯：指阴茎向腹侧弯曲，主要是因为尿道外口远端的尿道板纤维组织增生，阴茎腹侧和尿道壁各层组织缺乏，以及阴茎海绵体背、腹两侧不对称。根据阴茎头与阴茎纵轴的夹角，可以将阴茎下弯分为轻度（小于 15°）、中度（15°～35°）、重度（大于 35°）。中、重度阴茎下弯在成年后可引起性交困难。③包皮异常分布：包皮在阴茎头背侧呈帽状堆积，在阴茎头腹侧呈"V"形缺损，包皮系带缺如。④尿道海绵体发育不全，从阴茎系带部延伸到异常的尿道外口，形成一条粗的纤维带。

2. 尿道下裂伴发的畸形

尿道下裂最常见的伴发畸形为腹股沟斜疝和睾丸下降不全，腹股沟斜疝的发生率为 9%～16%，睾丸下降不全的发生率为 7%～9%。部分患者可以合并阴茎阴囊转位、阴茎扭转、小阴茎和重复尿道。尿道下裂合并上尿路畸形的机会不多，为 1%～3%，主要是因为肾脏的发育早于外生殖器，常见的尿道下裂合并上尿路畸形包括肾盂输尿管连接部狭窄、双肾盂双输尿管畸形等。少数患者可以合并肛门直肠畸形、心血管畸形和胸壁畸形。尿道下裂的程度越重，合并畸形的发生率越高，在重度尿道下裂中前列腺囊的发生率可以达到 10%～15%。

3. 临床症状

主要表现为尿线细、无射程、排尿时打湿衣裤等排尿异常。阴茎勃起时明显向下弯曲。

4. 对生育的影响

尿道下裂的患者合并中、重度阴茎下弯，可以影响性交完成，进而影响生育。阴茎体型尿道下裂、阴茎阴囊型尿道下裂和会阴型尿道下裂，尤其是阴茎阴囊型尿道下裂和会阴型尿道下裂，由于性生活时难以将精液射入阴道内，从而引起不育。尿道下裂的病因之一是雌激素和雄激素的失衡，雄激素水平下降，也可影响男性的生育力。

【诊断】

本病的诊断简单，结合患者的病史及体格检查即可做出准确的诊断。在诊断本病的同时，尚需要进一步明确是否存在其他先天性畸形。

阴茎阴囊型尿道下裂和会阴型尿道下裂，需要与假两性畸形相鉴别。男性阴茎阴囊型尿道下裂和会阴型尿道下裂伴双侧隐睾者很难与男性假两性畸形相鉴别。男性假两性畸形的性染色体为 46，XY，性染色质阴性，内外生殖器均发育不正常。

对有严重阴茎下弯、双侧隐睾或外生殖器发育不良的尿道下裂患者，应与真两性畸形相鉴别。鉴别要点如下。①病史。家族史、母体妊娠期间有无性激素药物史。②直肠指诊。了解有无宫颈、子宫或前列腺。③影像学检查。腹部超声、CT 及 MRI 可提示有无女性内生殖器；静脉尿路造影可显示生殖窦和阴道盲袋；经阴道或尿生殖窦行碘造影，如阴道、子宫或附件显影可明确诊断。④性染色质和染色体核型检查。⑤性激素测定和性腺活体组织检查。⑥剖腹探查或腹腔镜检查。

【治疗】

先天性尿道下裂的治疗应是系统的综合治疗，以手术治疗为主，辅以激素治疗和心理治疗，以获得最好的临床疗效，改善生活质量。除冠状沟型尿道下裂可考虑不做手术外，其余各型尿道下裂均需要手术纠正。手术的目的在于纠正阴茎下弯畸形，完全伸直阴茎，使尿道成形并使尿道外口的位置尽可能接近正常。

目前公认的治愈尿道下裂的标准为：①完全矫正阴茎下弯；②尿道外口位于阴茎头正位；③阴茎外观满意，能站立排尿，成年后能进行正常的性生活。

手术治疗尿道下裂的方法大约有 300 种，但并无一种大家公认的术式治疗尿道下裂。手术一般分 2 个步骤：①矫正阴茎下弯；②尿道成形。目前，国内外基本应用一期手术同时完成上述 2 个步骤。具体手术方式的选择应结合手术者的技术、患者的年龄和阴茎发育情况综合考虑。我们可以根据尿道外口的不同位置选择不同的手术方式。对阴茎头型尿道下裂、冠状沟型尿道下裂及冠状沟下型尿道下裂一般可采用 Magpi 术式、Mathieu 术式、尿道前移等术式，其中 Magpi 术式是经典术式，效果肯定，但难以同时矫正阴茎下弯。对阴茎体型尿道下裂较多采用的术式有 Mathieu 术式、Duckett 术式、加盖岛状皮瓣法、Snodgrass 术式等，国外主要采用保留尿道板的 Snodgrass 术式，而国内主要采用 Duckett 术式及其改良方法。治疗重度尿道下裂（阴茎阴囊型尿道下裂、会阴型尿道下裂）的手术方式主要有联合皮瓣（Duckett＋Duplay）、膀胱黏膜移植、颊黏膜移植、保留尿道板手术等。对多次手术失败的尿道下裂目前推荐的手术方式为膀胱黏膜移植或者颊黏膜移植。

尿道下裂患儿行内分泌治疗的主要目的是促进性征的发育。当患儿存在先天性肾上腺增大时，可适当摄入糖皮质激素和盐皮质激素，治疗可分为 2 类：一类是暂时性的短期治疗，主要用于幼儿外生殖器发育不良；另一类为长期治疗，主要用于青春期后的性征发育不良和激素水平过低。短期治疗应用 hCG，一般 500～1 000 IU/次，肌内注射，每周 2 次，10～20 次为一个疗程，必要时可以追加一个疗程，但应注意不宜长期使用。青春期以后，如果外生殖器发育、性功能方面仍存在较大缺陷，可长期补充性激素或肾上腺皮质激素，具体方案可结合性激素水平和内分泌专科意见共同拟定。

尿道下裂患儿由于生殖系统畸形，会有心理障碍，随着年龄的增长，如果得不到有效的引导及治疗，会进一步发展成缺乏自尊、性格孤僻、人格不健全和性心理扭曲，甚至会偏执、抑郁和精神分裂。使外生殖器恢复基本正常的外观及功能是消除其性心理及行为阴影的基本条件，术后的心理辅导及认知教育也是非常必要的。首先，应赋予患者正确的性别概念，使患者具有正确的性别认同。其次，应使患者了解阴茎的基本功能，即站立排尿、性交和生育功能，通过手术治疗是完全可以恢复的。再次，对于睾丸发育正常的患者，其性征发育不会受到影响，有正常的性欲及生殖功能，应打消他们的顾虑。最后，手术所致的外观变化不影响其性交功能，应开导患者正常生活。

四、先天性尿道憩室

尿道憩室（urethral diverticulum）是指尿道周围与尿道相通的囊性腔隙，可以是先天性的，也可以是后天性的。

【病因】

先天性尿道憩室的病因尚不十分明确，可能与以下 4 个方面有关。①尿道海绵体先天性发育不良，尿道腹侧组织薄弱，尿流压力导致憩室形成。②尿道沟未融合，部分尿道壁缺损，但缺损的尿道周围组织发育良好，形成尿道憩室。③胚胎时期尿道旁残留的组织发育成囊状，与尿道沟相通，形成尿道憩室。④重复尿道的副尿道近端是盲管，远端存在尿道狭窄，则副尿道会逐渐扩张，形成憩室。

【临床表现】

男性先天性尿道憩室多位于阴茎、阴囊交界处的尿道腹侧。按尿道憩室颈口的大小可将尿道憩室分为球形憩室和囊状憩室两种，球形憩室有一细颈与尿道相通，囊状憩室颈部较宽广。先天性尿道憩室主要引起尿路梗阻的症状和体征，憩室本身的大小及憩室颈部的宽窄不同，引起尿路梗阻的严重程度不同。小的憩室一般无临床表现，不易被发现。憩室较大时，排尿过程中尿液进入憩室内，可以在尿道腹侧触及肿块，压迫肿块后可有尿液自尿道外口滴出。憩室合并感染时，局部可以有疼痛、红肿等炎症表现，压迫憩室后有脓性尿液流出。先天性尿道憩室可以使男性性交后射出的精液停留在憩室内，引起不育。

【诊断】

临床上出现上述症状后，可行排泄性膀胱尿道造影检查以确诊男性先天性尿道憩室。尿道镜检查也可以帮助诊断。

【治疗】

对于先天性尿道憩室，原则上应当完全切除。如果憩室口小，可以切除憩室后直接缝合尿道；如果憩室口宽大，可以在切除憩室后行 Cecil 尿道成形术，以弥补缺损的尿道。如果切除憩室有困难，可以切除大部分憩室，将残余部分内翻缝合。憩室切除术后均需要行耻骨上膀胱造瘘术，待尿道完全愈合后，再拔除造瘘管。经尿道切开憩室口前后唇可立即解除先天性尿道憩室引起的尿路梗阻。

五、先天性尿道狭窄

先天性尿道狭窄较为罕见，先天性尿道外口狭窄相对常见。先天性尿道狭窄发生于后尿道，可合并尿道发育不全，可引起双侧上尿路积水和膀胱扩大。由于狭窄段较长，先天性尿道狭窄可以使男性性交后射出的精液停留在尿道内，引起不育。先天性尿道外口狭窄多无临床症状，一般也不引起不育。新生儿先天性尿道狭窄一经发现即行膀胱造瘘，扩张尿道一般用导管而不是尿道探子。

六、先天性巨尿道症

先天性巨尿道症（congenital megalourethra）是指先天性无梗阻的尿道扩张，多发生于尿道的阴茎体部，合并尿道海绵体的发育异常，也可有阴茎海绵体的发育异常。先天性巨尿道症可以是单独存在的畸形，也可以合并有不同程度的尿道下裂及上尿路异常，尤其在梅干腹综合征中常见。本病罕见，可能由胚胎期尿道皱褶处的中胚层发育不良引起，亦有认为是尿道板极度扩张所致的。

【分型】

先天性巨尿道症可分为 2 种类型：①舟状巨尿道，合并尿道海绵体发育异常；②梭形巨尿道，同时有阴茎海绵体和尿道海绵体发育不良。以上 2 种巨尿道均可伴有泌尿系统的其他畸形如肾发育不良、尿道下裂等，而梭形巨尿道更可能因为并发其他严重畸形而致患儿早期死亡。

【临床表现】

先天性巨尿道症主要的临床表现为尿路梗阻及感染症状，先天性巨尿道症的男性患者射精后精液滞留在尿道内，无法有效排出体外，可导致不育。

【诊断】

根据临床表现及影像学检查可明确诊断先天性巨尿道症。尿道造影可清楚显示扩张的前尿道。静脉尿路造影可显示扩张的前尿道，另外可发现伴发的上尿路畸形。

【治疗】

应对扩张的巨尿道进行裁剪、紧缩和成形，使其口径与正常尿道相符，并同时处理并发的上尿路畸形。如果患者有严重的阴茎海绵体缺乏，应考虑做变性手术。

七、先天性精阜肥大

先天性精阜肥大是一种临床上罕见的先天性疾病。引起先天性精阜肥大的原因尚不明确，可能与胚胎时期母体内性激素分泌紊乱有关。

【临床表现】

临床表现主要以下尿路梗阻为特征，可表现为排尿踌躇、费力、尿不尽感、尿线无力、分叉、变细、滴沥等。长期慢性尿路梗阻可以导致慢性肾功能衰竭，表现为食欲不振、恶心、呕吐、贫血和乏力等症状以及水和电解质代谢紊乱。先天性精阜肥大可以引起男性性交不射精，导致不育。

【病理】

肉眼可见精阜较正常人明显增大，可以向尿道或膀胱颈突出，引起梗阻。镜下可见精阜的平滑肌和纤维组织增生，表面覆盖复层鳞状上皮细胞或移行上皮细胞，与后天性精阜肥大相比炎症反应轻。

【诊断】

尿道膀胱镜检查可以确切了解精阜的大小、形态以及梗阻程度，明确诊断。静脉尿路造影重点了解上尿路是否存在病变，排泄期膀胱尿道造影表现为精阜以上的后尿道扩张、充盈缺损等。

【治疗】

先天性精阜肥大的治疗目的是解除梗阻，恢复正常性交排精。经尿道窥视下切除肥大的精阜是治疗先天性精阜肥大最理想的治疗方法，手术相对简单，时间短，容易掌握，对患者造成的损伤小。为预防术后患者出现射精管狭窄或闭塞，术中应使用电切，术后早期应多次排精。

第二节　淋菌性尿道炎与男性不育

淋菌性尿道炎是一种以尿道排出脓性分泌物为主要特征的性病。淋菌性尿道炎好发于青壮年，是我国性传播疾病中发病率最高的疾病。

【病因】

引起淋菌性尿道炎的病原体为淋病奈瑟球菌，属于革兰阴性菌种，成对出现，有菌毛，人类是其唯一的天然宿主。淋病奈瑟球菌对柱状上皮细胞和移行上皮细胞构成的黏膜有特殊的亲和力，易侵犯男性的尿道、前列腺、精囊和附睾。淋病奈瑟球菌进入泌尿生殖系后借助表面的菌毛、外膜的次要蛋白和 IgA_1 分解酶与黏膜上皮黏合，并在上皮细胞表面繁殖，进而进入上皮细胞内增殖，导致上皮细胞溶解，破坏上皮，同时引起急性炎症，产生典型的尿道脓性分泌物。

【临床表现】

一般在体内潜伏 1～14 d，平均在感染后 3～5 d 发病。部分患者可伴发前列腺炎、精囊炎、附睾炎、膀胱炎、肾盂肾炎、关节炎，甚至心内膜炎等。

1. 急性感染

主要表现为急性前尿道炎。起初为浆液性分泌物，后逐渐转为脓性分泌物。尿道内有瘙痒及灼热感，并出现尿痛等症状。此时，轻轻挤压尿道可有黄色脓液从尿道外口流出。急性前尿道炎发病 2 周后，炎症可侵及后尿道，出现尿频、尿急、排尿终末尿痛和急性尿潴留等症状。

2. 慢性感染

上述症状持续一个月以上或反复出现急性症状者，可考虑转为慢性感染。慢性感染的症状不如急性期明显，表现为经常性排尿不适、尿道部轻微刺痛、尿道外口经常有少许分泌物流出等，少数患者可完全无自觉症状。

【淋菌性尿道炎与男性不育】

淋菌性尿道炎可以引起男性不育，其原因主要包括以下 4 个方面。①淋菌性尿道炎容易发生逆行感染，引起前列腺炎、精囊炎、附睾炎和睾丸炎，影响精液质量，导致男性不育。研究表明淋病奈瑟球菌感染所致的附睾-睾丸炎可导致持久的少精子症或无精子症。②淋病奈瑟球菌本身可能会通过侵入机体后引起的炎症反应和免疫反应，导致生殖道和生精细胞的损伤，影响男性的生育力。③淋菌性尿道炎的炎症波及输精管、附睾时，可引起纤维组织增生、瘢痕形成，造成输精管阻塞，导致不育。④淋菌性尿道炎反复存在，可以引起尿道狭窄和尿道外口的梗阻，影响精液的排出，引起不育。

【诊断】

根据不洁性交史或明确接触淋病奈瑟球菌污染物病史，结合典型的临床症状和尿道外口脓性分泌物，大多能做出准确的诊断。此外，还可以做下列检查协助诊断。

（1）尿道分泌物直接革兰染色涂片镜检。发现革兰染色阴性的淋病奈瑟球菌，多数有症状的淋菌性尿道炎患者可以得到确诊。

（2）尿道分泌物培养。发现革兰染色阴性的淋病奈瑟球菌，阳性率为 80%～95%，是确诊淋菌性尿道炎的重要依据。

此外，还有尿两杯试验、氧化酶试验和聚合酶链反应（polymerase chain reaction，PCR）等方法检测淋病奈瑟球菌。

【治疗】

淋菌性尿道炎的治疗原则：早期诊断和治疗；及时、足量、规律用药；针对不同情况采用不同的治疗方案；注意同时合并的衣原体、支原体和其他病原体感染；同时治疗性伴侣；治疗后密切随访。

淋菌性尿道炎的一般处理：治疗期间禁止性生活，禁止与婴幼儿、儿童密切接触，患者使用过的物品要严格消毒。

2006 年美国疾病预防控制中心治疗单纯性淋菌性尿道炎的推荐方案：头孢曲松 125 mg，单次肌注；或头孢克肟 400 mg，单次顿服；或环丙沙星 500 mg，单次顿服；或氧氟沙星 400 mg，单次顿服；或左氧氟沙星 250 mg，单次顿服。

治愈的标准：临床症状和体征完全消失。尿液清晰，无淋丝。在治疗结束后 4～7 d，涂片和培养淋病奈瑟球菌连续两次阴性。

第三节　非淋菌性尿道炎与男性不育

非淋菌性尿道炎是指通过性交传染的一种尿道炎，分泌物中无法查到淋病奈瑟球菌而常常可以查到其他病原体如沙眼衣原体等。非淋菌性尿道炎多见于处于性旺盛期的年轻人，是西方国家最常见的性传播性疾病，其发生率为淋菌性尿道炎的 2.5 倍。在我国，非淋菌性尿道炎的发病率仅次于淋菌性尿道炎和尖锐湿疣，位居第三位。

【病因】

非淋菌性尿道炎的病原体种类很多，已知的病原体如下。

1. 衣原体

主要是沙眼衣原体，占非淋菌性尿道炎病原体的 40%～50%。沙眼衣原体有 15 个血清型，其中 D～K 血清型可以引起尿道炎、附睾炎、前列腺炎等。

2. 支原体

主要是解脲支原体，占非淋菌性尿道炎病原体的 20%～30%。解脲支原体为脲原体属中唯一的一个种，因生长需要尿素而得名，常寄生于尿道上皮内，在正常人以及非淋菌性尿道炎患者的尿道中均可检出，一般认为是一种条件致病菌。

3. 其他病原体

包括阴道毛滴虫、白色念珠菌、单纯疱疹病毒、巨细胞病毒、梭形杆菌、包皮杆菌等，另外还有一些厌氧菌。

【临床表现】

非淋菌性尿道炎一般在体内的潜伏期为 1～4 周，平均在感染后 10～12 d 发病。

非淋菌性尿道炎起病不如淋菌性尿道炎急，症状比淋菌性尿道炎轻。非淋菌性尿道炎患者可以有尿道烧灼感、排尿疼痛、尿道痒，少数患者有尿频；尿道外口轻度红肿；尿道分泌物少，稀薄，呈浆液性或稀薄脓性。较长时间不排尿（如晨起）时，尿道外口可溢出少量稀薄分泌物，有时仅表现为晨起痂膜封住尿道外口或污染内裤。患者的症状可以时轻时重。检查时，需要由后向前按挤前尿道才可能有少许分泌物由尿道外口溢出。有时患者可以有症状而无分泌物，也可无症状而有分泌物。部分患者无症状或症状轻微，容易漏诊。

处理不当或治疗不及时，非淋菌性尿道炎可引起多种并发症如急性附睾炎、前列腺炎、精囊精索炎、结肠炎、咽炎，极少数患者可伴发 Reifer 综合征。

【非淋菌性尿道炎与男性不育】

非淋菌性尿道炎的常见病原体为衣原体和支原体。衣原体引起男性不育的原因可能包括以下 6 个方面。①促进睾丸炎症细胞的浸润，降低精液质量，损害精子的发生。②衣原体感染可直接引起生精细胞凋亡，影响精子的发生。③衣原体感染可以引起附睾炎，影响附睾中精子的成熟。④衣原体可以黏附在精子头部，影响精子的活力，使精子的活力受损。⑤衣原体可以抑制宿主细胞代谢及其代谢产物的细胞毒作用，引起超敏反应和自身免疫反应，导致免疫性不育。⑥衣原体引起尿道炎致使尿道狭窄，影响精液的排出。支原体引起男性不育的原因可能包括以下 6 个方面。①支原体引发男性生殖道的炎症、阻塞，引起不育。②支原体可以产生侵袭酶和毒性产物，引起男性不育。③吸附在精子上的支原体可以使精子前进的阻力增加，精子尾部卷曲、摆动减弱，严重影响精子的活力和运动速度，阻碍精子的活动。④支原体可以与硫酸半乳糖甘油酯结合，干扰精子和卵子的结合。⑤支原体可以产生神经氨酸样物质，影响精子和卵子结合。⑥支原体感染后可以显著升高抗精子抗体水平，降低精子的受精能力。

【诊断】

根据不洁性交史或明确接触非淋菌性尿道炎污染物病史，结合非淋菌性尿道炎的临床表现，进行相关的检查并做出诊断。

（1）先排除淋菌性尿道炎，取尿道分泌物或刮片标本直接行革兰染色涂片镜检淋病奈瑟球菌，排除淋病奈瑟球菌感染。

（2）取尿道分泌物进行涂片，做革兰染色涂片镜检，可见多核白细胞，在油镜下平均每个视野≥5 个即为阳性。晨尿或未排尿 4 h 后首次排尿的尿标本离心沉渣在高倍镜视野下平均每个视野≥15 个多核白细胞即为阳性。

（3）针对沙眼衣原体的检测：应用细胞培养法、直接免疫荧光法、酶联免疫吸附法和抗原快速检测法检测尿道分泌物中的沙眼衣原体。如果检测为阳性，对诊断非淋菌性尿道炎有意义。

（4）针对解脲支原体的检测：应用解脲支原体培养法、PCR 法检测尿道分泌物中的解脲支原体。如果检测为阳性，对诊断非淋菌性尿道炎有意义。

【治疗】

非淋菌性尿道炎的治疗原则：及时、足量、规律用药；针对不同情况采用不同的治疗方案；同时治疗性伴侣；治疗后密切随访。

2006 年美国疾病预防控制中心治疗衣原体感染引起的非淋菌性尿道炎的推荐方案：

（1）推荐方案。阿奇霉素 1 g，单次顿服；或多西环素 100 mg，口服，2 次/d，连服 7 d。

（2）替代方案。红霉素碱 500 mg，口服，4 次/d，连服 7 d；或琥乙红霉素 800 mg，口服，4 次/d，连服 7 d；氧氟沙星 300 mg，口服，2 次/d，连服 7 d；或左氧氟沙星 500 mg，口服，1 次/d，连服 7 d。

治愈的标准：临床症状和体征完全消失。无尿道分泌物和尿痛，尿沉渣中无白细胞。

（饶　可　刘继红）

第四章　前列腺疾病与男性不育

前列腺疾病主要包括前列腺增生症、前列腺癌及前列腺炎。前列腺结核、前列腺肉芽肿等疾病临床上很少见。由于前列腺增生症与前列腺癌多发生于老年男性，其精子产生能力已处于自然退化状态，且多存在性功能障碍及射精功能障碍；前列腺的切除或精囊腺的切除也能引起医源性的不育，但致病机制较为简单，故在此不做赘述。而前列腺炎多发生于青壮年男性，其正处于生育年龄，故探讨前列腺炎与男性不育的关系具有一定的临床意义。也有人认为，前列腺囊肿，尤其是靠近中线的前列腺囊肿，对男性不育有重要影响，经尿道前列腺囊肿去顶术可治疗此种疾病引起的男性不育。

第一节　前列腺炎与男性不育

前列腺炎是泌尿外科的一种常见病，人群中发病率较高。在我国，前列腺炎约占泌尿外科门诊患者总数的 33%。据尸检报告，前列腺炎的发病率为 6.3%～73%，我国夏同礼等发现 447 例急性猝死成人尸检前列腺标本中，诊断为前列腺炎的有 116 例，占 24.3%。在以社区为单位的全面调查中发现，一般居民的前列腺炎发病率为 5%～14.2%，一般认为发病率往往较实际统计的低，真正发病率很难估计。前列腺炎与男性不育的关系，目前还存在争论，其确切机制也不甚清楚。

一、慢性前列腺炎引起男性不育的机制

（一）慢性前列腺炎对男性不育的影响

精子顶体酶活性的大小和顶体反应率的高低，对受精过程有很重要的意义。因此，临床上常将精子顶体酶的活力和顶体反应率作为评价精子质量的 2 项重要指标。文献报道，慢性前列腺炎患者的上述 2 项指标均明显降低，究其原因可归为以下 2 点。

1. 肿瘤坏死因子的影响

慢性前列腺炎患者的精液中白细胞浓度增高，肿瘤坏死因子（tumor necrosis factor，TNF）的浓度随之升高。TNF 除通过抑制细胞蛋白的生物合成及趋化作用而破坏精子的功能和成熟外，还可降低精子的 Ca^{2+}-ATP 酶活性，从而直接影响顶体酶活性和顶体反应。Kocak 等报道 TNF-α 与精子的活力密切相关，也证实了这一点。TNF-α 也可使精液中的超氧化物歧化酶（superoxide dismutase，SOD）活性显著降低，使精液清除氧自由基的能力减弱，精子受到氧自由基的攻击和毒性作用，也可导致精子的顶体酶活性及顶体反

应下降。TNF-α还可激活精液一氧化氮合酶（nitric oxide synthase，NOS），使精液中 NO含量显著增加，并与超氧化物反应，形成具有精子细胞毒性的过氧化物，进而影响精子的顶体酶活性和顶体反应。

2. 顶体反应改变的影响

顶体反应一般可分为自发性及诱导性两种。只有在女性生殖道内受到透明带和黄体酮诱导而发生的顶体反应才是有效的，反之，任何自发性的顶体反应均不会导致受精。Henkel等研究显示，慢性前列腺炎患者中自发性顶体反应水平升高，而诱导性顶体反应水平则明显降低，这或许能在一定程度上解释为何某些顶体反应总水平正常的慢性前列腺炎患者仍然不育。

（二）前列腺腺体分泌功能减退对男性不育的影响

1. 前列腺分泌锌减少对男性不育的影响

精液中的锌主要有2个来源，一是精子中的锌，二是精浆中的锌，而精浆中的锌主要是由前列腺分泌的。在前列腺分泌的微量元素中以锌最为重要，其含量为1.8～2.4 mmol/ml。雄激素调节前列腺的泌锌功能，以保证精液中含有足够的锌。锌通过调节存在于前列腺细胞微粒体及细胞核内5α-还原酶的活性来调节细胞内双氢睾酮水平；锌还可调节蛋白质及核酸的代谢、ATP的生成和线粒体的功能，保持大分子结构的完整性。前列腺中锌缺乏可抑制睾酮向双氢睾酮的转化，引起性腺功能不足。锌对精子也有重要作用。①精浆锌参与生殖系统多种酶的组成，可延缓精子细胞膜的脂质氧化，维持细胞膜结构的稳定性和通透性，使精子具有良好的活力。②在精浆缺锌时，精浆超氧化物歧化酶含量降低，氧自由基产生增加，精浆抗氧毒性能力下降。③在射精过程中精子吸收精浆内的锌，与细胞核染色质的巯基结合，使染色质免于过长解聚，有利于受精。Saito等把锌加入含有狗的附睾精子的培养液时，精子开始运动，而人的前列腺液亦能使精囊液中不动的精子运动，说明精子由不动到运动这种改变可能由锌所诱导。Fuse等通过对不育与已生育的男性精浆中锌含量的比较发现：①无精子症和少精子症患者的锌浓度低，而弱精子症患者的锌浓度高，肯定精液中锌浓度与精子的活力有关；②精浆中锌浓度与睾酮浓度呈正相关。慢性前列腺炎时，前列腺液的pH值升高，锌、柠檬酸含量减少，最终影响精子的活力与质量，导致不育。Black等研究发现前列腺炎患者前列腺液中锌含量明显下降，而其血浆锌含量正常，认为前列腺液中锌含量降低是前列腺组织细胞摄取和排泌锌的功能受损造成的。有学者认为精液锌含量的变化，可作为衡量前列腺炎是否好转的一项客观指标。

2. 纤溶酶原激活因子对男性不育的影响

纤溶酶原激活因子（plasminogen activator，PA）是人体内重要的丝氨酸蛋白水解酶，广泛参与人体内多种涉及细胞增殖、迁移和组织重建等的生理和病理过程。有研究表明，PA可能参与精子发生、成熟、精子获能、精液液化等诸多涉及男性生殖的生理过程。PA在精液中有较高的表达，其在精液中的活性要远高于血液中，目前普遍认为PA来源于前列腺腺体的分泌。洪锴等研究观察到，慢性前列腺炎患者的精浆PA活性显著降低，并与精液液化时间成反比，与精子浓度及活力成正比，因此认为 PA 的降低是慢性前列腺炎影响前列腺的分泌功能所致的。

3. 前列腺特异性抗原对男性不育的影响

前列腺特异性抗原（prostate specific antigen，PSA）是精浆中最丰富的蛋白酶，其生理功能为降解精液凝胶中的主要蛋白（SgⅠ、SgⅡ及纤维粘连蛋白），使精液液化。PSA 主要由前列腺上皮柱状细胞分泌，由于正常生理情况下前列腺腺泡分泌的 PSA 与淋巴系统间存在着一个屏障（主要由基底膜、基底细胞和内皮层构成），因此 PSA 一般不能通过淋巴系统进入血循环。但前列腺炎症的病理变化过程可损害腺泡和导管上皮细胞，并可能破坏生理屏障的完整性，使较多的 PSA 渗漏到外周循环，导致血清 PSA 浓度升高，与此同时，随前列腺液分泌进入精液的 PSA 浓度相对降低，因此精液液化时间也随之延长，最终影响精子存活率与活力。

4. 前列腺小体对男性不育的影响

前列腺小体（prostasomes）是由前列腺上皮细胞分泌的一种亚细胞结构，随着前列腺液分泌进入精液，目前认为其在精子活力、精子内 Ca^{2+} 的动态平衡、精液液化方面起作用，同时还具备调节补体与免疫的功能。除去前述由于慢性炎症破坏腺泡和导管上皮细胞而导致分泌功能下降外，pH 值上升对于前列腺小体的抑制作用也受到关注。Arient 等研究表明，前列腺小体与精子的黏附甚至融合程度与 pH 值成反比。而慢性前列腺炎患者前列腺分泌柠檬酸功能下降，导致精液 pH 值上升，进而影响前列腺小体的功能。

（三）氧自由基对男性不育的影响

慢性前列腺炎患者的精液中含有大量的白细胞。以往的研究表明它可通过降低抗氧化剂活性损害精子的功能，使精液中精子浓度下降、精子总运动度和前向运动百分率降低及精子畸形率增加。Maruyama 等把白细胞放入正常人的精液中进行田鼠卵穿透试验，发现白细胞使精子的穿透率下降。正常男性的精浆中含有低水平的氧自由基（ROS），而在40%～80% 不育患者中，其精浆的 ROS 水平明显升高。在菌精症中，激活的粒细胞（包括多核中性白细胞和巨噬细胞）释放出大量的活性 ROS，主要包括超氧阴离子自由基（·O_2^-）、过氧化氢（H_2O_2）及羟自由基（·OH^-）等，继而导致精子功能的损害。

ROS 影响不育的原因主要表现在以下 3 个方面。

1. ROS 抑制 ATP 的生成及精子运动

精子中 ATP 的含量与精子的前向运动百分率相平行，Armstrong 等通过化学荧光和电子磁共振发现 ROS 能明显抑制精子 ATP 的生成，使精子 ATP 含量降低及运动能力减弱。其中起主要作用的 ROS 是 H_2O_2，低浓度的 H_2O_2 即可抑制精子线粒体的氧化磷酸化，干扰精子的能量代谢，导致精子运动停止。另外，还发现次黄嘌呤和黄嘌呤氧化酶产生的 ROS 亦可导致 ATP 的损耗而抑制精子的运动，超氧化物歧化酶亦影响精子的代谢。

2. ROS 产生脂质过氧化物，损害精浆膜

人类精浆膜内含有大量的不饱和脂肪酸，而其胞浆中仅含有低浓度的抗氧化酶，因而易受脂质过氧化物的损害，精子细胞内的抗氧化酶不能保护环绕在精子顶体、尾部的精浆膜免受损害。过高的 ROS 水平可通过诱导产生脂质过氧化物，损害精浆膜的不饱和脂肪酸，从而损害精子的功能，使精子膜失去流动性，精子活力下降，导致精卵不能融合。脂质过氧化物还可损害精子细胞的超微结构，从而影响精子活力。

3. ROS 破坏精子 DNA

许多研究表明，ROS 可导致精子染色体发生交联、DNA 碱基氧化及 DNA 链断裂。Pasqualotto FF 等发现慢性前列腺炎患者前列腺液中的 ROS 要高于正常人，并且前列腺液白细胞阳性者的 ROS 高于白细胞阴性者的，所有慢性前列腺炎患者的 TAC 都比正常人低，不管精液中有无白细胞，ROS 和 TAC 之间的不平衡表明精液氧化能力和男性不育有关。

（四）免疫机制对男性不育的影响

生殖系统是一个相对"封闭"的环境，精子从产生到排出体外全过程均不会接触到自身免疫系统，因此精子是一个隐匿性自身抗原。生殖道的免疫系统既要维持局部不被病原菌及病毒侵犯，又要避免损害生殖系统，处于一个低活性的"稳态"。而慢性前列腺炎打破了这一平衡，使免疫系统长期处于炎症刺激下，产生持久而强烈的应答，并随之影响到生育功能。

1. 体液免疫

前列腺炎引发的免疫反应引起人们的广泛兴趣。虽然不育症患者抗精子抗体（ASA）的存在说明 ASA 能导致不育，但 ASA 与免疫性不育之间的关系仍处于争论之中。Hiroaki 等应用计算机辅助分析技术发现 449 名男性不育患者中 IgG、IgA、IgM 的阳性率分别为 2.9%、1.56%、0.22%，ASA 附着于精子的表面，且主要集中在精子的头部和尾部，并且对精子的活力具有重要的影响。抗精子抗体可从多个方面影响生育：①影响精子运动；②阻止精子获能；③阻止精子向宫颈管迁移；④阻止顶体反应；⑤阻止精子穿入并溶解卵透明带；⑥阻止精卵融合。黄鹂等的研究发现抗精子抗体的产生和慢性前列腺炎有关，且慢性前列腺炎不育患者精浆中 ASA 比血浆中的 ASA 高，提示在生殖道局部易产生ASA，认为精浆中 ASA 在临床上更有意义。

2. 细胞免疫

除了ⅢB型前列腺炎，无论是细菌性前列腺炎还是非细菌性前列腺炎，在前列腺液中都有炎症细胞，主要是多形白细胞、淋巴细胞、巨噬细胞。炎症细胞能产生多种细胞因子，如 T 辅助细胞能产生 IL-2 及 IL-6，巨噬细胞能产生 TNF-α、IL-1β 及 IL-8 等。TNF-α、IL-1β 为慢性前列腺炎炎症的标志，TNF-α 能影响精子与卵透明带结合。细胞因子影响精子功能的机制还不甚明了，可能作为介质进行信号传导，激活信号转导及转录激活蛋白（signal transducers and activators，STAT）并使之磷酸化，从而影响了精卵融合。

精浆中的细胞因子主要来自前列腺液，在慢性前列腺炎引起不育的发病中起重要的作用。前列腺液和精浆中细胞因子（IL-2、IL-6、TNF-α）水平可以作为慢性前列腺炎不育患者有价值的指标，在诊断及治疗上有一定的临床意义。

（五）病原菌的直接影响

1. 厌氧菌

厌氧菌是前列腺炎的致病菌之一，而且越来越多的证据表明厌氧菌是引起男性不育的原因之一。Szöke 等通过对慢性细菌性前列腺炎患者的前列腺按摩液进行细菌培养发现：①36％的慢性前列腺炎患者的厌氧菌计数＞10^6 CFU/ml，而健康男性的厌氧菌计数≤10^6 CFU/ml；②厌氧菌的检出率是需氧菌的 3.9 倍，认为厌氧菌是慢性前列腺炎患者的主要致病菌之一。Jarvi 等运用 PCR 及 DNA 序列分析技术提高了精液中细菌的检出率，发现样本中 90％为厌氧菌。Brunnel 等亦从慢性细菌性前列腺炎不育患者中分离出厌氧菌，并发现厌氧菌可降低精子对田鼠卵的穿透力。国内学者对慢性细菌性前列腺炎不育者的前列腺液进行了细菌学研究，认为厌氧菌不仅是慢性细菌性前列腺炎的致病菌，并与慢性细菌性前列腺炎所致不育有关；厌氧菌性慢性细菌性前列腺炎可引起精液液化障碍、异形精子数目增多，最后导致不育。

2. 需氧菌

慢性前列腺炎时细菌可随着前列腺液的分泌而进入精液中，通过直接和间接的作用影响精子的活动及其功能。炎症可诱发前列腺的分泌功能发生障碍，导致精液液化不良，这可能和前列腺分泌的与精液液化有关的酶减少有关。细菌通过细胞间相互作用和黏附现象导致精子活动参数改变，并干扰精子的分子结构和细胞的完整性。许多文献报道慢性细菌性前列腺炎患者前列腺液中最常见的需氧菌为革兰阴性杆菌，如大肠杆菌、变形杆菌等，其中大肠杆菌约占 80％。Diemer 等运用计算机辅助精子分析技术进行研究，发现大肠杆菌可引起精子直线运动速率及平均运动速率明显下降，前向运动的精子百分率减少，仅占1.8％。大肠杆菌还可以引起人类精子精浆膜及其他表面结构、头部包括顶体的超微结构改变，导致精子头部、中部及尾部缺陷，活力下降。

3. 支原体与衣原体

目前尚无足够的证据说明慢性非细菌性前列腺炎的病原体可导致男性不育。Keck 等发现解脲支原体占非细菌性前列腺炎病原体的 10％～40％，认为解脲支原体、衣原体等主要通过性传播途径作用于女性的输卵管而引起不育。Bollmann 等对 132 例慢性前列腺炎患者的精液进行研究发现，由衣原体、解脲支原体引起的前列腺炎与精液质量的改变无明显相关性。

（六）梗阻对男性不育的影响

慢性前列腺炎患者前列腺部的长期、慢性病变，使前列腺尿道周围组织出现瘢痕性愈合，这些改变可导致尿道狭窄、射精不完全或逆行射精。如果感染波及生殖道其他组织器官，则能产生相应的病理改变，例如睾丸炎、慢性附睾炎、附睾纤维化结节、输精管炎、射精管口阻塞等，这些慢性改变可使前列腺及精子输出管道出现瘢痕粘连、狭窄或闭锁，也可以导致精曲小管到射精管发生梗阻，进而导致精子输送障碍，表现为部分性的排精困难或完全性的梗阻性无精症。

（七）其他因素对男性不育的影响

慢性前列腺炎患者常伴有明显的精神心理症状，由于担心慢性前列腺炎会严重影响自己生育功能和性功能，患者可出现心因性性功能障碍，包括勃起功能障碍、不射精等，并真正影响生育。

（八）治疗慢性前列腺炎的方法和药物对男性不育的影响

许多治疗慢性前列腺炎的方法，如热水坐浴、抗感染药物，尤其是局部治疗，如输精管穿刺给药、前列腺内注射给药、局部物理疗法等，都对男性生殖能力有负面影响。在临床上治疗合并不育的病例中，应尽量避免使用这些方法。

因此，慢性前列腺炎与男性不育的发生有一定联系。随着临床和实验技术的不断结合与发展，随着对慢性前列腺炎的进一步深入研究，慢性前列腺炎与不育的关系将得到进一步阐明。因此，对于不育症患者的诊疗，应把慢性前列腺炎作为一个重要的病因加以考虑、排除及治疗，如确实存在前列腺炎，则应通过去除感染源、控制局部炎症反应，以提高精液质量，治疗不育。

二、前列腺炎合并男性不育的诊断和治疗

尽管前列腺炎与男性不育之间的因果关系尚未完全确定，且缺少大规模的临床流行病学调查研究数据，但临床上确实看到男性不育患者伴有前列腺炎。对慢性前列腺炎合并男性不育的诊断和治疗应审慎进行。男性不育不是一个独立的疾病，而是一组疾病的结果，因此原因甚多，必须排除其他疾病的干扰后，才能确立前列腺炎与男性不育的因果关系。

（一）前列腺炎合并男性不育的诊断

首先，男性不育的诊断要成立，即排除女方因素的不育。其次，男方存在精液质量的异常，同时前列腺炎的诊断成立。此时，患者前列腺炎的症状可能并不明显，而仅表现为精液和前列腺液中白细胞或细菌增多，也即通常所说的Ⅳ型前列腺炎。应注意询问有无泌尿系统感染病史、有无慢性前列腺炎病史等。

前列腺炎所致的精液异常包括精液黏稠度增加、精液液化不全或不液化。前列腺炎疾病本身或治疗所致的生殖道狭窄还可能引起精液量的减少或精浆生化的相应改变。上述因素最终导致精液中精子浓度减少、异常精子比率增加和精子活力的降低。这在精液常规中可检出。还可做前列腺液或精液的细菌培养以确定致病菌的存在及选择适当的抗生素治疗。

（二）前列腺炎合并男性不育的治疗

慢性前列腺炎的病因复杂多样，同时男性不育的原因也纷繁复杂，因此很难选择最有针对性、最有效的治疗方法。医生应该尽量以非侵袭性的治疗手段为主，尤其避免对前列腺炎实行各种有创治疗而使问题复杂化。因此总的原则是药物治疗为主。

1. 药物治疗

主要是治疗前列腺炎的药物：如α受体阻滞剂及抗氧化或抗感染药物。最好根据细菌

培养选择最敏感药物。其次是提高精子活力的药物，如左卡尼汀。一些利湿利尿、通经活络、活血化瘀、清热解毒的中药对控制前列腺炎、提高精液质量有一定疗效。对精液不液化的患者，还可选择糜蛋白酶治疗。

2. 外科治疗

主要是以手术解除炎症造成的精道梗阻。对射精管引起的梗阻，可采用精囊镜钬激光切开或经尿道电切治疗。对输精管或附睾管引起的梗阻，可在显微外科做相应的吻合，恢复精道连续性。但通常炎症引起的梗阻往往呈多节段性，因此手术效果不甚理想。

3. 其他治疗

对上述治疗后效果不佳的患者，可进行体外精液处理，以改善精液的质量，并配合人工授精来解决生育问题。

第二节　前列腺囊肿与男性不育

一、前列腺囊肿特点

前列腺囊肿（cystis of prostate）可分为先天性囊肿和后天性囊肿。

前列腺囊肿的发病率较高，尸检时经常遇到前列腺小囊肿，直径大于 1 cm 的囊肿少见，是否会引起男性不育尚不清楚。前列腺囊肿起源于中肾旁管的融合末端，和女性的子宫与阴道上部相类同，故被称为男性子宫。扩张形成囊肿的可能机制：保留了中肾旁管尾端的部分较多，某些男性假两性畸形出现整个中肾旁管结构的保留；还有少数病例前列腺囊因内分泌平衡失调而扩张、肥大，导致囊肿形成；还有一部分前列腺囊肿是由于前列腺腺体的腺管梗阻，形成潴留性囊肿。

囊肿的组织起源有两种：中肾旁管上皮（鳞状上皮）及中肾管上皮（立方上皮和移行上皮）。上皮下为纤维结缔组织及平滑肌。囊腔内常含有陈旧性的血液、脓汁或细胞碎片，无精子。偶有纤维索状导管，无开口，形成一个囊腔。囊腔大小变化很大，小者极小，大者可超过 30 cm。囊液内不含精子，囊内衬以单层柱状上皮为主，可能被压成扁平状，或由平滑肌和结缔组织支撑。

二、前列腺囊肿与男性不育的关系及机制

前列腺囊肿与男性不育并无肯定的关系。其致不育的可能机制为：囊肿容易合并感染，导致泌尿生殖道炎症，损害精子活力；囊肿影响前列腺液的产生、成分改变，进而影响精子活力；囊肿压迫射精管，妨碍精子的排出。此种囊肿多位于射精管周围，靠近中线附近，位于前列腺中央带。

三、前列腺囊肿的治疗

由于该疾病多不引起明显的症状，一般不必治疗。较大的囊肿引起症状，或怀疑射精

管附近的囊肿压迫射精管引起精子排出障碍时，可行手术治疗。一般采用经尿道电切术切除囊肿或开口。穿刺抽吸囊液或注射硬化剂容易导致感染或前列腺纤维化，而且复发率高，不推荐采用。巨大囊肿或囊肿与尿道外组织结构复杂可采用开放手术，方法有耻骨上膀胱外径路、经膀胱径路、经会阴径路及经尾骨径路，力争整块切除囊肿及其相邻结构，减少复发的风险。目前随着腹腔镜技术的发展，采用腹腔镜可降低手术创伤，值得推荐。

（蓝儒竹　刘继红）

第五章　输精管、射精管疾病与男性不育

第一节　输精管疾病与男性不育

输精管是精子被排出体外的通路。任何原因引起的输精管梗阻，均可导致输精管梗阻性不育，是男性不育症的常见病因之一。造成输精管梗阻（obstruction of vas deferens）的原因有：①先天性疾病，如输精管缺如或闭锁、输精管附睾分离；②输精管炎；③输精管肿瘤；④手术损伤。

一、先天性疾病

（一）输精管缺如或闭锁

【病因及分类】

输精管来源于中肾管，于胚胎 56～60 d 开始发育。在胚胎早期，若中肾管停止发育或有缺陷，均可导致输精管发育畸形，如缺如或闭锁。其病因可能与遗传、放射线、化学成分、激素、病毒、环境等因素有关。近年来研究发现，大多数先天性双侧输精管缺如的患者有囊性纤维化基因（cystic fibrosis genes）突变，认为该基因突变可能是输精管缺如或闭锁的原因。输精管缺如可分为单侧性和双侧性，单侧性输精管缺如常合并同侧肾畸形，双侧性输精管缺如则合并无肾畸形；输精管缺如也可分为完全性缺如或部分性缺如，后者又可分为外缺如（输精管阴囊段缺如）和内缺如（输精管盆腔段缺如）。输精管缺如患者常伴有精囊缺如或纤维化，有的合并附睾发育不全或射精管缺如，也可有输尿管或膀胱三角区异常，但是睾丸均正常。这是由于输精管、附睾、精囊和射精管均来源于中肾管，而睾丸则来源于生殖嵴。

【诊断】

对于无精症子患者常规进行阴囊触诊，包括对睾丸体积、质地、附睾（头部、尾部、体部），以及输精管、精索静脉、前列腺和精囊等的仔细触诊。若未触及输精管，且睾丸体积、质地正常，则先天性输精管缺如的诊断可初步确立。单侧输精管缺如或闭锁多不影响生育，双侧输精管缺如或闭锁者常因不育而就诊。精液检查是确诊的重要步骤，因为双侧输精管缺如大都合并精囊缺如，而精囊分泌液是精液的主要组成部分（占 60%），呈碱性，决定精液的黏滞性，且精液中的果糖是由精囊分泌的。如果精囊缺如或纤维化，则临床精液常规检查表现为：精液量少，无黏滞性，pH 值低，呈酸性。对双侧输精管缺如或闭锁者进行精浆生化检测时，精浆中具有睾丸特异性的乳酸脱氢酶同工酶 C4、精浆转铁蛋白以及附睾特异性的中性 α-葡糖苷酶、左旋肉毒碱、γ-谷氨酰转肽酶等明显降低或为 0；

根据精囊的不同发育状态，精囊特异性的果糖和前列腺素正常、降低或为0。所以，除了无精子外，这几项指标可作为临床诊断双侧输精管缺如或闭锁及是否合并精囊缺如的依据。也有人认为本病的诊断靠精液的生化检查及阴囊触诊是不够可靠的，因为：①输精管较细，与精索血管相似，输精管完全闭锁或部分缺如时，仅靠触诊不能完全确定；②精液检查有时也会因为标本问题导致一定的误差。所以对于先天性输精管缺如者，手术探查是必要的，同时可了解睾丸生精功能，为今后选择治疗方案提供可靠依据。

【治疗】

目前对本病尚无满意的治疗方法。有人试人工形成精液囊肿，然后抽取精子进行人工授精，但成功率很低。也有人采用异质人工精液贮囊，但大都在植入体内1～6个月出现堵塞现象。用自体大隐静脉移植的人工精液贮囊，常因移植物变性和纤维化导致梗阻而失败。有报告采用自体睾丸鞘膜作为人工精液贮囊的材料，术后12个月仍可获取活动精子，说明附睾管开口处未闭合，囊腔也未闭合。但是采用人工精液贮囊技术治疗双侧输精管缺如所致的无精子症时，仍有许多问题，如获取的精子数量少、获取的精子活动率低，以致人工授精的妊娠率低等。近年来，有学者采用附睾管内微穿刺技术抽取发育成熟精子，体外获能后，在显微镜下直接注入卵泡内或注入卵透明带下，成功妊娠。

（二）输精管附睾分离

【病因和临床表现】

输精管附睾分离是中肾管衍化物缺如的表现之一。在胚胎期中肾管发育，引起其衍化物中的附睾和输精管发育不良，导致附睾与输精管不连接。一侧附睾和输精管分离常无临床症状，两侧附睾和输精管分离引起不育。

【诊断】

对不育患者，触诊是主要的诊断方法。触诊时可发现一侧或双侧附睾与输精管不连接。精浆生化检测结果与输精管缺如或闭锁类似。

【治疗】

对某些输精管无缺如或缺损较短，而远睾端输精管通畅者可行输精管附睾吻合术，恢复其输精管道的畅通。

二、其他原因引起的输精管梗阻

（一）输精管炎

输精管炎（deferentitis）是输精管的感染性疾病，好发于青少年，可单发，也可双侧同时受累。单纯输精管炎少见，常与附睾炎同时存在。可以是一般普通细菌的非特异性感染，也可以是特异性病原体感染。本病分急性输精管炎和慢性输精管炎两大类。炎症改变可导致输精管梗阻，引起继发性不育症。

【病因】

正常人输精管内可有细菌存在。输精管内存在的致病菌是泌尿生殖系统炎症中比较常见的细菌，如白色葡萄球菌、产碱杆菌等，绝大多数为毒力较低的条件致病菌。所以输精管炎常因泌尿生殖系统炎症时，细菌侵入输精管引起；施行输精管结扎术时阴囊皮肤消毒不严或手术诱发输精管内细菌活动也可导致。对于精索受到损伤或施行输精管结扎术后的输精管炎性结节，目前认为这是一种自身免疫反应。当输精管损伤或结扎时，精子穿透或外渗到周围组织，引起自身免疫反应，出现输精管炎性结节。另有学者认为结节与术中未执行严格的无菌技术，输精管分离不清而过多结扎了周围组织包括神经组织，以及结扎力量过大或结扎线太粗、太多等有关。

【临床表现】

（1）急性输精管炎。患侧阴囊坠胀疼痛，皮肤红肿，疼痛放射至腹部及同侧大腿根部，常致使患者弯腰捧腹。阴囊局部压痛，输精管触痛明显，输精管周围形成化脓性病灶，严重者可伴发热。

（2）慢性输精管炎。患侧阴囊坠胀疼痛，皮肤红肿，疼痛放射至腹部、大腿根部。其临床症状较急性输精管炎轻，起病缓慢，且有反复发作史。常伴发睾丸炎、附睾炎。体检可见阴囊段输精管增粗变硬，病情严重者输精管与周围粘连，提睾肌紧张，阴囊及睾丸上缩。输精管损伤或施行输精管结扎术后发生的输精管炎性结节，以结节为中心向两端发展，输精管增粗或粘连，可为痛性结节或无症状性结节。

【诊断】

诊断不困难，依据泌尿生殖系统炎症史或输精管结扎史、阴囊坠胀疼痛、皮肤红肿、腹部及大腿根部放射痛，可做出诊断。体检见阴囊段输精管增粗、变硬、触痛，提睾肌紧张，阴囊及睾丸上缩，或有痛性结节。血常规见白细胞增高。精液常规出现红细胞、白细胞，合并附睾炎、精囊炎、前列腺炎时，可有血精。根据输精管炎性狭窄的不同程度，精浆中具有睾丸特异性的乳酸脱氢酶同工酶 C4、精浆转铁蛋白以及附睾特异性的中性 α-葡糖苷酶、左旋肉毒碱、γ-谷氨酰转肽酶等明显降低或为 0，精囊特异性的果糖和前列腺素等无明显变化，但指示炎症的弹性硬蛋白酶则明显升高。

【治疗】

急性输精管炎患者应卧床休息，用阴囊托带抬高阴囊，或冷敷，并给予抗生素治疗。对于有阴囊坠胀疼痛的患者，给予止痛、消肿等对症支持治疗。

急性炎症已形成脓肿者需要及时切开引流、扩创或放置橡皮片引流；绝育术后有痛性结节者，若局部注射治疗效果不好，也可予以手术切除。

慢性炎症导致炎性狭窄或闭塞者，在控制炎症前提下应行手术治疗：短段输精管梗阻者，可切除输精管梗阻部位并做输精管端端吻合术；一侧输精管长段梗阻而另一侧输精管远端通畅，且在长段输精管梗阻侧近睾丸端输精管内抽取的附睾液中含有大量精子者，可行交叉输精管端端吻合术；两侧输精管长段梗阻或缺如者，可考虑做输精管储精器术、附睾异质精液囊肿术、输精管插管取精辅助受孕。

（二）输精管肿瘤

输精管肿瘤颇为罕见，多半与附睾肿瘤同时发生，或者由附睾肿瘤蔓延浸润而成，其诊断和处理方法与附睾肿瘤相同。

（三）手术损伤

在腹股沟疝修补术、鞘膜切除或翻转术中分离周围组织时，误将贴于疝囊或鞘膜的输精管结扎或切断的情况并不少见。隐睾手术时，如有不慎亦可将输精管损伤。因此，在施行上述手术时，必须熟悉局部解剖关系，加强责任心，仔细操作，避免损伤。幼儿解剖结构细小，不易辨认，手术时尤应注意。根据病史及精浆生化检测不难诊断，精浆中具有睾丸特异性的乳酸脱氢酶同工酶 C4、精浆转铁蛋白以及附睾特异性的中性 α-葡糖苷酶、左旋肉毒碱、γ-谷氨酰转肽酶等明显降低或为 0，精囊特异性的果糖和前列腺素则无明显变化。

第二节　射精管疾病与男性不育

射精管由精囊管与输精管汇合而成。射精管位于膀胱底部，贯穿前列腺，开口于尿道前列腺部精阜的前列腺小囊下方，左右各一。射精管长 1.5～2 cm，完全包埋在前列腺内。近端管腔直径约 1.0 mm，末端约 0.5 mm，开口处仅有 0.3 mm，是排精管道中最短、最细的一段。各种原因引起的射精管梗阻 （ejaculatory duct obstruction，EDO） 或功能障碍均可导致不育。常见病因有：①先天性发育异常；②射精管梗阻；③射精管括约肌功能不全。

一、先天性发育异常

先天性发育异常是射精管疾病的主要原因。射精管来源于胚胎时期的中肾管，在胚胎 56～60 d 开始发育。在胚胎早期，若中肾管停止发育或有缺陷，均可导致射精管的畸形，如中肾管和中肾旁管发育异常导致的射精管闭锁、狭窄、缺如及射精管异位开口等。

射精管发育畸形罕见而诊断困难。由于精液的主要部分不能排出，因而引起精液潴留性囊肿，且常合并输精管和精囊发育畸形。诊断主要依据阴囊触诊、附属性腺的超声扫描、精液的形态观察和生化分析，精液中既缺乏精子，也缺乏果糖和左旋肉毒碱。目前尚无理想满意的治疗方法，可在精液囊肿内抽取精子后进行卵细胞浆内单精子注入术以成功妊娠。

二、射精管梗阻

射精管梗阻 （EDO） 是梗阻性无精子症较为少见的病因，占男性不育的 1%～5%，包括完全梗阻和不完全梗阻。常见病因有：①先天发育异常，如中肾旁管囊肿或中肾管囊肿，此外还有先天性输精管缺如、射精管缺如、精囊缺如等；②继发性梗阻，如前列腺囊肿压迫、管腔钙化、结石形成、肿瘤、泌尿生殖系统感染、结核等；③医源性损伤，如长期留置导尿管、经尿道前列腺术后射精管瘢痕形成、后尿道或会阴部手术、盆腔及直肠手术、前列腺热疗等所致的医源性损伤等。

【临床表现】

EDO 缺乏特异性临床表现，不育是最常见的就诊原因，除少数患者有射精乏力、血精、射精痛、睾丸痛、腰背酸痛或排尿不适等症状外，大部分并无特殊临床不适。继发性 EDO 者常有前列腺炎、尿道炎或有经尿道操作损伤史。

【体征】

多无明显的特异性体征，有时可触及输精管增粗及附睾均匀性膨大，部分情况下可通过直肠指检触及扩张的精囊或前列腺内肿块，有时附睾或前列腺可有压痛。患者第二性征及睾丸大小多正常。

【实验室检查】

1. 精液分析

EDO 具有典型的"四低"表现：①精液量低于 2 ml，梗阻越重，精液量越少；②精子浓度极低或无精子；③精浆 pH 值低，6～7；④根据病史及精浆生化检测不难诊断，精浆中具有睾丸特异性的乳酸脱氢酶同工酶 C4、精浆转铁蛋白以及附睾特异性的中性 α-葡糖苷酶、左旋肉毒碱、γ-谷氨酰转肽酶及精囊特异性的果糖和前列腺素等明显降低或为 0。另外，EDO 者精液呈水样，不能凝固，也没有特殊气味。

2. 性交后尿沉渣分析

排除逆行性射精。

3. 血清睾酮测定

血清睾酮水平低、精液量少一般不是由 EDO 引起的，但在血清睾酮水平正常时，应考虑 EDO 的可能。

【辅助检查】

1. 经直肠超声检查

是诊断梗阻性无精子症的首选方法，一般认为，具有以下 4 条之一即可诊断 EDO：①精囊扩张，精囊管直径＞1.5 cm；②精囊管扩张，直径＞2.3 mm；③精阜内或射精管内钙化、结石；④在近精阜中线或偏离中线处有囊肿（中肾管囊肿或中肾旁管囊肿）。

2. 精道造影

包括输精管造影和精囊造影，可见精囊和输精管壶腹扩张，甚至精囊管扩张呈囊状，射精管受压或拉长、闭塞或狭窄，无造影剂进入后尿道和膀胱，延迟摄片可见造影剂滞留于精囊内。精道造影是一种侵入性检查，有引起生殖管道继发性梗阻的风险，随着精浆生化检查的逐步开展，精道造影已较少应用。

3. 精囊穿刺精液分析检查

可在经直肠超声检查引导下经直肠或经会阴进行，若在精囊抽吸液中发现大量活动精子，则可诊断为 EDO，同时还可证明睾丸生精功能正常和输精管通畅，但不能排除功能性梗阻的可能。

4. 精囊镜检查

可循正常的精道解剖途径逆行检查射精管和精囊，发现病变如肿瘤、结石等可同时腔镜下处理。

其他检查包括 CT 及三维成像、MRI、^{99m}Tc 硫胶体精囊闪烁扫描等。

【鉴别诊断】

EDO 需要与其他引起不育和精液量减少的疾病相鉴别。

1. 睾丸功能低下

睾丸体积明显缩小，精囊等附性腺发育差，射精量明显减少。原发性睾丸功能低下者睾酮水平低，而 LH 水平增高；继发性睾丸功能低下者血清睾酮及 FSH、LH 水平均低下。

2. 射精功能障碍

包括不能射精和逆行射精，前者多有后腹膜腔手术、神经病变，以及糖尿病史，通常在性高潮时无精液射出；后者通常射精量少，射精后尿液中可见大量精子。

3. 先天性双侧输精管缺如

一般通过体检即可确诊，常合并精囊缺如，如阴囊内可扪及输精管，则应考虑盆腔段输精管缺如可能。此类患者精液量少，射出的精液实际上仅为前列腺液，稀薄且不含果糖及左旋肉毒碱，无精子。

【治疗】

EDO 是少数几种可通过手术纠正的无精子症的原因之一，治疗方法主要有手术和辅助生殖技术。对无症状或症状轻微而无生育要求者，可不予处理。

1. 经尿道射精管切开术（transurethral resection of the ejaculatory duct，TURED)

适用于与精阜表面距离在 1.0～1.5 cm 的 EDO 病变（梗阻、钙化、结石或囊肿），射精管结石或囊肿病变尤其适合采用 TURED，各种急、慢性炎症和结核未控制时属手术禁忌。并发症有直肠损伤、尿道外括约肌损伤引起的尿失禁、尿道内括约肌损伤引起的逆行射精或膀胱颈挛缩，以及附睾炎等，也有 TURED 术后继发 EDO 的报道。

2. 射精管气囊扩张术

适用于射精管不完全性梗阻患者及前列腺外段梗阻患者，不会损伤直肠和外括约肌，可保留正常射精管开口，防止尿液反流。射精管完全梗阻的患者，也可在切开射精管开口之后再行气囊扩张。也有经尿道内镜扩张射精管的报道。

射精管囊肿可经直肠穿刺抽吸、经尿道内镜去顶减压或穿刺抽吸、经尿道囊肿切除或开放手术，前列腺外射精管囊肿也可经腹腔镜切除。中肾管囊肿或中肾旁管囊肿也可采用上述方法或无水乙醇硬化治疗，前列腺癌所致梗阻按其治疗原则进行治疗。

三、射精管括约肌功能不全

可分为功能性和器质性两类。前者系前列腺炎和精阜炎引起射精管张力减退，射精管开口处于持续开放状态所致；后者系前列腺增生患者施行前列腺摘除术或经尿道电切术，引起射精管损伤所致，在淋病后期也可以引起类似病变。临床表现为复发性精囊炎和附睾-睾丸炎，并有经常性的滑精或精囊分泌物排出，一般不影响生育，以抗感染等保守治疗为主。

（王　涛　刘继红）

第六章　精囊疾病与男性不育

精囊是男性生殖系统中重要的附属性腺，由中肾管衍化而来，位于膀胱底部、输精管壶腹部外侧，为左右各一的成对器官，呈长椭圆囊状，内部为屈曲管状结构。精囊的排泄管与输精管壶腹部末端汇合成射精管，穿过前列腺，开口于后尿道的精阜。其分泌物呈淡黄色，弱碱性，稍黏稠，约占射出精液的 60％，含多种活性成分，如果糖、前列腺素、抗坏血酸、凝固酶、蛋白质、肌醇、山梨醇、淀粉-1，6-葡糖苷酶等，在男性生殖过程中发挥着重要作用。另外，精囊腺上皮还分泌一种能使已获能精子失去受精能力的抗受精特异性蛋白，称为去能因子（decapacitation factor）。

精囊疾病较为少见，临床上多见的为精囊的炎症（包括一般炎症和结核），其次为畸形，如精囊囊肿及精囊数目、大小异常等，精囊肿瘤极为罕见。精囊疾病影响生育主要是因为精液质量低、精子数减少、精子活力降低等。

第一节　精囊先天性异常与男性不育

较罕见，主要包括精囊囊肿和精囊发育异常两类。

一、精囊囊肿

精囊囊肿可分为先天性和后天性两种。在胚胎发育中，中肾管除发育成输尿管、肾盂、肾盏外，在男性胚胎中肾管残端还发育成附睾管、输精管、精囊腺和射精管，因此，先天性精囊囊肿常伴泌尿生殖系统其他畸形，如同侧肾或输尿管发育不良、输尿管异位开口、隐睾、两性畸形、尿道下裂等畸形。后天性精囊囊肿少见，主要是射精管炎症、经尿道前列腺切除术后、膀胱颈部病变、血精的凝固物质等引起的射精管狭窄或梗阻所致，亦称为滞留型囊肿。

【临床表现】

精囊囊肿好发于 20～40 岁的中青年，常见症状为血精、血尿和射精障碍。囊肿较大者可出现下腹部、腰骶部和会阴部不适，甚至压迫膀胱和尿道，引起排尿困难，压迫射精管可导致不育；亦可合并感染，引起尿频、尿急等尿路刺激征及诱发前列腺炎、附睾炎。部分患者可无明显症状。

【体征】

因精囊位置较深，所以小囊肿极难发现，较大囊肿 DRE 时可在前列腺上方扪及，合并感染时可有触痛。中肾旁管来源的囊肿多接近中线，精囊来源者多偏向一侧。后天性囊肿位于直肠和膀胱之间偏外侧、前列腺上方，直径 2～3 cm，囊内液多为血性，含有精子，这一点与先天性囊肿不同（先天性囊肿多居中，囊内无精子）。

【辅助检查】

（1）B 超：可作为首选方法，可显示一侧肾发育不良或缺如，证实精囊肿块的性质，并可明确前列腺内解剖及鉴别来自精囊的囊性肿瘤。

（2）CT：典型精囊囊肿 CT 表现为精囊区薄壁囊性密度灶，边缘光滑，可单房，亦可多房，内容物一般为水样密度，但若合并感染或出血，CT 值可增高。

（3）精囊造影：对诊断极有价值，经输精管精囊造影可显示囊腔，鉴别其来源。

（4）静脉尿路造影：可发现有无肾、输尿管先天性异常。

（5）膀胱镜检查：较大囊肿挤压膀胱时可见膀胱颈变形，以及观察有无膀胱憩室。

【鉴别诊断】

本病应注意与前列腺囊肿、中肾管和中肾旁管残余囊肿、包虫性囊肿、膀胱憩室、精囊癌、精囊炎、混合性脂肪肉瘤、恶性纤维组织瘤等相鉴别。

【治疗】

先天性精囊囊肿的治疗取决于囊肿的大小、临床症状和患者的年龄。年龄较小、无症状或症状轻者，囊肿较小，一般不需要治疗，但应定期随访。囊肿大于 2.5 cm 者可考虑手术治疗，包括穿刺抽吸和开放手术。穿刺抽吸可在 B 超引导下经会阴、直肠进行，或结合膀胱镜经膀胱进行，但易复发，有报道抽吸后注入无水酒精或四环素可获得满意效果。有继发结石、囊肿较大、症状明显且难以治愈者，应行开放手术治疗，手术入路可经会阴、膀胱、膀胱侧、膀胱后及骶尾部途径，另外，精囊囊肿特别是盆腔深部囊肿也可经腹腔镜切除。

后天性精囊囊肿经尿道电切去顶是一种较为满意的手术方法，但有引起逆行射精、尿液反流、感染等并发症的危险。

二、精囊发育异常

在胚胎发育过程中，各种原因引起的中肾管不发育、发育不全或发育后主节退化，均可导致精囊不同程度的发育异常，包括精囊缺如、精囊发育不良、重复精囊（临床罕见），常同时伴有附睾、输精管等的发育异常。合并先天性输精管缺如的患者也可能与囊性纤维化跨膜转运调节物基因突变有关。

先天性精囊缺如是一种无法重建的先天性畸形，单侧精囊缺如的发病率为 0.6%～1%，常无临床症状，双侧精囊缺如可导致不育。精囊和输精管都由中肾管分化而来，因此先天性精囊缺如均合并输精管发育不全或输精管异位开口，体检时可发现输精管发育不全或缺如。当输精管异位开口于中肾旁管囊肿且合并先天性精囊缺如时，可出现血精症状。双侧精囊缺如者精液分析可见精液量减少、精液 pH 值降低、精浆果糖低，精液呈水样，不能凝固，也没有特殊气味。超声、CT 或 MRI 可提示精囊缺如，精囊缺如本身无法治疗，可针对不育、血精等症状做相应处理。由于睾丸生精功能多正常，因此可从患者的睾丸或附睾中抽取精子进行卵细胞质内单精子注射治疗。对输精管异位开口于中肾旁管囊肿且合并先天性精囊缺如的病例，可行中肾旁管囊肿切除或开窗术。

第二节　精囊炎症与男性不育

精囊炎发病年龄多在 20～40 岁，常见致病菌有大肠杆菌、克雷白产气杆菌、变形杆菌及假单胞菌等。分为急性和慢性，慢性精囊炎多为急性精囊炎病变较重或未彻底治疗演变所致，经常性兴奋或手淫过频，引起精囊、前列腺充血，继发感染。精囊炎以血精为主要临床表现，但个体差异大，临床表现不尽相同。由于很难获得纯精囊液做分析和细菌培养，且精囊炎与前列腺炎的关系十分密切，它们在感染途径、病因和临床表现方面基本相同，因此临床诊断精囊炎很困难。

【临床表现】

（1）血精：精囊炎的常见症状为血精，表现为射精时排出的精液呈粉红色、红色，或带血块。急性者血精现象更明显。

（2）尿路刺激征、血尿：当炎症侵及后尿道时也可出现初始血尿或终末血尿，同时伴有尿频、尿急等尿道刺激症状。急性者症状明显，并可见排尿困难，严重者可伴尿潴留。慢性者以尿频、尿急为主，伴排尿不适、灼热感。

（3）疼痛：急性者可见下腹疼痛，并牵涉会阴、肛周和两侧腹股沟。慢性者则可出现耻骨上区隐痛，伴会阴部不适。疼痛症状在射精时明显加剧。

（4）其他症状：急性精囊炎可有周身疼痛、畏寒发热，甚至寒战、高热、恶心、呕吐等全身症状。慢性者可表现为性欲低下、遗精、早泄等。

【体征】

直肠指诊偶尔可扪及肿大的精囊，有波动感和触痛，按压精囊区可排出咖啡样液体。

【实验室检查】

（1）血常规检查：急性者可见血中白细胞明显增加，并出现核左移现象。

（2）精液检查：精液量少或正常，可见大量红细胞、白细胞，以红细胞为主。精液细菌培养为阳性，但已应用抗生素治疗者可为阴性。精液量少（一般少于 1 ml），黏稠度低，精浆果糖含量降低或阴性，呈酸性，pH 值约 6.5。精液细菌培养可检出致病菌。由于很难获得"纯"精囊液，因而精液异常并不能说明精囊存在感染。

【辅助检查】

已经证实精囊造影对精囊炎的诊断帮助不大。B 超声像图表现为精囊扩大、变形、壁厚、毛糙、回声杂乱、不均匀，发展为精囊脓肿时呈囊性和实性交错的混杂回声。CT 检查对非特异性精囊炎的诊断无帮助，精囊脓肿、结核是 CT 检查的适应证。近年来精囊镜的应用使得可以在直视下观察精囊，并可同时取精囊液检查及进行精囊冲洗。

【治疗】

精囊炎的治疗与细菌性前列腺炎基本相同。

（1）抗生素治疗：抗菌药物的选择和剂量与细菌性前列腺炎相同，如培养出细菌则应根据药物敏感实验选择用药，形成脓肿者应静脉给药。待症状完全消失后，可继续用药 1～4 周，以巩固疗效。

（2）精囊灌注治疗：可经双侧输精管插管或在 B 超引导下经直肠穿刺精囊置管，以抗生素溶液冲洗，也可利用精囊镜进行灌洗。

（3）手术治疗：如脓肿形成，需要在 B 超引导下经直肠穿刺或切开排脓。

（4）支持治疗：精囊炎患者应多卧床休息，保持大便通畅，忌烟酒及刺激性食物，还要避免房事过多以减少生殖系统的充血。

第三节　精囊肿瘤与男性不育

精囊肿瘤极为罕见，可分为原发性和继发性、良性和恶性。原发性少见，继发性主要是前列腺癌侵犯所致，也可见于膀胱癌、直肠癌等侵犯。

一、精囊良性肿瘤

一般好发于中年男性，常为单侧。常见原发性良性肿瘤包括乳头状腺瘤、囊腺瘤、纤维瘤、平滑肌瘤、畸胎瘤等。体积小时通常无任何症状，但必须与恶性肿瘤鉴别。通常在直肠指诊或 B 超、CT 检查时发现，如穿刺或组织病理检查证实为良性肿瘤，可密切随访、观察，如肿瘤增大或引发症状，可考虑单纯精囊切除术，手术入路为经会阴途径（较小肿瘤）或经腹途径（肿瘤体积较大时）。腹腔镜手术对精囊暴露良好，具有创伤小、手术时间短、失血少、并发症少、术后恢复快等优点，可作为治疗精囊良性肿瘤的首选方法。

二、精囊恶性肿瘤

临床罕见，多是周围组织恶性肿瘤侵犯所致，精囊原发性恶性肿瘤多为腺癌，肉瘤报道极少。

由于肿瘤位置深，早期常无明显症状，因而当出现尿频、尿急、尿痛、血尿、血精、排尿困难、尿潴留、直肠痛等时，已是精囊肿瘤晚期。直肠指诊时在前列腺顶端精囊部位可能触及硬性肿块，表面隆起不平，边界不清楚，通常无触痛。早期诊断主要依靠影像学检查，包括 B 超、CT、MRI 等，可显示肿瘤范围、有无淋巴结转移等。精囊造影可见精囊阻塞、变形或充盈缺损。30％患者静脉尿路造影表现为输尿管下段受压、膀胱底部不对称隆起。超声引导针吸或组织活检进行病理诊断。精囊镜检查可以直视下观察病变，并可获取组织，进行病理诊断。检查血清前列腺特异性酸性磷酸酶、前列腺特异性抗原，以与前列腺癌进行鉴别。

原发性精囊癌病例不多，所以没有规范化的治疗方案，目前治疗以手术为主，根据病变性质和范围决定手术方式，有精囊肿瘤局部切除术、耻骨后前列腺精囊切除术、膀胱前列腺精囊切除术加尿流改道和全盆腔切除术（范围包括双侧精囊、膀胱、前列腺、直肠）。术后放疗及内分泌联合治疗可提高疗效，化疗一般无效。

（臧光辉　刘继红）

第七章 附睾疾病与男性不育

附睾既是精子进一步成熟的生殖器官，又是精子运送的通道，因此引起附睾的结构和功能发生异常的疾病，都会使精子的形态和功能受到损害，最终导致男性不育。

第一节 附睾畸形与男性不育

附睾畸形临床上较为常见。通常指在胚胎发育过程中，由于某种原因造成附睾与睾丸不连接或与睾丸附着异常，形成许多类型的附睾畸形。

【病因】

先天性附睾畸形病因尚不清楚。由于隐睾患者多合并附睾畸形，故其发生可能与胚胎发育过程中内分泌功能失调有关。因睾酮水平低下，与睾丸相邻的中肾小管及中肾管不发育或发育不全，而形成各种类型的附睾畸形。如中肾管完全不发育，则可导致先天性附睾、输精管缺如。若发生在某一部位时中止，则形成该部位闭锁。当附睾管曲折盘绕障碍时，可出现附睾明显延长、襻形附睾畸形。由于输精管是自附睾管连续的中肾管远端部发育而来的，故附睾先天性异常时常伴有输精管的先天性异常。

【病理】

附睾畸形主要表现为附睾发育障碍和与睾丸附着异常。前者包括附睾缺如，头部囊性变，体部、尾部不发育，呈纤维索状闭锁，附睾明显变长呈长襻形等。附睾缺如又可分为：①中肾管完全不发育，输精管、精囊及射精管一并缺如；②中肾管发育不全，附睾体部、尾部缺如，同时伴有输精管缺如；③中肾管未发育成附睾管，而直接衍变成输精管、精囊和射精管，睾丸输出管与输精管相连；④无附睾，输精管不与睾丸连接，其近端呈盲端。附睾附着异常包括附睾与睾丸完全分离和部分分离，后者指附睾头与睾丸不连接、附睾不附着于睾丸下极等。

【诊断】

附睾先天性异常者无任何不适，临床上常以隐睾或男性不育而就诊。体格检查时除附睾头囊肿外，其他畸形均无明显异常体征。B超、CT等影像学检查无助于附睾畸形的诊断。检查附睾内有无精子对诊断起主要作用，如附睾内无精子，则应考虑附睾与睾丸的连接处畸形。

【治疗】

单侧附睾异常不影响生育，不必治疗。双侧附睾异常则治疗困难，通过显微外科手术连接睾丸与附睾间的生殖管道，亦可采用辅助生殖技术。

第二节　附睾炎与男性不育

一、非特异性感染

附睾炎是男性生殖系统非特异性感染中的常见疾病，是临床上急性阴囊区疼痛最常见的原因。多见于中青年，由于附睾大部分血液循环与睾丸同源，因而附睾炎常与睾丸炎同时存在，附睾炎的发病率显著高于附睾-睾丸炎和睾丸炎，而且所有的睾丸炎几乎都同时伴有附睾炎。

（一）急性附睾炎

【感染途径和病因】

1. 常见感染途径

（1）精路逆行感染：是主要的感染途径，致病菌经输精管逆行进入附睾，导致感染。

（2）淋巴蔓延：由于输精管具有完善的抗细菌逆流机制，可常见泌尿生殖系统其他部位的感染经淋巴途径引起附睾炎。

（3）血行感染：局部感染，例如扁桃体炎、牙周炎等疾病的致病菌可经血流进入附睾，引起附睾炎，此途径较少见。

2. 常见病因

（1）继发于尿道炎、膀胱炎、前列腺炎、精囊炎等泌尿生殖系统炎症。

（2）因长期尿道留置导尿管、尿道内器械检查和经尿道前列腺切除术等，尿液反流入射精管，随即发生急性附睾炎。

（3）无菌尿液反流进入输精管可导致化学性附睾炎。

【病理】

早期为输精管炎，蔓延至附睾尾部，呈蜂窝织炎表现，随着感染自尾部扩散到附睾头部，整个附睾肿大，切开附睾见小脓肿，有时发生脓性鞘膜积液，精索可增厚。镜下观察附睾管，见上皮水肿、脱屑，脓性分泌物充塞管腔。继之炎症经间质蔓延至附睾体部、头部，有的发展成小脓肿，晚期形成瘢痕组织，可闭塞附睾管腔。

【临床表现】

发病多较急。起初阴囊局限性疼痛，沿输精管可放射至腹股沟区、腰部或下腹部，继之疼痛加剧，患侧附睾急骤肿大，可在 3～4 h 成倍肿大。全身症状也较明显，多有体温升高，可达 40℃，伴有恶寒、全身关节酸痛、头昏、头痛等不适。可合并膀胱尿道炎、前列腺炎等，并出现相关症状。

【诊断和鉴别诊断】

附睾炎多发生于一侧，双侧少见。患侧附睾明显增大、发硬，有明显触痛，早期与睾丸界限清楚，后期界限不清，精索水肿、增粗。炎症严重时可累及阴囊，出现阴囊红肿。附睾脓肿形成时可触及波动感，脓肿可自行破溃，形成瘘管。腹股沟区或下腹部可有压痛。实验室检查血常规，发现白细胞计数升高，可达（20～30）×10⁹/L，胞核左移。尿常规有脓球，尿培养或尿道分泌物培养有细菌生长。阴囊 B 超检查有诊断价值。

急性附睾炎需要与下列疾病相鉴别。

（1）精索、睾丸扭转：多发生于青春期前的儿童，常在剧烈运动后出现。扭转早期可在睾丸前侧扪及附睾，睾丸上提；后期患侧睾丸和附睾均肿大，上抬睾丸时疼痛加剧。而急性附睾炎常见于成年男性，上抬睾丸时疼痛减轻。如不能鉴别，可考虑手术探查。

（2）睾丸损伤：往往有阴囊部的外伤史，超声检查可区分。

（3）附睾结核：病程进展缓慢，疼痛不明显，体温不升高。触诊时附睾与睾丸界限清晰，输精管可有典型串珠状结节，前列腺和同侧精索变硬。尿液中可查到抗酸杆菌，结核杆菌基因扩增检测呈阳性反应。

（4）睾丸肿瘤：常无疼痛，睾丸肿瘤与正常附睾易于区别。尿常规、前列腺液涂片正常。超声检查有诊断价值。必要时应尽早手术探查。

【治疗】

（1）一般处理：适当休息，通常卧床 3～4 d 渡过急性期。绝对禁止性生活或体力劳动。采用阴囊托抬高阴囊，以消除疼痛等不适症状，如果疼痛难忍可使用镇痛药。早期冰敷，晚期热敷或热水坐浴。急性睾丸炎若在 24 h 内被发现，采用 1% 利多卡因 20 ml 做精索封闭，可完全有效地阻止疼痛症状的发展，如果一次注射疗效不明显，可隔日反复注射。同时应去除留置的导尿管，利于炎症吸收。

（2）抗菌药物的应用：选择对细菌敏感的药物，一般采用静脉给药，1～2 周后改用口服，维持 2～4 周，预防转为慢性炎症。常用青霉素、头孢菌素族、喹诺酮类、红霉素和四环素类等药物。

（3）手术治疗：若以上治疗无效，并疑有睾丸缺血时，应行附睾切开减压术。如附睾形成脓肿应及时切开引流。

多数患者经及时有效治疗后，一般症状在 1～2 周消失，附睾大小、硬度在 4～6 周逐渐恢复正常。尚有少数患者迁延不愈转为慢性附睾炎。双侧附睾炎可引起不育。

（二）慢性附睾炎

【病因】

慢性附睾炎临床上较多见，多数是由急性炎症治疗不彻底转变而来，少数患者有反复急性发作史，多数患者缓慢起病，无急性发作症状。部分患者有慢性前列腺炎病史。

【病理】

病变多局限在附睾尾部，纤维组织形成使附睾变硬。显微镜下可见附睾组织内瘢痕组织形成，附睾小管闭塞，淋巴细胞和浆细胞浸润。

【临床表现】

慢性附睾炎多无明显症状，临床表现及程度颇不一致。可有附睾隐痛不适、坠胀感，阴囊疼痛。急性发作时，疼痛可放射至下腹部及同侧大腿内侧。

体检时见患侧附睾肿大、呈硬块感，无压痛或有轻度压痛与不适感，附睾与睾丸界限清楚。精索和输精管有增粗现象，前列腺变硬。

【诊断和鉴别诊断】

根据既往急性发作时体征可做出诊断，但确诊取决于病理学诊断。双侧慢性附睾炎可造成附睾管腔狭窄，对生育有一定影响，可造成男性不育。

慢性附睾炎主要应与附睾结核鉴别，两者有时极难鉴别，应详细询问有无泌尿系统结核病史，附睾结核早期局限在附睾尾部，最后可累及整个附睾，输精管呈串珠样改变，同侧精囊肿大、变硬，阴囊皮肤可与附睾相粘连或有慢性窦道。

【治疗】

（1）一般处理：急性发作时，可托起阴囊，局部热敷。

（2）应用抗菌药物治疗：单纯运用抗菌药物效果不一定理想，附睾局部可用小檗碱或新霉素等离子透入。若有慢性前列腺炎存在，必须同时进行治疗。

（3）手术治疗：多次反复发作者可做患侧附睾切除术，或利用显微技术行输精管附睾吻合术。

二、特异性感染

【病因】

附睾结核是结核杆菌引起的特异性感染，多是泌尿系结核的并发症。细菌多通过逆行感染，由前列腺、精囊病变部位经输精管蔓延至附睾而致病，少数通过血行途径感染。当结核杆菌侵犯附睾后，会引起一系列结核性病理变化，形成结核结节、干酪样坏死或冷脓肿。

【病理】

附睾结核最初病变多位于附睾尾部。局部质硬，有局限性不规则的结节，继续发展可蔓延至附睾体部和头部。在病变发展过程中，如免疫力强，则形成纤维化；如敏感性较高则干酪样变和溃疡较为明显。干酪样变很快蔓延至附睾周围组织，与阴囊发生粘连，破溃后形成窦道。此外，附睾结核常伴有输精管结核，此时输精管变硬增粗，呈串珠状。一旦窦道形成，多长期不愈或多次破溃。

【临床表现】

由于发病缓慢，病变附睾逐渐增大，因此临床表现为慢性过程，大部分患者无意中发现阴囊内有结节、阴囊部不适和坠胀感，无疼痛或隐痛。小部分患者发病突然，局部疼痛明显，阴囊皮肤红肿，常合并鞘膜积液或尾部脓疡，急性症状消退后转为慢性。触诊可发现附睾尾部或整个附睾呈硬结状，表面凸凹不平，合并感染时有触痛。约20%患者的病变可累及睾丸，此时睾丸肿胀，与附睾无明显界限。晚期附睾干酪性病变及脓肿可累及周围组织，与阴囊皮肤粘连，破溃后形成经久不愈的窦道，发病初期大约2/3为一侧病变，病情迁延日后可3/4为双侧病变。同时应做静脉尿路造影、尿结核菌检查以了解是否患有肾结核。

【诊断和鉴别诊断】

附睾结核的诊断比前列腺结核及精囊结核容易，早期病变多位于附睾尾部，逐渐波及整个附睾。触诊发现附睾尾部增大、质硬、不规则，或有局限性附睾结节。结核病变累及输精管时可触及串珠样改变，颇具特点。直肠指检发现约50％附睾结核患者同时有前列腺结核。前列腺肿大变硬、表面不光滑，有结节。附睾结核常为双侧病变，可发生鞘膜积液。

附睾结核需要与慢性附睾炎相鉴别，主要区别点见表7-1。

表 7-1　附睾结核与慢性附睾炎的区别

鉴别要点	附睾结核	慢性附睾炎
病原体	结核杆菌	大肠杆菌、葡萄球菌、链球菌等
既往史	常有肺、肾结核史	常有急性附睾炎史
附睾硬结	质地较硬	质地中等或偏硬
输精管	串珠状	增粗
阴囊	阴囊壁粘连或窦道	无异常
全身症状	低热、盗汗、面部潮红	不明显
生育力	影响较大	有影响
药物治疗	抗结核药	抗生素

【治疗】

附睾结核的治疗如下。

（1）全身治疗：包括休息、适当营养、摄入丰富的维生素以及日光疗法等。

（2）药物治疗：严格遵守早期、规律、足量、全程的用药原则，使用抗结核药物联合治疗，一般采用二联或三联用药法，不间断连续用药3～6个月，再根据临床症状与体征决定是否继续治疗。

（3）手术治疗：当附睾结核局部病变较重，结核结节直径大于0.5 cm，并向四周浸润，局部干酪性坏死或有脓疡窦道时，可做附睾切除术。术中同时切除窦道等受累组织。术前2周应用抗结核药物。术后继续用药6个月至1年。

第三节　附睾肿瘤与男性不育

附睾肿瘤以良性肿瘤为主，占80％左右，常见于腺样瘤、平滑肌瘤、乳头状囊腺瘤等；恶性肿瘤包括肉瘤、癌、精原细胞瘤等。此病好发于青壮年，临床上少见。

【诊断】

附睾肿大，一般无不适感觉，时有下坠感或轻微隐痛。

良性肿瘤生长缓慢，表面光滑，分界明显，无粘连，无压痛，质中度硬，直径多在2 cm以下。

恶性肿瘤生长迅速，不规则，质地硬，表面不平，直径超过3 cm，可转移至腹膜后淋巴结、肺、肾等器官。

【治疗】

（1）对于良性肿瘤，行单纯附睾切除术。

（2）对于恶性肿瘤，做精索高位切断的睾丸切除术，有淋巴转移时做淋巴结清扫术，术后辅以放疗或化疗。

第四节　输精管附睾吻合术

男性不育患者中有10％～15％的由梗阻性无精子症导致，梗阻部位可位于附睾、输精管或射精管口，其中附睾梗阻可高达3％～6％。按其原因可分为先天性和获得性两大类，后者又分为感染、损伤及输精管结扎三种。40％～50％的梗阻性无精子症的病因是感染，多为非特异性感染，其次为淋病和结核造成的感染。

输精管附睾显微吻合术与体外辅助生殖技术相比具有以下优势：①患者可以通过自然受孕获得后代，避免了可能存在的伦理道德问题，减小了多胎产风险；②体外受精联合胚胎移植技术/卵胞浆内单精子注射辅助技术对女性生理的干扰较大；③辅助生殖技术花费较昂贵，且成功率仍不高（30％～40％）。因此，该治疗在男性不育中具有十分重要的地位。

传统的输精管附睾吻合术是在肉眼下切除梗阻部位（附睾管）后，将附睾被膜与输精管进行吻合，由于附睾管纤细，直径200～400 μm，管壁较薄，附睾管与输精管并非紧密吻合，容易在附睾管与输精管之间形成瘢痕性通道，吻合后精子检测阳性率和术后患者妻子怀孕率均不理想，分别约30％和12％，手术成功率低下。近几年来随着显微外科技术在泌尿外科的应用，输精管附睾精密吻合成为可能，从而大大提高手术成功率。

1978年Silber首次报道了应用显微外科技术行输精管附睾端端吻合术，将输精管黏膜与附睾管吻合、输精管浆肌层与附睾被膜吻合，大大提高了输精管与附睾吻合后的再通率，术后精子检测阳性率及患者妻子怀孕率均明显上升。随后该项技术在梗阻性无精子症治疗中得以广泛应用并不断完善成熟，近期报道术后精子检测阳性率升高到79％～87％，患者妻子妊娠率达38％～43％。1980年Wagenknecht首次报道了应用显微外科技术行输精管附睾端侧吻合术，近期报道术后通畅率是50％～85％。1998年Berger对该手术进行了创新，采用三针法套入式输精管附睾端侧吻合术，术后精子检测阳性率高达92％。随后2000年Marmar对三针法套入式进行了改良，采用了操作更为简化的二针法横切套入式输精管附睾端侧吻合术，在应用此种改良方法后3个月做精液检查，通畅率达77.7％～85％。2003年Chan又将二针法横切套入式改良为二针法纵切套入式，使吻合通道更为宽敞。

【适应证】

1. 梗阻性无精子症

无精子症患者的睾丸活检证实，精曲小管生精功能良好，血清中LH、FSH和睾酮水平正常，输精管造影显示除附睾管段阻塞外，输精管远端通畅。对疑为附睾梗阻性无精子症患者，应详细询问病史，尤其应了解有无附睾炎病史及是否为附睾结核。Phadke 等报告，患过天花的无精子症患者中，80% 有精道阻塞。

2. 输精管结扎术后

输精管结扎术后需要再通并且输精管阻断部位在附睾尾部或近附睾尾部、附睾尾部有梗阻或近睾端的输精管过短者。

【术前准备】

（1）注意病例的筛选，如需要排除睾丸造精不良或精囊、射精管病变。

（2）对于慢性前列腺炎的患者，先抗感染治疗。

（3）做血清抗精子抗体检查，若抗体滴度高，应先用免疫抑制剂治疗。

（4）术前使用抗生素。

（5）备皮后用肥皂水清洗会阴部。

（6）准备显微手术器械及物品。

【麻醉】

低位硬膜外麻醉或骶管麻醉。

【体位】

平卧位。

（一）输精管附睾端端吻合术（Silber 法）

【手术步骤】

（1）在阴囊前正中线切口，先做一侧手术，将睾丸及附睾挤出切口外，切开睾丸鞘膜，观察并轻轻触诊输精管和附睾，如有先天性异常，有可能不能行吻合术。附睾管扩张时在输精管迂曲开始的部位切断；附睾正常时在靠近附睾处横断输精管。向输精管远端管腔内注入生理盐水 5 ml，如注水顺利且注水时患者有尿意，则表示远侧精路无梗阻。为进一步证实远侧精路通畅，亦可于一侧输精管注入稀亚甲蓝溶液并将导尿管插入膀胱，若尿液呈蓝色，则可确定远侧精路无梗阻；于另一侧输精管注入酚红，若尿液显示红色，则表明另一侧精路也无梗阻。

（2）在放大 15～25 倍的手术显微镜下，切开附睾被膜，在显微镜下小心分离附睾管，然后从横断处向附睾端注入亚甲蓝，蓝色到达部位即梗阻所在部位。一般来说梗阻远端的附睾管变细，近端的附睾管膨胀，内有精液淤滞。如蓝色可到达附睾头部，说明附睾管是通畅的，可能是附睾管粘连分解后，管腔压迫解除所致，此时不需要行吻合术。

（3）于梗阻的近端切断附睾管，接取附睾管断面流出的精液并在显微镜下检查，如未发现精子，再于较高位切断附睾管，直至发现精子。

（4）用 9-0 无损伤尼龙线将输精管后壁肌层与附睾被膜间断缝合 3～4 针，然后以 10-0 尼龙线将附睾管与输精管黏膜后壁缝合 3～4 针。

（5）用 10-0 尼龙线小心将附睾管与输精管的黏膜前壁缝合 3～4 针，最后以 9-0 无损伤尼龙线缝合输精管前壁肌层与附睾被膜前壁 3～4 针。

（6）如果输精管管腔较宽，而与附睾管管腔不匹配，则可先将两根附睾管做裤形吻合，然后再与输精管吻合。

（7）创面置橡皮片引流，缝合阴囊皮肤。

（8）同法行另一侧输精管附睾吻合术。

（二）输精管附睾端侧吻合术（Wagenknecht 法）

【手术步骤】

（1）手术切口选择及输精管、附睾的显露均同 Silber 法。

（2）在显微镜下如果可见到小管扩张，环形切开覆盖附睾的被膜，直径大约 5 mm，如果未发现扩张的小管，首先应切开附睾尾部的被膜。在游离和纵向切开一单个小管襻后，检查挤出的液体中有无精子，如果未发现完好的精子，照此过程逐步朝附睾头端重复切开，直至发现正常的精子。

（3）将输精管于近附睾处横断，先用 9-0 无损伤尼龙线将输精管后壁肌层与附睾被膜吻合，然后将附睾管与输精管黏膜吻合，最后将输精管前壁肌层与附睾管被膜吻合。

（三）三针法套入式输精管附睾端侧吻合术

【手术步骤】

（1）手术切口选择及输精管、附睾的显露和附睾被膜的切开同 Wagenknecht 法。

（2）用 9-0 无损伤尼龙线将输精管后壁肌层与附睾被膜吻合。

（3）用 10-0 尼龙线以三角构型缝入附睾管，暂不要将针拔出，因为 10-0 缝线比缝针直径更小，将针拔出后针孔漏液将使附睾管塌陷，导致随后缝针及开孔困难，在三角区内切开附睾管。

（4）检查流出液中有无精子（同 Wagenknecht 法）。

（5）拔出三针，从内膜面向输精管横断面穿出，六点位置分别为 1、3、5、7、9、11 点处，穿出点不超过输精管肌层内 1/3 厚度。将缝线收紧，使附睾管内陷或套叠入输精管腔，然后将输精管前壁肌层与附睾管被膜吻合。

套入法不仅操作简单、手术时间明显缩短，而且精确度高，防漏性好，术后再狭窄、精子肉芽肿等并发症少。传统的端端及端侧吻合时附睾管塌陷，导致吻合的精确度降低。

（四）二针法横切套入式输精管附睾端侧吻合术

与三针法的不同点在于，以两针按垂直方向缝入附睾管且针不拔出，在两针间横行切开附睾管，深至管径的一半，证实精子存在后缝针从内膜面向输精管横断面穿出，将缝线收紧，使附睾管内陷或套叠入输精管腔。二针法比三针法操作更简单而手术效果相似，吻合口越临近附睾管上端，三针法将越困难。

（五）二针法纵切套入式输精管附睾端侧吻合术

与二针法横切套入式的区别是两针纵向缝入附睾管，在两针间做一纵向切口，然后套叠入输精管腔。纵向切口的优点是附睾管开口可以更长，吻合口更为通畅，而前者开口受到附睾管直径的限制，横向开口若超过一半，则后壁薄弱，导致漏液，缝合不安全。有研究证实横切套入式和纵切套入式术后有相似的机械再通率，而在功能再通率方面纵切套入式明显优于横切套入式，可能是因为横切套入式吻合口不足够宽，黏稠的附睾液不能通过。

【手术要点和注意事项】

（1）切开附睾时应尽可能靠近附睾尾部，因为行输精管附睾吻合术时，应尽可能保存附睾的功能，使附睾管有足够的长度促进精子成熟。据统计，吻合位置越低，术后怀孕率越高。

（2）缝合时要耐心、轻柔，防止撕裂。黏膜对合要十分整齐。

【术后处理】

（1）酌情使用广谱抗生素，使用阴囊托 7～14 d。

（2）口服己烯雌酚 3 mg，每晚 1 次，以抑制性冲动。

（3）术后 24 h 拔除切口引流物，卧床休息 2～4 d。

（4）术后 4 周内避免性生活、体力劳动或剧烈运动。

（5）梗阻性无精子症手术治疗成功的标志为术后精液中发现精子。术后 6 周和 12 周开始做精液常规检查，然后每 3 周 1 次直至第一个精子被发现，这种情况可能将持续 9～18 个月。

（6）定期随访，了解术后生育情况。

【并发症及处理】

（1）术后再狭窄。Peter 对 107 例输精管附睾吻合术患者分析发现，端侧吻合术后 1 年再狭窄发生率为 40%，而端端吻合术后 1 年再狭窄率仅为 10%。建议在术后精液检查中发现精子后，收集精液冷冻保存，如果患者妻子未能受精则可做人工授精。

（2）术后感染和血肿。部分由于长时间暴露。

（3）精子肉芽肿。数周或数月后可出现，很少引起疼痛，但可干扰输精管的通畅性。

（4）睾丸萎缩。少见，多由于术中意外损伤睾丸动脉。

（5）阴囊疼痛。少数情况下有，原因不明。

（李　路　刘继红）

第八章　睾丸疾病与男性不育

大约 15％的夫妇不能生育，而且这个数字随着环境因素的改变有增加的趋势。一般认为婚后未采取避孕措施，一年内应该有 80％的育龄妇女怀孕，超过一年未怀孕应考虑不孕不育症可能。通常认为，男方、女方和双方的原因各占 1/3。在导致男性不育的睾丸疾病中，以睾丸先天性疾病、炎症、肿瘤、外伤、全身性疾病及性腺毒素对睾丸的损害为主。

第一节　睾丸先天性疾病与男性不育

一、克氏综合征

Klinefelter 于 1942 年首次报道该病。克氏综合征是来自父母任一方的配子在减数分裂期染色体未发生分离，导致患者遗传特征多了一条 X 染色体。典型核型为 47，XXY 或者嵌合型 46，XY/47，XXY。

【临床表现】

典型的三联征：小而硬的睾丸、女性化的乳房、促性腺激素水平升高。第二性征常有不同程度的发育：无胡须、声音尖细、皮肤白皙、身材高、骨骼较细、四肢相对较长、上部量小于下部量、智力障碍和多种精神障碍。有些患者男性化较完全，第二性征缺失不明显，常可延误诊断，直至青春期后因不育就诊而发现。

【检查】

血 FSH 常明显升高，LH 可升高或正常。大约 60％患者血睾酮水平下降，40％正常，同时有生理活性的游离睾酮水平降低。血清雌激素水平升高，睾酮结合球蛋白升高。染色体核型为 47，XXY 或嵌合型 46，XY/47，XXY。精液常规检查中多数患者表现为无精子，少数嵌合型的患者精液中可发现精子。睾丸活检见精曲小管纤维化和透明样变，管腔闭塞，偶见支持细胞或精子，间质细胞增生或聚集成团。

【治疗】

治疗分 2 个方面。①男性化不足的治疗。雄激素替代治疗，十一酸睾酮 120～160 mg，口服 2～3 周后检查血睾酮水平，达正常后 40～80 mg 维持治疗；长效雄激素使用方便，注射一次可维持约 3 个月，且副作用少。②生育功能的治疗。本症常表现为无精子症，有报道对于嵌合型及部分非嵌合型的患者睾丸活检能收集到精子，可试行卵细胞质内单精子注射（intracytoplasmic sperm injection，ICSI）。

二、XX 男子综合征（性倒错综合征）

自 1946 年 Therkelson 首先报告一例不育男性（染色体核型为 46，XX），至今已有百余例病例。发病多由于以下原因：①在 Y 染色体和 X 染色体之间或 Y 染色体和常染色体之间，在减数分裂时，有染色体片段交换，使含有睾丸发育基因的 Y 染色体片段易位至 X 染色体或常染色体上；②实际上是一种嵌合体，但含 Y 的细胞系隐匿，不易检出；③常染色体基因突变，导致 H-Y 抗原（又称睾丸决定因子）的表达；④一条 X 染色体短臂上能抑制睾丸不发育的片段丢失或者失活。

【临床表现】

外生殖器表现为男性，身矮，睾丸小而硬（<2 cm），1/3 患者乳房女性化，阴茎正常或较小，约 50％发生尿道下裂，仅 20％患者于青春期前就医。

【检查】

血浆 LH 和 FSH 升高，睾酮降低，雌二醇（estradiol，E_2）增高。染色体核型分析为 46，XX。H-Y 抗原阳性。精液常规检查发现无精子。B 超检查发现无卵巢和中肾旁管结构，可与真两性畸形鉴别。睾丸活检见精曲小管纤维化，管腔闭塞，间质细胞增生或聚集成团。

【治疗】

由于精液常规检查中无精子，故必须借助人类精子库实现生育。男性性征的维持同克氏综合征治疗方法。治疗重点在矫正外生殖器畸形（尿道下裂和性别转换）。

三、XYY 综合征

1961 年 Sandberg 等首先报道本病。XYY 综合征又名 YY 综合征、超雄综合征。患者染色体核型为 47，XYY，是父亲的精子形成过程中第二次减数分裂时发生 Y 染色体不分离造成的。

【临床表现】

临床表现有很大不同，一部分患者在智力和体格发育上并未受影响或仅有轻微的改变，所以在婴儿期及儿童期，甚至成年期不能明确诊断。患者儿童期可能生长较快，成年后身材高大，平均高度常超过 180 cm；一部分智商低于平均水平，多在 60～79 间；常有攻击性性格和暴力倾向；皮肤常见脓包和痤疮，骨骼畸形，特别是尺桡骨骨性连接；患者的性腺、第二性征和正常男性一样，但睾丸功能轻度障碍。

【检查】

血促性腺激素和睾酮水平在正常范围，FSH 可升高。睾丸活检见从精子成熟障碍到胚细胞发育不全的多种异常，偶见精曲小管硬化。精液常规检查表现为少精子或者无精子。染色体核型为 47，XYY，也有文献报道 47，XYY/46，XY 和 48，XXYY 等各种嵌合型。

【治疗】

大多数可生育，但所生男孩有 50％发病概率，不育患者可行辅助生殖技术治疗。

四、男子 Turner 综合征

本症是 Turner 综合征（XO）在男性的表现，属原发性睾丸功能减退症的一种类型，是性染色体畸变的遗传性疾病。核型为 45，XO 或者嵌合型 46，XX/45，X。

【临床表现】

典型的 Turner 综合征：身材矮小、眼距宽、蹼颈、低位耳、肘外翻、上睑下垂和心血管方面异常等。体检可发现大部分患者小阴茎、隐睾、小睾丸或者睾丸萎缩。智力常低下。

【诊断】

血睾酮分泌正常或降低，促性腺激素增高。精液常规检查见无精子或者少精子。睾丸活检见精曲小管发育不良，但间质细胞常增生。染色体核型分析常有畸变，多为嵌合型如 45，XO/46，XY；45，XO/47，XXY；45，XO/46，XY/47，XXY 等。

【治疗】

目前无有效治疗手段。轻型患者可生育，无精子症患者可借助人类精子库行辅助生殖。故治疗主要针对原发性性腺功能低下，且激素替代治疗不能起到生育作用者。如有隐睾，因无恶变趋向，故无须切除。心血管畸形可外科矫正。

五、隐睾症

睾丸在胚胎发育期间从肾下方逐渐下移，经过腹股沟管降至阴囊。包括遗传、内分泌和机械性因素在内的多种异常均可使睾丸在下降过程中停止，形成隐睾。可为单侧或双侧，尤以右侧隐睾多见。隐睾有 25% 位于腹腔内，70% 位于腹股沟区，约 5% 停在阴囊上方或其他部位。

【临床表现】

隐睾症一般无症状，无雄激素缺乏表现，阴囊空虚或者不对称，隐睾位置表浅时常可见到异常的腹股沟区包块。恶变的隐睾常见临床表现包括低热、消瘦、浅表淋巴结肿大等。

【检查】

常规检查中发现阴囊空虚或者腹股沟处扪及异常包块。彩色多普勒超声能定位隐睾的位置，位置较高较深时 MR 检查可定位。血 E_2 升高，睾酮水平正常或者偏低，血 FSH 越高提示睾丸功能损害越重。睾丸活检见精曲小管数目减少，睾丸生殖细胞中精原细胞数目减少。间质细胞数目减少且萎缩。隐睾的病理表现与病程和位置相关，病程越长，位置越靠上，组织学损害越严重。双侧隐睾应和无睾症、异位睾丸相鉴别。

【治疗】

治疗的目的是挽救患者的生精功能和防止睾丸恶变。1 岁以内患儿睾丸有下降到阴囊的可能且隐睾位置越低，可能性越大。徐伟珏等通过微泵模拟人体下丘脑，微量脉冲式释放促性腺素释放素以治疗隐睾，下降率 83.3%。也有学者认为激素治疗可以使精曲小管内的精原细胞数量增加，改善不育。但是对于激素使用的计量、疗程、患者年龄，各家报道不一，治疗效果也差别较大。谢肖俊等对国内外的激素治疗效果使用 Meta 分析得出：激素治疗有效；肌内注射比鼻喷有效；对双侧隐睾效果比单侧更好；<4 岁和>4 岁使用激素效果无明显差别，故推荐使用激素治疗。多数学者采用 hCG 总计量 5 000～10 000 U，分 10 次，间隔 1～3 d 注射方案。如果激素治疗失败，应采取手术，将睾丸引到阴囊内加以固定。研究表明 2 岁后睾丸组织病理表现随年龄呈进行性加重，国内学者推荐在 2 岁前手术，效果较好。目前认为在 1～2 岁手术治疗者，在青春期后多数患者有生育力，此后手术效果下降。Okuyama 报告对于双侧隐睾者，手术治疗不能明显提高青春期后的生育力；对于单侧隐睾者，在青春期前手术治疗，有助于提高青春期后的生育力。腹腔内隐睾的癌变概率高，如复位失败，应予切除。

六、无睾症

又称青春期前去势综合征（prepubertal castrate syndrome）、睾丸消失综合征（vanishing testes syndrome）。单侧和双侧缺失都有发生。双侧睾丸缺失不能产生精子，导致不育。病因不清楚，睾丸退化可能由基因突变、致畸物或外伤所致。

【临床表现】

临床表现取决于睾丸退化的时间。时间不同，其临床表现亦不尽相同。如睾丸功能衰竭发生在输精管形成之后到间质细胞出现之前，患者虽核型为 46，XY，但表型为女性，患者无睾丸、性幼稚、双侧无中肾旁管衍化物以及男性生殖附属器官；如睾丸功能衰竭发生在妊娠的后期，患者可能在性别指定方面出现困难。双侧无睾丸患者，如表型为男性，无中肾旁管结构和性腺，但有男性中肾管结构和外生殖器的发育。

【诊断】

染色体核型为 46，XY。青春期 FSH 和 LH 明显升高，而 T 很低。

【治疗】

关于生育功能，目前无特殊治疗，可给雄激素治疗以促进男性化。

七、唯支持细胞综合征

唯支持细胞综合征（sertoli cell only syndrome，SCOS）是 Delcastillo 等在 1947 年首先描述的一种男性不育疾病。过去有多种称谓：Delcastillo 综合征、单纯支持细胞综合征、纯睾支持细胞综合征、精子发育不全等。SCOS 的发病率约 3%，在无精子症患者中达到 36.88%。发病原因不明，后天因素亦可致病。

【临床表现】

唯支持细胞综合征患者为正常发育男性，外生殖器仅表现为睾丸比正常人略小，第二性征发育正常。

【检查】

血 FSH 通常升高，LH 和 T 正常。精液常规检查发现无精子或少精子。睾丸活检是金标准，睾丸精曲小管完全被支持细胞覆盖，大多数病例的固有膜及基膜无明显增厚，小管直径正常或稍小，间质细胞数正常。少数后天性因素所致 SCOS 且睾丸病变程度不重者，经去除病因治疗后睾丸活检可见生精细胞，精液常规检查偶可见活精子。超微结构主要表现为支持细胞旁出现肥大细胞和线粒体空泡样改变。

【治疗】

在局灶性病变以外的睾丸中偶尔可以找到发育的精子，对单次活检未发现精子的患者可多次多部位活检，以期能够找到发育正常的精子，实现患者的生育愿望。本病没有潜伏期及临床征兆，无法预防。应在青春期前后尽早确诊，不主张滥用激素及进行探索性治疗。

八、其他一些遗传学疾病

如梅干腹综合征、隐睾-侏儒-肥胖-智力低下综合征、性幼稚-色素性视网膜炎-多指（趾）畸形综合征、21 三体综合征、肌紧张性营养不良综合征也可引起精子生成障碍，导致不育。一般无特殊治疗方法，对于青春期前发病未累及睾丸的患者可收集精子冷冻保存，需要时行人工辅助生殖。

第二节 睾丸炎与男性不育

睾丸炎（orchitis）是由各种致病因素引起的睾丸炎性病变，可分为非特异性、病毒性、特异性霉菌性、螺旋体性、寄生虫性、损伤性、化学性等类型。特异性睾丸炎多由附睾结核侵犯睾丸所致，十分少见。临床上常见的是非特异性睾丸炎及腮腺炎性睾丸炎，它是男性不育症常见病因之一。睾丸炎常经血行、淋巴管和附睾逆行感染引起。

1. 非特异性睾丸炎

常见致病菌为大肠杆菌、变形杆菌、葡萄球菌及绿脓杆菌等。急性起病者表现为阴囊红、肿、热、痛，睾丸肿大、触痛，全身症状如发热、乏力等。病理见结缔组织水肿及分叶核粒细胞浸润，精曲小管有炎症、出血、坏死，严重者可形成睾丸脓肿及睾丸梗死。

急性睾丸炎治疗不彻底可转变为慢性。临床表现不典型，睾丸肿大、压痛或者触及包块，部分病例睾丸萎缩。病理见睾丸肿大或硬化萎缩，精曲小管的基底膜呈玻璃样变及退行性变，生精上皮细胞消失。

急性睾丸炎治愈后常不影响生育。少数睾丸炎经治愈后，由于纤维化及精曲小管的损害，可引起睾丸萎缩，一侧睾丸萎缩而对侧睾丸功能正常者尚不影响生育，双侧睾丸萎缩将导致不育。

2. 病毒性睾丸炎

急性腮腺炎性睾丸炎是最常见的。多见于青春期后期，一般在腮腺炎发病后 3～4 d 出现，阴囊红肿，一侧或双侧睾丸增大并有高度压痛，鞘膜积液少见。组织学见睾丸间质水肿与血管扩张，大量炎症细胞浸润，精曲小管有不同程度的变性。血 FSH、LH 正常或者轻度升高，T 正常。约 20% 腮腺炎患者并发睾丸炎，其中 70% 为单侧，受累睾丸约 50% 发生萎缩。如双侧睾丸高度萎缩，则引起男性不育。

3. 特异性睾丸炎

主要指结核性睾丸炎，常与泌尿系统其他部位结核同时存在，单侧睾丸结核临床较少见。男性生殖系统结核大多数继发于泌尿系统结核。睾丸结核大多是结核杆菌经输精管逆行感染导致的。体检发现睾丸肿大，疼痛明显，质地稍硬，光滑，伴附睾结核或输精管结核时有输精管增厚、可触及的成串珠样结节、附睾包块伴压痛等。病理改变主要为结核结节、干酪样坏死、空洞形成和纤维化，钙化极少见。早期行抗结核治疗，病变较重且疗效不好时，可行手术治疗。

第三节 睾丸肿瘤与男性不育

睾丸恶性肿瘤发病率低，依组织类型可分为生精细胞瘤和非生精细胞瘤。原发肿瘤中90%～95%的为生精细胞瘤（精原细胞瘤和非精原细胞瘤），其次为非生精细胞瘤（睾丸间质细胞瘤、支持细胞瘤、性腺胚细胞瘤）。睾丸肿瘤单侧发病多见，右侧较左侧常见，可能与右侧隐睾的发病率高有关。1%～2%的患者表现为双侧睾丸肿瘤。睾丸肿瘤发病原因不明确，可能与先天性隐睾、妊娠期间应用外源性雌激素，以及外伤、感染引起的睾丸萎缩有关。

睾丸肿瘤的治疗原则是以手术、放化疗为主的综合治疗。单侧病变睾丸切除后，放化疗会影响健侧睾丸的生精功能，故而对于以后有生育意愿的患者，建议在治疗前留取正常的精液标本冷冻保存，以备将来进行人工辅助生殖。

第四节 睾丸外伤与男性不育

睾丸位置表浅，容易受到外力伤害，如体育运动、爆炸、打架等直接暴力导致睾丸萎缩；此外，医源性损伤如腹股沟疝气手术，特别是隐睾伴斜疝手术时损伤精索血管、输精管或者误将发育不良的睾丸切除，精索静脉曲张手术时损伤睾丸动脉致睾丸萎缩，从而影响生育功能。

睾丸扭转是泌尿外科的急症，表现为患侧睾丸突发疼痛，伴有阴囊红肿，常被误诊为炎症，失去手术治疗的机会，最终导致睾丸萎缩而切除睾丸。一侧睾丸切除后，患者FSH和LH有轻度升高，术后3～6周显著，T于术后各时间段均较术前增高，提示睾丸扭转患者的患侧睾丸切除后，升高的LH刺激健侧睾丸的间质细胞，使其合成与分泌的T增加，以起到代偿作用。抗精子抗体在术后3～6周升高明显，然后随时间推移而下降。抑制素B在术后第3周时开始下降，术后第6～12周到低谷，此后逐渐恢复到术前水平。研究亦发现，行睾丸切除或者复位固定术后，患者精液及精子数量较正常人均减少，形态学亦发生改变。这些结果表明，单侧睾丸损伤切除后，健侧睾丸的生殖内分泌功能经历了一次损伤、修复、代偿的过程，健侧睾丸能起部分或全部代偿作用，分泌足够的性激素以维持生育力。

第五节 全身性疾病及性腺毒素与男性不育

1. 肾功能衰竭

慢性肾功能衰竭对人类生殖功能影响最大。临床表现包括性欲减退、勃起功能障碍（erectile dysfunction，ED）、生精功能障碍、女性化乳房等。血睾酮水平下降，LH和

FSH 水平上升，一部分患者血催乳素升高。下丘脑-垂体-性腺轴发生功能紊乱是不育的主要原因，逐渐导致睾丸生精障碍，精子数量逐渐减少，直到无精子，但可以在精液中查到异常形态的生精细胞。睾丸活检发现生精功能低下或阻滞及唯支持细胞等。

2. 肝脏疾病

肝脏是人体最大的消化腺，具有多种内分泌和代谢功能。肝脏维持体内雌激素和雄激素的动态平衡对人类的生殖具有重要的意义。慢性肝炎、肝硬化时，肝脏因为不能被灭活雌激素以及雄激素在外周向雌激素的转化使雌激素水平上升，雄激素水平则下降，通过负反馈机制，抑制了垂体的促性腺激素和促肾上腺皮质激素的分泌，进而抑制睾酮的产生，雄激素分泌减少。临床表现包括性欲减退、毛发脱落、男子乳房发育、睾丸逐渐萎缩、生精功能减退、精子功能下降，从而影响了生育功能。

3. 性腺毒素

凡是干扰细胞分裂的物理和化学因素都会损伤生精上皮，精子的发育和成熟离不开雄激素的作用，故干扰雄激素产生和作用的物质也会影响生精功能。一些药物和食物也可损伤生精功能，1957 年我国学者刘宝善发现食用棉籽油中的棉酚是引起不育的主要成分。吸烟、吸食毒品、饮用咖啡等都可以损害生精功能。含铅和砷的药物、西咪替丁、磺胺类药物及抗阿米巴药物也会损害生精功能。

许多化疗药物会损害生精功能。处于细线期的精母细胞和精原细胞最容易受到外界的干扰。药物的搭配、剂量和患者年龄决定了药物对性腺的特异性作用。化疗过程中，患者血 FSH 升高意味着生精功能的损害。

射线亦可损害生精功能。精母细胞和精原细胞对射线也很敏感。损害的程度和射线的强度成正比。辐射量越大，损害越重，恢复期也越长。间质细胞对射线的耐受很强。受辐射后，血睾酮多保持正常。

对于有生育要求又必须接受放化疗的患者，可在治疗进行前留取正常的精液冷冻保存，为以后进行人工辅助生殖做准备。

（权伟合　刘继红）

第九章　精索静脉曲张与男性不育

精索静脉曲张是指精索蔓状静脉丛的异常扩张、迂曲和伸长。精索静脉曲张是男性不育症的一个重要原因，也是男性不育症中最宜手术矫正的病因。大多数发生在左侧，也可发生在右侧或双侧，常伴有睾丸的缩小、变软和组织学改变以及精液检查异常等。精索静脉曲张常在青春期发病，极少见于 10 岁以下儿童。左侧精索静脉曲张在正常男性人群中发病率约为 15%，而在不育症患者中发病率约为 40%。双侧精索静脉曲张在正常男性人群中发病率小于 10%，但在不育症患者中发病率可达 20%。

第一节　精索静脉的解剖

精索静脉由精索内静脉、精索外静脉和输精管静脉组成。睾丸、附睾的血液回流形成的蔓状静脉丛，在腹股沟内环处汇合成 3～4 支，进入腹膜后间隙后形成 1～2 支精索内静脉，在腹膜后间隙继续上行。左侧精索内静脉呈直角汇入左肾静脉，右侧精索内经脉中90%～95%的在右肾静脉下方约 5 cm 处汇入下腔静脉，5%～10%的呈直角汇入右肾静脉。输精管静脉常与输精管伴行，于腹股沟管进入盆腔，回流至膀胱上静脉及髂内静脉，其静脉较少，且与精索静脉曲张关系不大。精索外静脉由提睾肌静脉组成，行走到腹股沟外环处离开精索静脉丛，汇入腹壁下深静脉、腹壁下浅静脉、腹壁上静脉、阴部深静脉、阴部浅静脉和旋股内侧静脉等，最后汇入髂外静脉。三组静脉之间有广泛的交通支相连，因此，当精索内静脉高位结扎后，睾丸和附睾的血液就通过精索静脉丛的吻合回流入精索外静脉和输精管静脉。

第二节　精索静脉曲张的原因

精索静脉曲张的原因主要有先天性解剖因素和后天性因素两种。

1. 先天性解剖因素

①精索内静脉瓣膜异常或缺乏：精索内静脉有多个静脉瓣，虽然肾静脉压在腹压增高情况下，可以高于精索内静脉压，但正常情况下静脉瓣起着阻止静脉血液回流作用。如静脉瓣发育不良、受损或闭锁不全及静脉壁的平滑肌或弹力纤维薄弱等原因，可造成其内压增加，血液回流受阻。尸检发现，人类左侧精索内静脉近肾静脉处静脉瓣缺乏率约为40%，右侧约为 3%。这种解剖特点容易导致左肾静脉血液向左精索内静脉回流，一旦发生回流，造成精索内静脉扩张，影响静脉瓣的关闭功能，久而久之回流加重而成为恶性循环，形成精索静脉曲张。精索内静脉高位结扎阻止了静脉回流，原来曲张的精索静脉也会

收缩而恢复正常，进一步证明了精索内静脉的血液回流是导致精索静脉曲张的主要因素。②左精索内静脉呈直角与左肾静脉连接：由于左肾静脉压力高，人体的直立位使得该静脉回流阻力加大。还有人认为左精索内静脉血液进入左肾静脉后，压力变化引起涡流，更增加了回流阻力，因此易形成精索静脉曲张。而右精索内静脉与下腔静脉是以斜角相连的，血流较通畅，而且下腔静脉压比左肾静脉压低，因此，左侧精索静脉曲张比右侧多见。③左侧精索内静脉较长：左侧精索内静脉比右侧长8～10 cm，因此左侧精索内静脉压大于右侧，回流阻力也增加。④近端钳夹现象：左肾静脉要横过脊柱入下腔静脉，行程较长，且位于肠系膜上动脉和腹主动脉之间，因而左肾静脉压力高从而使左侧精索内静脉压力也高。⑤远端钳夹现象：右髂总动脉可压迫左髂总静脉，使左精索静脉压升高。⑥胸腹腔的压力对精索静脉压的影响：当屏气或增加腹内压时，随着下腔静脉压、肾静脉压的增高，精索静脉腔内阻力增高。胀满的乙状结肠亦可压迫左精索静脉使其压力升高。⑦精索静脉丛本身病变：睾提肌发育不良、精索筋膜松弛、静脉退行性变等，使精索静脉张力降低，从而引起曲张。

2. 后天性因素

腹腔内或腹膜后肿瘤、肾积水或迷走血管压迫精索内静脉、癌栓或其他原因引起肾静脉或下腔静脉梗阻时，使精索静脉回流受阻，引起单侧或双侧精索静脉曲张，称之为继发性精索静脉曲张。

第三节　精索静脉曲张引起生殖障碍的病理改变

众所周知，精索静脉曲张的不良影响是生精功能的损害。由于精曲小管和生精组织占睾丸体积的98%，因此，目前睾丸的大小是反映男性生育功能的重要指标之一，并与精液质量和生育力密切相关。同时，精子分析极少在青春期进行，所以在研究青少年精索静脉曲张对睾丸产生的影响时，这种方法受到限制。因而睾丸体积测量这种更简单的方法被用于指导治疗。20世纪70年代以前，只有少量报道称精索静脉曲张导致单侧和双侧睾丸缩小、变软。70年代后期，随着各种客观测量睾丸大小方法的应用，客观地证实了精索静脉曲张能导致睾丸大小改变。Lyon和Marshall发现精索静脉曲张的患者中77%有同侧睾丸体积缩小，Steeno也证实了这一点，他发现2级精索静脉曲张的患者中34.4%有同侧睾丸体积缩小，3级者中有81.2%出现睾丸体积缩小。一般来说，左侧精索静脉曲张伴有不育者和双侧精索静脉曲张者双侧睾丸显著缩小。有报道认为对只有左侧睾丸明显缩小而精液无明显异常改变的左侧精索静脉曲张者，行精索静脉高位结扎术后，缩小的睾丸可比术前明显增大。

精索静脉曲张所致睾丸病变常为双侧性的。成熟障碍、精曲小管壁增厚、间质细胞退行性变、纤维化、萎缩或增生、生精能力下降是精索静脉曲张导致的睾丸病变的主要表现。精索静脉曲张所致的睾丸病变表现为"斑点样"，即病变精曲小管与正常精曲小管交错存在，这可能与睾丸微循环血流异常分布有关，一些精曲小管血供正常，而另一些的血供减少。睾丸超微结构变化研究显示，睾丸支持细胞内质扩张呈空泡样变性，精子细胞可有核膜破裂、顶体畸形等表现，睾丸内毛细血管皮增厚，动脉痉挛，动脉内皮细胞微丝增多及血睾屏障受损等。并有附睾柱状上皮结构异常，纤维紊乱、核稀少等。Hadziselimovic 对有单侧精索静脉曲张的青少年进行双侧睾丸穿刺活检，发现精曲小管的损害包括生精能力的下降和不同程度的支持细胞退行性改变，而且，支持细胞的改变是不可逆的。存在间质的萎缩，如其发生增生，则提示支持细胞有不可逆改变。

第四节　精索静脉曲张引起男性不育的机制

虽然精索静脉曲张与男性不育关系密切，但精索静脉曲张所致男性不育的机制仍不十分清楚。近 40% 男性不育者有精索静脉曲张，其中约半数以上患者行手术治疗后，精液检查结果有所改善。虽然没找到一种能解释清楚精索静脉曲张所致男性不育的理论，但以下几种致病因素可能与精索静脉曲张所致男性不育有关。①睾丸温度增高。精索静脉曲张时，血流淤滞，使睾丸局部温度增高，生精小管变性从而影响精子的发生。②反流血中存在有损睾丸功能的毒性物质。静脉中含有肾脏和肾上腺分泌的代谢物质，如类固醇、儿茶酚胺、5-羟色胺以及其他毒性代谢产物等。类固醇可抑制精子产生，儿茶酚胺可使睾丸发生慢性中毒，5-羟色胺可使睾丸动脉收缩而使其血供减少，从而造成精子成熟障碍。这些毒性物质还可损害睾丸间质细胞、支持细胞的功能，导致其激素的分泌异常。这种激素的分泌异常通过反馈机制进一步影响 LH 和 FSH 等激素的分泌，从而影响睾丸生精作用的内分泌环境，最终使生育力下降。③睾丸血流动力学改变致血气平衡失调。精索静脉曲张时，血流淤滞，内压增高，可诱发脊髓交感神经反射，使睾丸小动脉、微动脉收缩，也可直接刺激微动脉及毛细血管前括约肌，使其收缩，因此血流阻力增大，影响睾丸血供，引起血氧降低、CO_2 集聚，从而影响精子的产生。④左侧精索静脉曲张影响右侧睾丸功能。因双侧睾丸静脉血管间有丰富的交通支，左侧精索静脉中的毒素可影响右侧睾丸的精子发生。⑤其他。精索静脉曲张可致睾丸、附睾的免疫屏障损害，使精子抗原暴露而致抗精子抗体增高，造成免疫性不育。精索静脉对附睾功能有严重的影响是因为附睾的大部分血液循环与睾丸同源。附睾是精子进一步成熟的场所，也是运送精子的通道。精索对附睾功能的影响表现为精子活力降低和精子受孕能力降低。在精索静脉曲张时由于精索静脉内血流减慢，提高了各种因子、代谢物对 NO 合成酶的有效刺激，使 NO 合成酶活性增加，NO 合成增加，而过量的 NO 通过抑制精子活动的原动力——ATP 的生成，改变精子所处的局部性激素内环境，产生突变效应并作用于间质细胞、支持细胞，与精子膜流动性降低、精子脂质过氧化等变化共同导致男性不育。

第五节　精索静脉曲张的临床表现、诊断与鉴别

【临床表现】

精索静脉曲张的患者大多数无明显症状，一些人可出现阴囊下坠或无痛性阴囊包块（需要与腹股沟疝、交通性鞘膜积液、网膜疝、精索鞘膜积液、附睾囊肿和阴囊囊肿鉴

别），有时可出现少见的痛性精索静脉曲张，这种疼痛表现在腹股沟管或阴囊，仰卧位时可减轻。大部分患者因不育就诊而发现精索静脉曲张。

体检应在温暖的环境中进行，分别取仰卧位和站立位，做或不做瓦尔萨尔瓦动作（Valsalva动作）。大多数精索静脉曲张是无痛的，表现为睾丸上方可压缩的团块（密集的静脉），仰卧位时减轻。WHO根据精索静脉曲张的严重程度，将精索静脉曲张分为如下4级。Ⅰ级：体检小，仅行Valsalva动作时，才能摸到扩张的精索蔓状静脉丛，但需要注意触诊时切勿将扩张的静脉与附睾混淆。Ⅱ级：体检中等大，精索静脉曲张不进行Valsalva动作时可以摸到，但不能看见。Ⅲ级：体检大，在阴囊皮肤表面看到扩张迂曲的静脉突出于阴囊皮肤，定为重度。Ⅳ级：阴囊内无扩张的蔓状静脉丛，但用阴囊热像仪或超声检查可发现异常。

WHO关于精索静脉曲张所致男性不育的定义为：临床检查有精索静脉曲张，同时伴有精液分析异常。若男性有精索静脉曲张而精液分析正常，则不能归入精索静脉曲张所致的男性不育。许多报告表明，精索静脉曲张的严重程度和生育力改变不成正比。近十年来，由于大量资料表明精索静脉曲张损害生精的作用常为进行性的，因此早期诊断精索静脉曲张，特别是亚临床型精索静脉曲张有十分重要的意义。研究表明，精索静脉曲张的程度与睾丸大小和手术治疗的结果高度相关，即精索静脉曲张越严重，该侧睾丸缩小越明显，术后恢复和改善越困难。因为睾丸的大小和质地是反映生育力和评价手术效果的指标，所以，在对精索静脉曲张的检查中，必须注意睾丸的大小和质地。

【诊断】

症状和体征明显的患者容易诊断。原发性精索静脉曲张在仰卧后消失，若不消失应怀疑为继发性精索静脉曲张。此时应怀疑有腹膜后肿瘤或肾肿瘤压迫的可能，应做同侧腰腹部B超、静脉尿路造影、CT或MRI检查。关于亚临床型精索静脉曲张的诊断标准尚未统一，一般以超声检查精索内静脉管径超过2 mm为亚临床型精索静脉曲张，超过5 mm为临床型精索静脉曲张。

其他辅助检查：如多普勒超声听诊法、红外线接触式阴囊温度记录法、精索静脉造影法、放射性同位素检查及精液检查等。多普勒超声听诊法主要是了解精索内静脉有无反流存在，适用于亚临床型精索静脉曲张的诊断。通过了解立位平静呼吸时精索静脉有无反流，结合Valsalva动作可将精索静脉曲张按血液反流情况分为3级。Ⅰ级：表示精索静脉内血液淤滞，但无自发性静脉反流，在做Valsalva动作时出现明显静脉反流。Ⅱ级：精索内静脉发生间歇性反流。Ⅲ级：精索内静脉发生持续性反流。但这种方法主观依赖性较强，对仪器的应用和结果的解释都需要一定的经验。红外线接触式阴囊温度记录法是利用塑料鞘包埋的热敏晶体记录仪，将其置于阴囊处，因温度变化而发生色变，通过照相机记录而获得连续图片。正常男性的阴囊皮肤温度呈均匀分布且不超过33℃，若阴囊皮肤温度分布不均，且温度增高，应怀疑有亚临床型精索静脉曲张存在。但测量皮肤的温度受到很多外界因素的影响，因此只能作为参考。精索静脉造影法是一种可靠的诊断方法，可以通过3种途径：经股静脉造影、经阴囊静脉造影和术中直视下造影，一般以经股静脉插管入肾静脉或精索内静脉造影最常用。造影结果分类如下。轻度：造影剂在精索内静脉反流超过 5 cm。中度：造影剂在精索内静脉反流达 $L_4 \sim L_5$ 水平。重度：造影剂反流至阴囊内。但该方法毕竟为介入性诊断方法，非临床必须，一般不采用。放射性同位素检查是将放射性同位素静脉注射后行阴囊区的血池显像，可以了解睾丸动脉的血供，显示左右阴囊的对称性。明显不对称者为阳性，对称者为阴性。但结果常因睾丸炎、附睾炎、睾丸扭转、肿瘤等引起的血流改变而受到影响。精液检查对精索静脉曲张者十分必要，不仅可以估计其生育力，而且也可以了解手术前后的变化。精索静脉曲张引起的精液改变主要表现为不成熟精子增多、精子活力降低以及精子数量减少，其中最主要的是不成熟精子增多。这也被认为是精索静脉曲张的特征性表现，并反映了睾丸的状态。

【鉴别诊断】

（1）丝虫性精索炎：有丝虫病流行区生活史，常急性发作，阴囊剧痛并向下腹及腰部放射，也可有钝痛。触诊可发现精索下端及输精管周围硬结，有触痛。病理检查可发现虫体及嗜酸性粒细胞、淋巴细胞浸润的肉芽肿。

（2）输精管附睾结核：表现为阴囊部坠胀不适，输精管增粗呈串珠状，附睾不规则肿大、质硬并有结节，常与阴囊壁发生粘连。

第六节　精索静脉曲张的治疗及对生育力的改善

精索静脉曲张治疗方案主要包括非手术治疗及手术治疗。非手术治疗如阴囊拖带、局部冷敷及避免会阴部和盆腔过度充血，主要建议无症状或症状轻者采用。主要建议症状严重已影响日常生活或经非手术治疗症状无缓解者采用手术治疗。精索静脉曲张明显而伴有精液异常或男性不育者，亦是手术适应证。

临床上有多种方法可供选择，这取决于医生的临床经验、患者的年龄、体型、精索静脉曲张的特点等。常用的几种方法如下：①腹膜后及腹腔镜下精索静脉结扎术，高位结扎可避免结扎精索外静脉、输精管静脉及精索动脉可能引起的睾丸萎缩。同时，腹腔镜技术的应用，使手术创伤小，恢复快，尤其适用于双侧精索静脉结扎。虽然住院时间缩短了，但常因器械的使用及手术时间的延长，而使手术费用比开放手术多。②腹股沟精索静脉结扎术，虽容易暴露精索静脉，但损伤睾丸动脉的风险增加，术中可借助多普勒超声寻找并保护睾丸动脉，同时还需要注意尽可能不损伤淋巴管。③其他，如精索内静脉-腹壁下静脉转流术、精索内静脉-髂外静脉吻合术、精索静脉-旋髂浅静脉转流术、精索内静脉-大隐静脉转流术、显微双分流术等各种转流手术，因需要重新建立侧支循环，有发生吻合口漏、血栓形成及吻合口堵塞等并发症的风险，且技术要求高，不为临床所用。

尽管目前对精索静脉曲张的发生及其导致不育的机制的研究尚未取得实质性进展，但关于治疗已积累了大量的经验，大量的临床资料表明，手术治疗精索静脉曲张后，50%～80%患者的精液质量改善，30%～50%的可恢复生育力。因此手术治疗是精索静脉曲张不育患者的主要治疗方法之一。

（张世林　刘继红）

第十章　勃起功能障碍与男性不育

勃起功能障碍（erectile dysfunction，ED）是指阴茎持续（至少 6 个月）不能达到和维持充分的勃起以获得满意的性生活。勃起功能正常是生育的基本前提，阴茎勃起不坚、无法维持勃起或完全无法勃起将不能够完成性交的全过程，精液不能正常射入阴道，从而导致男性不育。ED 不仅是一种较为常见的男性性功能障碍疾病，而且是男性不育的常见原因之一。5％～20％的成年男性患有不同程度的 ED，40 岁以上男性 ED 的患病率为24.9％～59.5％，近年来呈明显上升趋势。

第一节　勃起功能障碍的危险因素

现已充分明确年龄、缺乏运动、肥胖、吸烟、高胆固醇血症、代谢综合征等心血管和代谢相关疾病的危险因素同时是 ED 的危险因素。此外，许多慢性疾病、药物、手术、不良生活习惯、精神心理因素等都与 ED 的发生有较大关系。

1. 年龄因素

年龄与 ED 的发病密切相关，ED 的患病率随着年龄的增长明显增加。研究表明，人体的各种功能随着年龄的增加进行性衰退，各种功能的衰退和无法避免的心理问题直接或间接影响勃起功能，最终导致 ED 的发生。

2. 慢性疾病

ED 的发生与许多慢性疾病显著相关，如糖尿病、心血管疾病、前列腺疾病、外周血管疾病、高血压、高脂血症、抑郁症、内分泌疾病患者发生 ED 的危险性明显升高。其中，糖尿病患者群发生 ED 的危险性较正常人群高 4 倍以上，50％以上的糖尿病患者往往伴发 ED，其中完全不能勃起者近 30％。心血管疾病与 ED 的关系较为明确，研究证实 ED 是全身血管疾病的最初征象之一。

3. 外伤及医源性因素

导致阴茎及其血管、神经损伤的外伤及手术，如骨盆骨折合并尿道损伤、骑跨伤、脊髓损伤或手术、直肠或乙状结肠癌根治术、前列腺癌根治术、大血管手术等；抗高血压药、抗抑郁药、激素类等药物，如 β 受体阻滞剂、噻嗪类利尿剂、5-羟色胺再摄取抑制剂、糖皮质激素、雌激素等均可导致 ED。

4. 不健康的生活方式

吸烟、长期酗酒与吸食毒品、经常不洁性行为与 ED 的发生关系密切。吸烟不仅是心血管疾病的危险因素之一，亦是 ED 主要的独立危险因子，吸烟者 ED 的患病率达 40％。另外，国内统计结果显示，长期吸食毒品者 ED 的发生率为 32.2%，其发生率显著高于一般人群。

5. 其他

如阴茎硬结症、尿道下裂、尿道上裂、严重包茎、镰状细胞性贫血、阴茎异常勃起、阴茎弯曲畸形、阴茎头炎等也可导致 ED。

第二节　勃起功能障碍的病因及分类

ED 的病因为多因素，随着勃起机制、ED 病理生理学研究所取得的巨大突破，按其病因可分为心理性 ED、器质性 ED 和混合性 ED 三类。目前认为器质性 ED 患者约占 50%，大部分器质性因素的患者同时合并不同程度的心理性因素。

（1）心理性 ED。心理性因素对于 ED 的发生起着促进和维持作用。夫妻间日常关系不和谐、性知识缺乏、不良性经历、不适当或不充分的性刺激、焦虑、抑郁等均可对勃起产生抑制效应，进而引起 ED。

（2）器质性 ED。阴茎到达和维持勃起需要血管和神经两方面的正常功能，而两者受激素和外在因素的调节，与勃起相关的神经、血管、内分泌系统疾病以及阴茎损伤或阴茎自身疾病均可导致器质性 ED。根据病因，器质性 ED 又可分为血管性 ED、神经性 ED、内分泌性 ED 等不同类型。

（3）混合性 ED。绝大部分 ED 由心理性因素和器质性因素两方面共同引起，国外统计数据表明，混合性 ED 占 ED 总人数的 78%。此外，心理性因素和器质性因素可相互作用并相互转化，形成恶性循环，从而加重 ED 程度。

第三节　勃起功能障碍的诊断

ED 的诊断应包括详尽的病史询问、全面的体格检查、有关的实验室检查及必要的特殊检查，而详尽的病史询问和全面的体格检查是诊断勃起功能障碍最重要的基本原则。

1. 病史

详细地询问病史对于 ED 诊断最为重要。询问病史时应首先了解 ED 发生、进展情况及严重程度。其次，需要仔细询问是否有性欲减退、早泄、射精异常、性高潮障碍等其他性功能障碍。最后，询问有无心血管系统疾病、外伤或手术史、糖尿病史、精神系统疾病、泌尿生殖系统疾病等其他慢性疾病，是否服用可能引起 ED 的药物，有无吸烟、酗酒、吸毒等不良生活习惯，了解婚姻状况、与配偶的感情、性生活史、人际关系等等。

此外，可通过使用国际勃起功能评分表（IIEF-5）对患者的勃起功能进行初步评估（表 10-1），患者可根据自身 6 个月以来的情况填写 IIEF-5，并根据 IIEF-5 得分将 ED 分为正常（≥22 分）、轻度（12~21 分）、中度（8~11 分）和重度（5~7 分）。

表 10-1 　国际勃起功能评分表（IIEF-5）

问题	0分	1分	2分	3分	4分	5分
对获得勃起和维持勃起的自信程度如何？	无	很低	低	中等	高	很高
受到性刺激而有阴茎勃起，有多少次能够插入阴道？	无性活动	几乎没有或完全没有	少数几次（远少于一半时候）	有时（约一半时候）	大多数时候（远多于一半时候）	几乎总是或总是
性交时，有多少次能在进入阴道后维持勃起状态？	没有尝试性交	几乎没有或完全没有	少数几次（远少于一半时候）	有时（约一半时候）	大多数时候（远多于一半时候）	几乎总是或总是
性交时，维持阴茎勃起直至性交完成，有多大困难？	没有尝试性交	困难极大	困难很大	困难	有点困难	不困难
性交时，有多少次感到满足？	没有尝试性交	几乎没有或完全没有	少数几次（远少于一半时候）	有时（约一半时候）	大多数时候（远多于一半时候	几乎总是或总是

2. 体格检查

系统全面的体格检查可发现与 ED 相关的心血管系统、神经系统、泌尿生殖系统等基础病因。检查中重点注意患者的体型、第二性征及乳房发育情况、下肢及会阴部的感觉等。外生殖器检查时应注意阴茎的发育情况及形态，睾丸的大小、质地和位置等。对于 40 岁以上的 ED 患者应检查前列腺情况。

3. 实验室检查

初次就诊的 ED 患者应行血尿常规、血糖、血脂、肝肾功能检查以除外糖尿病、代谢综合征和慢性肝肾疾病等引起的 ED。ED 患者不需要常规行激素水平测定，只有当患者有明确性腺功能减退症相关症状和体征时，才进一步选择睾酮、黄体生成素、卵泡刺激素、催乳素等激素测定。

4. 特殊检查

对于常规无创治疗无效的 ED 患者，需要选择性行某些项目的特殊检查，以进一步明确 ED 的发病原因以及制定下一步治疗方案。特殊检查主要适用于以下情况：①原发性 ED 患者；②有望通过血管外科手术治愈的骨盆或会阴部损伤的年轻患者；③阴茎畸形（如阴茎硬结症、先天性弯曲畸形）需要外科矫治患者；④伴有复杂精神疾病或严重性心理障碍患者；⑤复杂内分泌疾病患者；⑥患者或其伴侣要求做特殊检查；⑦法医学目的（如阴茎假体植入、性虐待等）。

特殊检查主要包括夜间阴茎勃起试验、血管功能检查（阴茎海绵体内注射血管活性药物、海绵体双功能多普勒超声检查、海绵体造影、阴部内动脉造影）、勃起神经检测（球海绵体反射潜伏期测定、神经传导研究）、内分泌检查、心理诊断评估等五个项目。

1）夜间阴茎勃起试验（noctumal penile tumesence，NPT）

通过硬度测量仪测定阴茎夜间肿胀度和硬度，该法是目前国际公认的唯一能用于鉴别诊断器质性 ED 和心理性 ED 的无创性检查。

2）血管功能检查

（1）阴茎海绵体内注射血管活性药物（intracavemous injection，ICI）。大量临床观察显示 ICI 是诊断和治疗 ED 的有效方法，其具有操作简便、创伤性小、受外界干扰小、结果重复性好、出结果迅速等优点，因此，ICI 已成为初步诊断 ED 的筛查试验。ICI 两次以上阴性者，需要行血管功能检测，如海绵体双功能多普勒超声检查、海绵体造影、阴部内动脉造影。

（2）海绵体双功能多普勒超声检查。不仅可观察阴茎血流、动脉管腔内径、血流速度等，了解阴茎海绵体有无病理改变，同时结合 ICI 可用于血管性 ED 的诊断。

（3）阴茎海绵体造影（cavemosography）。凡 ICI 两次以上阴性，而阴茎动脉供血良好可疑静脉性 ED 者，应做阴茎海绵体造影，以确诊异常静脉漏的存在，了解静脉漏的部位及程度，从而为手术修复静脉漏选择最恰当的手术方式和途径。

（4）阴部内动脉造影。阴部内动脉造影用于动脉性 ED 的诊断，是对阴茎动脉异常定性和定位的主要方法，只有拟行血管重建术前才必须做此项检查。

3）其他特殊检查

必要时可根据患者情况选择地行勃起神经检测、内分泌检查、心理诊断评估等特殊检查。

第四节　勃起功能障碍的治疗

对于勃起功能障碍导致的男性不育，治疗重点在于 ED 的治疗。对于不愿治疗或难以获得满意治疗效果的 ED 患者，可采用以生育为目的的对症治疗方法，如通过手淫取精、阴茎振动刺激取精、电刺激取精、睾丸或附睾穿刺取精等方式取得精子后行宫腔内人工授精（intrauterus insemination，IUI）、体外受精（invitro fertilization，IVF）、卵细胞质内单精子注射（ICSI）等辅助生殖技术，具体内容参照相关章节。

目前 ED 的治疗方法较多，图 10-1 为欧洲泌尿外科学会（European Association of Urology，EAU）发布的《男性性功能障碍：ED 和 PE 诊治指南（2010 年版）》中的 ED 规范治疗流程。ED 的治疗具有特殊性，要提高 ED 的治疗效果，应于治疗前尽可能确定病因，在 ED 治疗前或治疗同时积极治疗基础疾病以去除或控制导致 ED 的可逆危险因素，如治疗糖尿病、中断服用可能导致 ED 的药物、纠正不良的生活习惯等，根据不同病因和患者及其配偶的具体情况和要求制定个体化治疗方案，方能有效防治 ED 导致的男性不育。

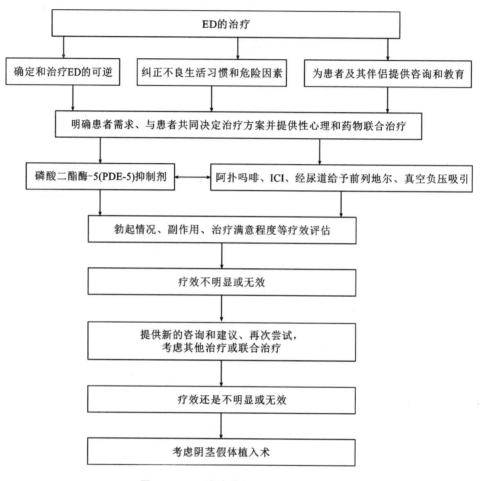

图 10-1　ED 治疗流程（EAU 2010 年）

1. 性心理行为治疗

性心理行为治疗，旨在帮助患者和伴侣重获自然满意的性生活的自信。医生首先告知患者和伴侣，无论何种类型 ED 都可完全治愈，以助患者缓解心理压力和树立治疗信心。应着眼于性知识教育和心理咨询、认识自身疾病、协调配偶关系、解除心理紧张和压力，也可进行松弛训练、性敏感集中训练等行为疗法。

2. 一线治疗

（1）口服药物治疗。PDE-5 抑制剂是首选的一线治疗药物。目前 PDE-5 抑制剂类药物主要有：西地那非、他达拉非、伐地那非以及韩国新型 PDE-5 抑制剂乌地那非，其中西地那非、他达拉非、伐地那非是美国食品药品监督管理局（Food and Drug Administration，FDA）批准的治疗 ED 的三种药物。PDE-5 抑制剂在性刺激存在前提下，通过特异性抑制阴茎海绵体平滑肌细胞内的 cGMP 降解，提高细胞内 cGMP 水平，使海绵体内平滑肌松弛，从而达到治疗 ED 的目的，其 ED 治疗总体有效率为 80% 左右。PDE-5 抑制剂的主要不良反应包括一过性轻度头痛、头晕、颜面潮红、消化不良、视觉异常等，发生率为 15％左右，一般不需要处理。

为避免心血管危险性，以下情况绝对禁用 PDE-5 抑制剂：①服用硝酸酯类制剂；②在最近 90 d 内发生过心肌梗死、不稳定型心绞痛的患者或在性交过程中发生过心绞痛的患者；③在过去 6 个月内达到纽约心脏病协会诊断标准 2 级或超过 2 级的心力衰竭患者；④难治性心律失常、低血压（<90/50 mmHg）或难治性高血压患者；⑤最近 6 个月内发生过脑卒中的患者；⑥已知对 PDE-5 抑制剂及其处方中的成分过敏者。以下情况慎用 PDE-5 抑制剂：①服用 α 受体阻滞剂的患者；②色素视网膜炎或其他视网膜畸形的患者（因少数患者可能有视网膜磷酸二酯酶的遗传性基因异常）；③低血压或高血压、心力衰竭、缺血性心脏病患者；④出血性疾病或处于消化性溃疡活动期的患者；⑤可引起阴茎异常勃起的疾病（如镰形细胞性贫血、多发性骨髓瘤、白血病）；⑥阴茎解剖畸形者（如阴茎弯曲、阴茎海绵体纤维变性或硬结）。

表 10-2 为西地那非、他达拉非及伐地那非三者作用特点比较。

表 10-2　西地那非、他达拉非、伐地那非三者作用特点比较

项目	药物		
	西地那非	他达拉非	伐地那非
达峰浓度时间（h）	0.8	2	0.7～0.9
起效时间（min）	30	30	25
半衰期（h）	3～5	17.5	4～5
持续时间（h）	8～12	36	8～12
蛋白结合率（％）	96	97	91
起始剂量（mg）	50	10	10
临床总有效率（％）	84	81	80
常见不良反应	头痛、颜面潮红、视觉异常等	头痛、肌痛与背痛等	头痛、颜面潮红、视觉异常等
硝酸酯类制剂	绝对禁用	绝对禁用	绝对禁用
α 受体阻滞剂	慎用	禁用（坦索罗辛除外）	慎用

西地那非是美国 FDA 批准的第一个治疗勃起功能障碍的药品。西地那非推荐起始剂量为 50 mg，一般服用 30 min 后开始生效，性交前 30～60 min 服用，也可在性交前 30 min～4 h 内服用。患者可根据疗效和副作用将药物剂量增加至 100 mg（最大推荐剂量）或降低至 25 mg，每日最多服用 1 次。主要副作用包括头痛、颜面潮红、鼻塞、消化不良等，偶见轻度的一过性视觉异常。服用 α 受体阻滞剂 4 h 之内，不能服用 25 mg 以上剂量的西地那非。

他达拉非是唯一疗效可长达 36 h 的 PDE-5 抑制剂。他达拉非推荐剂量为 10 mg，至少

在性交前 30 min 服用，且疗效不受进食的影响，最佳疗效在用药后 1～36 h。如服用 10 mg 疗效不显著，可服用 20 mg，由于尚未确定长期服用的安全性，故最好不连续每日服用推荐剂量，但长期每日服用 2.5 mg 或 5 mg 他达拉非可显著改善 ED 患者的勃起功能。服用 α 受体阻滞剂（坦索罗辛除外）的患者禁止服用他达拉非以避免发生低血压。其不良反应主要为头痛和消化不良，面部潮红少见，而肌痛与背痛为他达拉非特有的不良事件。

伐地那非是起效最快的一种 PDE-5 抑制剂，大多数患者服用 25 min 内起效。伐地那非与高脂食物（脂含量 > 57%）同时摄入时，其吸收率降低。推荐开始剂量为 10 mg，在性交前 25～60 min 服用。根据药效和耐受性，剂量可以增加到 20 mg（最大推荐剂量）或减少到 5 mg，最大推荐剂量的使用频率为每日一次。常见的不良反应包括一过性的头痛、颜面潮红、黏膜水肿、鼻炎、鼻溢、消化不良、眩晕等。服用硝酸盐类或一氧化氮供体治疗的患者避免同时使用伐地那非。

（2）真空负压吸引。真空负压吸引装置（vacuum constriction devices，VCD）具有无创性、并发症少、费用低廉、使用可接受性高（各类型 ED 甚至手术治疗失败假体取出者也可使用）等优点，VCD 助勃被美国泌尿外科学会（American Urological Association，AUA）临床指导小组推荐为 ED 的一线治疗方法。VCD 主要适用于不愿药物治疗或有药物治疗禁忌的患者，其临床有效率为 60% 左右。约 30% 患者出现阴茎疼痛、麻木、青紫、射精困难等不良反应，出血性疾病和正接受抗凝治疗患者禁用 VCD 疗法。

3. 二线治疗

（1）海绵体内血管活性药物注射。ICI 已成为口服药物治疗无效或有并发症的 ED 患者的二线治疗方法。目前临床上常用的药物有罂粟碱、酚妥拉明和前列腺素 E_1，为增加疗效和减少副作用，常三者联合应用，临床有效率可达 90%。ICI 主要不良反应为局部并发症，包括局部疼痛、异常勃起、海绵体纤维化、局部血肿、尿道出血等，其中异常勃起是 ICI 最严重的并发症。因此，ICI 后应告知患者如阴茎勃起持续超过 4 h，应紧急处理，以免发生严重并发症。

（2）经尿道给药。前列地尔是目前经尿道途径治疗 ED 的主要药物，是一种合成的前列腺素 E_1。经尿道给药的临床有效率低于 ICI，然而患者满意率达 70% 左右。常见的不良反应有局部疼痛（29%～41%）、眩晕（1.9%～14%）、低血压（3.3%）、尿道出血（5%）。随着更有效的口服药物的出现，其使用常受到限制。

4. 三线治疗

阴茎假体植入术（penile prosthesis implantation）被 AUA 视为治疗 ED 的标准方法，是 ED 的三线治疗方法，其适用于重度器质性 ED 患者或其他方法治疗无效且自愿接受治疗的 ED 患者。目前应用的阴茎假体主要有可曲性假体和可膨胀性假体两种。据统计，假体植入术后患者及其配偶满意度较高，满意率分别为 90% 和 80%，并发症主要包括感染（2%～3%）、机械性并发症（3.6%）等。美国的研究组对接受假体植入术的大样本人群进行了长达 7 年的随访，结果证实可膨胀性假体经抗生素（米诺环素、利福平）浸泡可显著降低阴茎假体植入术后感染发生率。

5. 其他治疗

除 PDE-5 抑制剂外，治疗 ED 的口服药物尚有阿扑吗啡、曲唑酮等，但临床有效率低和不良事件发生率高等缺点限制了其应用。对性腺功能低下导致 ED 的患者，应给予促性腺激素释放激素、促性腺激素以及雄激素替代或联合治疗。

通过病史、体格检查、ICI、海绵体双功能多普勒超声检查、阴茎海绵体造影等明确诊断为血管性 ED 且有手术适应证的 ED 患者可考虑血管手术，但远期效果有待提高。

目前 ED 基因治疗研究有了较大突破，但其应用于临床的相关技术性问题尚未完全解决，ED 基因治疗的进一步深入研究将为 ED 的治疗带来新的希望，也将解决 ED 导致的男性不育问题。

（詹　鹰　转　黎　刘继红）

第十一章　射精功能障碍与男性不育

射精功能障碍是引起男性不育的重要原因之一，但是关于射精功能障碍的分类目前尚无统一的意见。欧洲泌尿外科学会（EAU）2004 年的《射精功能障碍诊疗指南》将射精功能障碍分为早泄（premature ejaculation）、射精延迟（retarded ejaculation）、不射精症（anejaculation，AE）、逆行射精（retrograde ejaculation）、无高潮（anorgasm）、射精痛（painful cjaculation），其中与男性不育关系最为密切的是不射精症与逆行射精。

第一节　射精的生理

射精的生理过程可分为精液泄入后尿道、膀胱颈关闭及后尿道的精液向体外射出三个过程，是由神经系统、内分泌系统和生殖系统共同参与的复杂的生理反射过程，其中交感神经的兴奋性起着主导作用。在性交时性器官（主要是阴茎头部）感受性冲动，冲动通过传入神经如阴茎背神经、阴部神经和骶神经传入到脊髓胸腰段泄精中枢和射精中枢，再通过传出神经如腹下神经丛及膀胱丛支配效应器（附睾、输精管、精囊、膀胱颈及前列腺），使其平滑肌收缩。精子及精液流入并贮存在后尿道，神经反射使尿道周围及会阴部肌群收缩而射精并伴随性快感。同时这种射精反射功能受大脑的控制，视、听觉性刺激可直接激活大脑的射精中枢，并通过脊髓外侧索下传到泄精中枢和射精中枢，经传出神经支配射精器官，诱发射精。射精通路任一环节存在功能性或器质性障碍，均可导致射精障碍。本章重点论述不射精症和逆行射精对男性不育的影响。

第二节　不 射 精 症

不射精症是指阴茎虽能正常勃起和性交，但是达不到性高潮和获得性快感，不能射出精液，或指在其他情况下可射出精液，而在阴道内不射精。不射精症常导致男子不育症，约占性功能障碍所致不育的 72%。性生活过频、精液量少致不射精及高龄者射精无力不属于此范畴。由于这种病主要见于青壮年，因而处理不当会影响夫妻感情，甚至导致家庭破裂，给患者带来精神上的苦恼。

根据患者平时有无遗精和（或）通过手淫刺激能否射精将不射精症分为功能性不射精和器质性不射精。

（一）功能性不射精

功能性不射精约占 AE 的 90%，分为原发性和继发性两种，前者是指在清醒状态下从未有过射精，也从来没有达到过性高潮；后者是指曾有过射精，后因各种原因导致不射精。其主要原因如下。

（1）性无知。在中国为常见原因，夫妻双方完全缺乏性知识，甚至对性有恐惧心理，如女方害怕妊娠或畏惧疼痛而限制男方大幅度、快速的抽动，导致男方不能达到射精的阈值。

（2）精神及情感因素。如对配偶不满意、结婚负债多、思想压力大、夫妻关系不协调、性欲减退、性生活环境不佳等，导致对性生活采取克制态度，长期抑制形成不射精条件反射。

（3）性疲劳。性交过频容易造成脊髓射精中枢功能紊乱，引发不射精。此外，一方面，长期手淫者由于使射精中枢习惯于手淫的强烈刺激，性交时反而达不到射精阈值；另一方面，手淫者通常有负罪感和羞耻感，也对射精起抑制作用。

（二）器质性不射精

器质性不射精约占 AE 的 10%，主要表现为阴茎勃起坚硬、性交时间很长，但达不到性高潮和快感，不能在阴道内射精，是由于神经系统的病变使性刺激的传导减弱或不能将性刺激冲动传导至射精中枢，或射精中枢本身的病变导致射精冲动发放失败，或射精反射中的效应器官收缩无力，无法将精液排出。常见原因如下。

（1）脊髓损伤。是器质性不射精最常见的原因，主要包括 T_{10} 以下的脊髓段损伤及骶髓段损伤。

（2）大脑侧叶手术或病变。性欲虽正常，但性交不能射精。

（3）传导神经障碍。胸腰交感神经切除术、腹膜后淋巴结清扫术、盆腔手术如前列腺癌、直肠癌根治术等都可能损伤胸腰交感神经干（$T_{12} \sim L_5$）以及腹下神经，引起不射精。

（4）局部病变。严重包茎、包皮阴茎头炎、精阜肥大、阴茎外伤、硬结、严重尿道下裂等。

（5）内分泌功能异常。垂体、性腺、甲状腺功能低下及糖尿病引起的周围神经损伤、多发性硬化累及周围神经、肢端肥大症等也可引起射精障碍。

（6）药物影响。如镇静安定药物、α 受体阻滞剂、抗雄激素药物、长期应用某些抗高血压药等，但停药后多可逆转。

（7）毒物因素。如慢性酒精中毒、尼古丁中毒以及吗啡、可卡因、可待因中毒等。

【临床表现】

性活动时的"三有"和"三无"现象，即有性兴奋、有阴茎勃起、有充足的性交时间，但是无性高潮、无射精动作、无精液排出。

【诊断】

（1）采集病史。AE 的诊断主要依据患者的病史，故在问病史时应详细询问患者性交时勃起状态，有无高潮感、射精感，有无遗精史，既往的性生活经验、手术史、服药史及有无其他系统疾病如糖尿病、神经系统疾病等，同时应该注意观察患者的性心理状态。

（2）体格检查。重点检查患者的第二性征、睾丸、附睾、输精管、前列腺、精囊等有无异常情况。为了发现可能存在的病变，应对内分泌系统疾病、神经系统疾病和心血管系统疾病的常见体征进行有针对性的重点检查。

（3）特殊检查。包括性心理评估、内分泌激素测定、射精后尿液分析、尿流动力学检查以及神经电生理学检查（包括阴茎震动感觉阈值测定或阴茎背神经体感诱发电位测定），必要时可行经直肠超声、膀胱镜以及 CT 检查等。

【鉴别诊断】

由于不射精症、逆行射精及无精子症的患者在性交时都没有精液排出，容易造成临床医生误诊。因此必须予以鉴别诊断。通过询问患者的性交时间、性交过程中有无性高潮、是否有梦遗以及性交后行尿液精子检查等，可明确诊断。

（1）逆行射精。与不射精的共同点是性交时没有精液从尿道外口射出，但逆行射精者性交中有性高潮也有射精动作，而且在性交后第一次排尿时尿内有黏液或白色絮状物，离心后可检出大量精子及果糖。

（2）精液量少的无精子症。性交时有性欲高潮出现，也可有射精动作，但精液量往往<1 ml，而且精液中往往无精子，性生活后的尿液检查也查找不出精子细胞。

（3）射精管阻塞。性交时有性高潮出现，也可有射精动作，但无精液排出，亦无遗精史。

（4）射精无力。主要由于射精时输精管、精囊、前列腺、尿道等处肌肉收缩无力，性交时自觉阴茎抽动无力，精液缓慢流出而非射出。

（5）射精不完全。多与精神心理因素有关，每次性交射精时进入后尿道的精液未能完全排出，而致射精不完全。

【治疗】

由于 90%左右的 AE 属功能性，因此预防要比治疗更为重要，大力开展婚前性教育，普及性知识，消除不良心理影响及错误观念并辅以性行为指导，将有助于防止在青年人中出现各种不应有的功能性 AE。

临床治疗 AE 主要分为心理及性教育治疗、性行为治疗、药物治疗、振动刺激诱发射精（penile vibratory stimulation，PVS）、电刺激诱发射精（electroejaculation，EEJ）以及中医治疗等方法。对于有明确病因引起的 AE 患者，及时地治疗原发病是治疗 AE 的首要因素。

1. 心理及性教育治疗

多数 AE 属于功能性，是由心理压力过大及对性知识的匮乏所引起的。因此在治疗这一类患者时应向患者夫妇同时传授性器官解剖、生理常识和性反应知识，并注意性交姿势、方法，消除错误的思想观念，协调夫妻关系，使妻子配合丈夫，帮助丈夫消除性焦虑，使丈夫在充分放松和充满激情的心理状态下性交，加强刺激强度，使阴茎能接受更多的性刺激，从而达到治疗的目的。

2. 性行为治疗

是由 Master 和 Johnson 等首次提出的一种心理行为疗法，主要是通过性感集中训练，提高患者对性反应的自身感觉，减轻对性交的焦虑和恐惧。主要包括四个过程：非生殖器性感集中训练、生殖器性感集中训练、阴道容纳、活动等，使患者逐渐适应、熟悉性交过程，充分享受性交的快感，达到治疗 AE 的目的。并且为了加强对阴茎的刺激，可以通过手淫、调整性交频率或时间以及改变体位，如女上位、蹲位，女方主动上下活动用力摩擦阴茎，来诱导射精。在 Master 的实验中，通过性行为治疗，不射精症治愈率达到 74.1%，是一种行之有效的性功能障碍治疗方法。

3. 药物治疗

用于治疗 AE 的口服药物种类较少，并且药物治疗不射精症的疗效在国际上尚存在争议，Kamischke 等报道药物治疗不射精症成功率不高。左旋多巴可以通过激活脑内多巴系统、抑制 5-羟色胺系统来提高射精中枢的兴奋性，用于治疗高位射精中枢异常；麻黄素于性交前半小时服用，能增强输精管道平滑肌收缩，有促进射精作用，但高血压、冠心病、甲亢患者禁用。米多君作为一种 α_1 受体激动剂，其生物利用度高，安全性、耐受性好，国外广泛用于治疗直立性低血压、晕厥、尿失禁等。早在 20 世纪 80 年代，就有学者研究发现米多君能显著改善射精功能和性器官的感受，并且在精子转运障碍症的诊断和治疗中也有较大的价值。Soler 等最新研究发现因脊髓损伤导致的不射精症患者口服米多君 30～120 min 后，再进行 PVS 可提高取精成功率。而 Safarinejad 通过让功能性不射精症患者口服米多君，从每天 7.5 mg 逐步增加至 15 mg，发现超过 50% 的患者可出现射精。

4. 振动刺激诱发射精

振动刺激诱发射精（PVS）最早于 1965 年应用于临床，适用于存在完整的射精反射弧（T_{10} 水平以上）的射精障碍，通过振动阴茎背神经，刺激位于脊髓胸腰段的射精反射弧，诱导射精，有报道称其有效率高达 80%。有学者发现对于由不同脊髓平面损伤导致的不射精患者，用 PVS 治疗效果并不一样，颈椎损伤患者有效率为 90.9%，胸椎损伤患者为 67.5%，腰椎损伤患者为 22.2%。Kafetsoulis 等通过腹壁刺激联合 PVS，发现能显著提高取精成功率；并且对于一个振荡器取精失败的患者，可给予 2 个或多个振荡器同时使用。PVS 使用非常简单、无创，而且与 EEJ 相比不需要麻醉，因此 PVS 被推荐作为射精障碍患者的首选。

5. 电刺激诱发射精

电刺激诱发射精（EEJ）适用于任何影响中枢神经和（或）周围神经系统射精机制的射精障碍患者，由 Horne 在 1948 年首次应用于人体以治疗不射精症。目前临床上常用的电射精仪是由 Seager 等发明的一种手携式直肠探头电射精仪，其原理是从肛门插入电极，电刺激精囊、前列腺，诱发射精。Sonksen 等研究发现对于脊髓损伤导致 AE 的患者，脊髓损伤的水平和完整性对是否成功诱导射精没有显著性意义。McElhiney 等通过实验发现 EEJ 对于 AE 患者尤其是心因性和脊髓损伤导致的是行之有效的办法。此外，许多学者对于通过 EEJ 采集的精液是否存在精液质量的变化以及是否对妊娠有影响进行了大量的实验，Hovan 等对非神经系统病变导致 AE 的患者采用 EEJ 取精，发现用 EEJ 前后的两次精液质量并无显著性差异。Komlya 等在一项为期 8 年的研究中，对 16 例不射精症患者采用 EEJ 取精，其中 10 对夫妻成功怀孕 14 次，显示出较高的成功率。大量的动物及人体实验证明，由 EEJ 采集的精子联合辅助生殖技术可成功妊娠，平均妊娠率为 25%，并且进一步实验发现，用 EEJ 采集的精子经过冷冻、溶解后虽然存在精子活性的下降，但完全可应用于辅助生殖技术，避免了 EEJ 的重复进行。由此可见，EEJ 联合辅助生殖技术是治疗不射精症患者不育的有效方法，并且显示出良好的应用前景。但由于 EEJ 可能显著引起部分患者不适感，因此治疗前需要进行麻醉。另外相对于 PVS，EEJ 取精有较高的逆行射精率，有报道称采用断续电流刺激可提高顺行射精率。

6. 中医治疗

中医对 AE 早有描述，称其为精淤症，认为其主要是由阴虚火旺、心肾不交、肝经郁火、精关失灵、脾肾两虚、气滞血瘀、精道淤阻等病因引起的，并主张对其行辨证施治。但目前临床上多将中医治疗作为一种辅助手段，或采用中西医结合的方式治疗 AE。

Chen 等采用针刺疗法治疗 AE 患者，发现其有效率为 82.3%，显著高于药物治疗组的 58.3%，说明针刺治疗 AE 有一定的效用，但是仍需要进一步的研究。

7. 辅助生殖技术的应用

由于不射精患者大多是以不育症就诊的，因此对于通过上述治疗未获得自然射精者，可以采用辅助生殖技术帮助受孕，如体外受精（IVF）和卵细胞质内单精子注射（ICSI）等。

第三节　逆行射精

逆行射精是指男性患者性欲正常、阴茎能够正常勃起并能插入阴道进行性交，有射精动作和性高潮却无精液排出，精液逆行进入膀胱，性交后尿液中可发现大量精子和果糖。因精液没有射入阴道内，因此可以造成不育，中国男性的发病率为 1%～4%，是男性不育症的常见病因。

正常情况下，性生活射精时，膀胱颈部在神经系统控制下，会在一瞬间紧密闭合，目的有两个：一个是为了防止精液逆行进入膀胱；另一个是增加后尿道部位的压力，使尿道内产生一个高压，这样有助于精液喷射出尿道外。逆行射精的关键问题是膀胱颈部关闭能力的障碍，可以是有关神经支配的问题，也可以是膀胱颈部与后尿道部位的肌肉功能失调，射精时无法紧密闭合，导致精液逆行进入膀胱。主要原因有以下 5 个方面。

（1）先天性因素。先天性宽膀胱颈、先天性脊柱裂等可导致膀胱颈关闭不全。

（2）机械性梗阻。后尿道瓣膜、精阜肥大、尿道结石、外伤性及炎症性尿道狭窄使尿道阻力增加，导致射精时精液受阻。另外，长期排尿困难亦可使膀胱颈部张力下降，导致关闭无力。

（3）神经肌肉损伤。盆腔内淋巴结清扫术、直肠癌切除术、腹主动脉瘤切除术、胸腰部交感神经切除术、脊髓损伤及糖尿病造成的神经损伤等，使交感神经受损，患者在射精反射过程中，关闭膀胱颈的神经冲动不能很好地到达膀胱颈环形平滑肌，导致不能同步收缩，膀胱颈关闭不全而精液逆流。前列腺增生手术、根治性前列腺切除术、外伤性骨盆骨折常可引起后尿道损伤，导致狭窄，同时又可破坏膀胱颈部的结构，导致膀胱颈关闭功能不良，造成逆行射精。

（4）药物影响。服用抗高血压、抗精神病等药物都可引起膀胱颈环形平滑肌的收缩无力，导致逆行射精。

（5）特发性。部分逆行射精的病因不明。

另外，中医认为本病与脾肾虚弱及经络受伤有关。如久病体弱、脾胃受损，或劳损过度，而致脾肾双虚，脾虚运化失司，固摄失调，肾虚膀胱不约，因而导致精液逆流。

【临床表现】

阴茎有足够的勃起能力，性交持续时间正常，有射精动作及性快感、性高潮，无精液射出，射精后排出的尿液一般混浊、多泡沫、有大量精子和果糖。逆行射精可表现为原发性、渐进性或有明确诱因（如手术、药物等），部分患者是因为不育来院就诊的。因为性高潮与性快感依然存在，男女双方仍可得到性满足，因此逆行射精并不会严重干扰性生活的质量。

【诊断】

详细询问患者的病史，尤其是手术史和用药史。从来都没有注意到的逆行射精或在青春期以前就开始发生的逆行射精，可能是特发性逆行射精。渐进性者多为神经系统病变所造成，如糖尿病性周围神经病变。其他的则能够指出一个确切的发病时间，如良性前列腺增生手术治疗后或广泛的腹膜后淋巴结清扫术后。

诊断逆行射精最简单的方法是化验患者射精后的尿液。应当注意的是，患者在射精前需要彻底排空膀胱，射精后收集所有成分。

血液学检查（包括血常规、肝肾功能、激素水平等）、尿流动力学检查、神经系统检查等有助于明确逆行射精的病因。

【治疗】

当站立并且膀胱适当充盈时，膀胱颈张力大于仰卧位的，有利于膀胱颈关闭，故男方采用立位性交常可恢复顺行射精，如体位调节无效常采用以下方法治疗。

1. 药物治疗

在膀胱颈部解剖结构完整的情况下才能有较好的效果，适用于非梗阻因素的神经、肌肉控制失灵的病例，包括因糖尿病引起的逆行射精。

（1）α受体激动剂：通过刺激膀胱颈部α肾上腺素能受体，增加膀胱颈部的收缩关闭能力，来达到防止精液逆向射入膀胱。常用药物有以下几种：麻黄素 50 mg，性交前 30～60 min 口服；硫酸麻黄素 10～15 mg，每日 4 次；苯丙醇胺每日 30 mg 口服；甲氧胺福林 5 mg，每日 3 次口服或单次静脉注射 25～50 mg；对羟福林 60 mg，性交前 1 h 静脉注射。

（2）抗胆碱能药物：降低副交感神经兴奋及相对增加膀胱颈张力，如马来酸溴苯那敏 8 mg，每日 2 次。

（3）三环类抗抑郁药物：丙咪嗪 25 mg，每日 3 次，或 50 mg 性交前 6 h 口服；去甲丙咪嗪 50 mg，隔日 1 次。

由糖尿病引起的应首先治疗糖尿病，与炎症有关时应行抗感染治疗。

2. 手术治疗

（1）经尿道精阜切除。适用于精阜增生造成机械性梗阻患者，但有可能因术后瘢痕致射精管闭锁。

（2）膀胱颈成形术。适用于膀胱颈松弛、扩大者，经尿道前列腺切除术后、膀胱颈梗阻切开术后患者。禁用于糖尿病及尿道狭窄患者。该术式经膀胱切除围绕膀胱颈的黏膜，重建内括约肌并折叠膀胱颈肌群以缩小其口径，达到治疗目的。

（3）尿道扩张术。定期尿道扩张术对尿道狭窄者有效，它能轻轻按摩精阜，疏通射精通道等处的轻微梗阻，确保其通畅，从而使一部分逆行射精患者的症状得到缓解。膀胱尿道镜检查也可起到这种尿道扩张作用。

3. 辅助生殖

对于恢复顺行射精失败或只要求生育者，可以从射精后尿液中回收精子来行辅助生殖。由于尿液的高渗透压、低 pH 值及氨的含量对精子有损害，故应减少精子与尿液接触时间、调整尿液渗透压和 pH 值（理想的 pH 值为 7.5～8.5）及减少尿液中氨的含量，可于辅助生殖前一周开始低蛋白饮食，于辅助生殖前一晚及当日晨口服碳酸氢钠 1 g，取精前 1 h 大量饮水（1 000～1 200 ml），然后两次排空膀胱，射精后立即排尿于盛有培养液的无菌收集器中并立即离心。根据从尿中收集的精子质量确定行宫腔内人工授精（IUI）或卵细胞质内单精子注射（ICSI）。亦可从输精管液中取精或睾丸穿刺取精，行 ICSI。

4. 注射疗法

其治疗原理是将一个和注射器相连的微小硅胶球囊（0.20～0.90 cm³）通过穿刺针置入膀胱颈黏膜下，用水凝胶填充球囊，保持球囊停留在注射部位，达到治疗目的。这种操作简单易行，可重复性强。此外还有应用人胶原、交联透明质酸、羟基磷灰石钙、自体耳软骨组织、肌源性干细胞体外培养扩增物等作为充填材料。

5. 中医疗法

有一定优势，但需辨证论治方有良好效果，如补肾益精、滋阴降火、疏通精关等。

（樊龙昌　刘继红）

第十二章　精液异常与男性不育

人类精液主要由精子和精浆两部分组成，精浆是主体，占 95% 以上，精浆中有许多特殊成分直接影响精子的发生、成熟、运动和受精。这些成分包括去能因子、获能因子、顶体素、纤溶酶原激活因子、类胰蛋白酶、胰岛素生长因子及蛋白酶抑制因子。此外精浆中还富含果糖、锌离子、一定量的酸性磷酸酶、柠檬酸、肉毒碱和部分常量元素、微量元素。占精液成分极少数的精子是男性生殖的主体。精子在睾丸中产生，在附睾中成熟，排出体外进入到女性生殖道后保持受精能力大约 48 h，精子的数量、质量直接影响受孕。精液异常主要包括以下方面。

（1）精子数量异常。正常生育年龄男子禁欲 2～7 d，一次射精的精子浓度应该 $\geqslant 15 \times 10^6/ml$。当至少 2 次精液常规分析提示精液中虽然有精子，但一次射精的精子总数 $< 39 \times 10^6$ 个（或精子浓度 $< 15 \times 10^6/ml$），而精液体积、精子活力、精子正常形态率等正常，即可诊断为少精子症。当一次射精的精子浓度 $\leqslant 5 \times 10^6/ml$ 时称为严重少精子症。当 3 次及以上精液常规分析查不出精子时即可诊断为无精子症。一次射精中的精子浓度 $> 250 \times 10^6/ml$ 时称为多精子症。少精子症和多精子症都可以导致男性生育力下降，除梗阻性无精子症可借助辅助生殖技术生育外，原发性无精子症患者已完全丧失生育力。

（2）精子质量异常。精子质量的优劣直接影响精子的运动和受精，临床最简易和常见的质量评价方法是采用 CASA 和巴氏染色对精子的运动强弱、精子的形态进行客观评价。精子进入女性阴道后必须迅速离开酸性环境，做前向运动，到达输卵管壶腹部才有可能受精。

（3）精液液化异常。精液的液化与凝固主要由前列腺和精囊腺分泌的液化因子和凝固因子这一对因子来平衡调节。精液排出体外后呈凝固态与精囊腺分泌的凝固因子相关，5～15 min 后精液开始液化，这主要是前列腺液中蛋白水解酶等液化因子起了作用，与液化有关的酶有 α-淀粉酶、糜蛋白酶、尿激酶、氨基肽酶和透明质酸酶等。当排出体外的精液超过 60 min 仍然未液化或液化不完全时可视为精液液化异常。

（4）精液体积异常。精液量的多少与禁欲时间的长短有关系，正常男子每次射出的精液量为 2～6 ml，当少于 1 ml 或大于 8 ml 时可视为精液体积异常。

第一节　无　精　子　症

无精子症（azoospermia）是指连续、间断取精 3 次及以上，将射出的精液经离心沉淀后显微镜检查，均未发现精子，称为无精子症。在男性不育症的病因中占 15%～20%。

【病因】

无精子症的病因很多，概括起来分为两大类。一种是睾丸生精功能障碍，称为原发性无精子症或非梗阻性无精子症（nonobstructive azoospermia，NOA）；另一种是睾丸生精功能正常，但因输精管道阻塞，使精子无法排出体外，称为梗阻性无精子症（obstructive azoospermia，OA）。

（一）睾丸生精功能障碍

睾丸生精功能障碍（spermatogenic arrest）可能因先天或后天因素而表现出无精子排出。

1. 继发性因素

（1）化疗。烷化剂如苯丁酸氮芥、环磷酰胺等对精原细胞有抗有丝分裂和类放射的作用。其他抗癌药物如长春新碱、长春碱能在细胞分裂中期中止细胞分裂。无精子症的产生取决于化疗药物的种类、数量、剂量、用药持续时间以及治疗前患者的生育状态。许多疾病本身已经引起生精功能障碍，患霍奇金淋巴瘤的男性化疗前 20％～40％的有原发性少精子症，70％精子活力不足。经氮芥、硫酸长春新碱、丙卡巴肼、泼尼松治疗后，无精子症的发病率是 77％～100％。有些抗菌药物，如呋喃妥因、庆大霉素、尼立达唑等能引起可复性精母细胞水平的生精阻滞（病理切片上生精细胞停滞于精母细胞阶段，而无进一步成熟的生精细胞）。

（2）放疗。放疗可引起暂时性无精子症，这取决于睾丸受照射量。如少于100 rads，则9～18个月恢复；200～300 rads，30个月恢复；400～600 rads，则大于或等于5年才能恢复。有报道单照射区1次照射600～800 rads可引起永久性不育。

（3）营养。鼠维生素A缺乏及人缺锌都可妨碍精子发生。维生素A缺乏可使鼠睾丸的精子发生停滞于细线前期精母细胞水平。对于酒精性肝硬化患者，维生素A和锌缺乏是性腺功能减退的原因之一。睾酮水平过低，加上酒精的直接细胞毒性作用，可引起生精功能低下。乙醇能抑制维生素A转变为具有生物活性的视黄醛。因乙醇与维生素A氧化需要同一种脱氢酶。同时，乙醇氧化代谢还需要锌的参与。肾功能不全者，常发生初级精母细胞或其前期水平的生精阻滞，其原因仍认为是缺锌。严重营养不良常影响睾丸生精功能而出现无精子症。

（4）热量。热（如桑拿浴、体温升高、长期高温作业等）可导致少精子症，重者出现无精子症。将睾丸暴露于 43℃，15 min 即可选择性地破坏对高温最敏感的初级精母细胞。对18例正常男性的阴囊加热至43～47℃，每天30 min，连续12 d，5～7周后出现精子计数减少，加热结束23～65 d后睾丸生精停滞于精母细胞阶段。

（5）内分泌因素。促性腺激素不足能引起不同阶段的生精阻滞。肾上腺生殖器综合征、高催乳素血症、男性假两性畸形、LH链异常等都能引起初级精母细胞阶段的生精阻滞。

（6）睾丸因素。精索静脉曲张可引起睾丸生精障碍。McFadden 报告 101 例精索静脉曲张病例中，初级精母细胞水平生精阻滞的发生率为 8%。Spera 报告的 42 例中，24% 的发生精子细胞水平生精阻滞。该病主要累及睾丸间质细胞的功能，使睾酮产生减少。进一步研究表明，睾酮合成障碍发生于其合成的最后阶段，即 17-羟孕酮转变为睾酮，这一过程需 17-醛缩酶的参与，和其他酶一样，17-醛缩酶的活性有温度依赖性。精索静脉曲张时，睾丸局部温度增高抑制了该酶的活性。睾丸鞘膜积液患者的鞘膜内压力增高、睾丸被膜水肿、睾丸体内微循环减少是导致生精障碍的原因。一组 120 个鞘膜积液患者中不同程度睾丸生精障碍占 18%。隐睾或睾丸扭转引起睾丸内微环境改变，都可影响其生精功能。

（7）环境因素。与数十年前相比，人类精子有数量日益减少、质量逐渐下降的趋势，已引起人们的注意，说明睾丸生精功能在减退，这不能不使人考虑生殖毒性物质和环境因素对生精功能的影响。尽管已被证实的毒性物质与精子浓度下降的关系是有限的，但这可能是因为缺少设计严谨的研究而不是对精子浓度没影响。环境污染、食物添加剂、有机溶剂、除草剂及农药等类雌激素物质对生精功能的远期影响还不清楚，更重要的是人们还没有弄清各种毒性物质在越来越多的遗传性疾病中的潜在作用，也不能确定儿童在其个体发育中的不同阶段对这些物质的敏感性。在 Carlsen 的一份报告中，他调查了过去 50 年中人类精子的变化后发现，人类精子浓度以每年 0.25% 的速度减少，且精子质量逐渐下降，他推测，照此发展下去，再过三代人，精子数量将下降 25%，男性不育的发生率将大大增加。

2. 原发性或先天性因素

（1）体细胞染色体异常。据报道，染色体异常在不育男性中占 4%～5%，而在正常人群中只占 0.5%～0.7%。11.9%～15% 的无精子症和 4.4% 的少精子症是染色体异常引起的，其中性染色体异常（主要是 47，XXY，如克氏综合征）最常见。21 三体综合征、8 三体综合征及 XYY 综合征都会出现不同程度的睾丸生精障碍。Y 染色体长臂在精子发生中起重要作用。因 Yq11（Y 染色体长臂 1 区 1 带）缺失总是表现为无精子症或严重少精子症，所以认为 Yq11 为精子发生的基因位点。Yq11 突变率在原发性不育患者中为 5%～20%。突变后阻滞了精子发生的基因表达，从而引起无精子症。因此，有人把 Yq11 称为无精子症基因（azoospermia factor，AZF）。目前已能够用分子生物学的方法测定 AZF 突变引起的基因缺失，并证明 Yq11 有许多亚区。另外，Patrizo 用 PCR 法测定了 36 例严重少精子症者的外周血白细胞 Y 染色体中 100 多个 DNA 位点，发现两例 Y 染色体中段有与 AZF 相似的基因缺失，位置在 AZF 位点或其附近。说明严重少精子症也与 Y 染色体长臂基因缺失有关，同时也为进一步研究 Y 染色体在精子发生中的作用提供了条件。

常染色体与性染色体发生易位、第一次减数分裂期间性染色体稳定性被破坏等，都会影响精子发生。

（2）生精细胞染色体异常。在核型正常者中，大多数初级精母细胞阶段生精阻滞是由第一次减数分裂出现异常引起的。在第一次减数分裂过程中，同源染色体要进行联会、交叉和交换等一系列变化,此过程发生差错如不联会(asynapsis)、同源染色体异常配对、异常联会丝复合物(synaptonemal complex)、配对染色体解联会(desynapsis)、染色体交叉和二价染色体数量异常,以及环状染色体等均能对减数分裂和精子发生造成严重影响。

(3)双侧隐睾未能及时治疗、先天性无睾症等均能出现无精子症。

(二)输精管道阻塞

1. 先天性因素

输精管道先天性阻塞可以发生于从输精管到射精管的任何部位。主要有以下几种:①先天性双侧输精管缺如或闭锁;②先天性附睾发育不良或附睾与睾丸不连接;③先天性精囊或射精管缺如。

2. 后天性因素

(1)感染。是最常见的继发性因素之一。附睾结核常由逆行感染所致,结核杆菌沿输精管侵及附睾,引起输精管壁增厚变硬,呈串珠样改变以及附睾出现结节等。淋病奈瑟球菌破坏附睾尾部、丝虫病感染累及附睾及输精管也可造成阻塞。精囊及前列腺的炎症可造成射精管阻塞。

(2)创伤。主要是医源性损伤。如精索静脉曲张手术、隐睾固定术、前列腺手术、睾丸鞘膜翻转术以及疝修补术等都有可能损伤输精管、附睾本身或其血管及神经。如为双侧性损伤,则出现无精子症。

(3)肿瘤。精索、精囊、附睾、睾丸以及前列腺的肿瘤,可压迫或破坏输精管道,引起无精子症。

(4)其他。局部放疗可引起附睾或输精管粘连、纤维化等。

【诊断】

无精子症的诊断不难,难在病因诊断,精液经离心后镜检未发现精子,虽能诊断为无精子症,但并不能明确其病因,从而不能确立治疗方案。

【病史】

对于无精子症患者,要了解其工作和生活环境。询问有无长期高温作业、有无接受过放疗或化疗及服用对生精功能有影响的药物、有无经常接触毒性物质、是否经常食用粗制棉籽油、有无癌瘤病史。如曾患腮腺炎则应询问有无同时并发睾丸炎等。

【体检】

了解患者的第二性征及生殖器外观是否正常。检查有无隐睾、鞘膜积液及精索静脉曲张。了解双侧输精管是否存在、直径及硬度如何,附睾有无肿块、硬结,睾丸大小、质地以及有无肿瘤等。

(三)实验室检查

1. 精液常规分析

禁欲3~7 d,手淫取精,待精液液化后进行精液手工或CASA方法分析,光镜下如未发现精子，可离心精液后取沉淀物再检查，对疑有无精子症患者应该有 3 次精液检测结果才能证实。

2. 精浆果糖检查

果糖产生于精囊，当双侧精囊缺如或双侧输精管完全性缺如时，果糖测定为阴性。而精囊以上输精管及附睾病变时，则果糖阳性。精囊炎时果糖减少或消失。

3. 精浆肉毒碱和 1，4α- 葡糖苷酶检查

这两种成分均由附睾分泌，与精子在附睾内发育成熟及受精等过程密切相关，是附睾的标志物。附睾以后输精管道阻塞，其含量极低。

4. 内分泌激素检查

以往内分泌激素检查主要检测血清中 FSH、LH、T 及 PRL，以确定睾丸功能是否有损害及损害程度。近十年来男科大夫开始重视男性血清中雌激素、游离睾酮和抑制素 B 的水平，个别实验室开展抗米勒管激素（anti-Müllerian hormone，AMH）的检测，根据检测的结果来判断是否有必要进行睾丸穿刺或睾丸活检，进而判断睾丸生精功能障碍是原发性或继发性（病变部位在垂体）的。由于激素分泌是脉冲式的，所以采血时间不同测得结果相差很大。如所得结果与临床表现相距甚远时，可重复检查。有些激素（如 T、PRL、肾上腺素等）的血浓度在一天中有节律性的变化，对这类激素可统一采晨血或 8－11AM 的血。有不少文献报道血清抑制素 B 的水平在非梗阻性无精子症诊断中有极其重要的意义，甚至可以取代睾丸活检。抑制素最初是在人卵泡液中提取的，20 世纪 80 年代抑制素分离纯化成功。抑制素由睾丸的支持细胞和卵巢的颗粒细胞合成，分子量为 18 000～20 000，有两个亚单位——α 和 β 亚单位，对 FSH 分泌起负反馈调节作用，在精原细胞、初级精母细胞和早期精母细胞膜上有抑制素 A 的受体。

测定血清中抑制素的水平可以了解非梗阻性无精子症患者睾丸中精子存在与否。Brugo-Olmedo 等报道对 78 例 NOA、15 例 OA 和 10 例有生育力的志愿者进行血清中抑制素 B 和 FSH 比较，同时进行了睾丸切开活检术（TESE）、附睾穿刺活检（PESA）和精液分析，了解睾丸、附睾中的精子状况，结果发现：非梗阻性无精子症患者血清 FSH 较高，抑制素 B 水平明显低下。对于 NOA 者，TESE 提示有精子存在的患者其血清中抑制素 B 的平均水平较那些睾丸中没有精子的 NOA 者明显升高 [（89.31±73.24）pg/ml vs.（19.23±22.34）pg/ml]，而 FSH 的水平分别为 [（21.37±12.92）IU/ml vs.（19.27±10.28）IU/ml]。因此，血清抑制素 B 的水平较 FSH 更能准确反映 NOA 患者睾丸精子的情况，可以作为一种无创伤性的标志性检查。最近几年生殖男科开始关注血清抑制素 B、AMH、FSH 的测定，以联合评估精子发生功能，便于进行诊断、治疗及疗效的评价。

无精子症患者内分泌激素检查结果评价如下。

（1）血清 T 降低，FSH、LH 增高。这种情况说明原发性睾丸功能损伤，包括间质细胞（产生 T）和生精细胞。促性腺激素，特别是 FSH 增高，说明睾丸本身受损而非下丘脑、垂体病变，应进一步做核型检查，证实有无克氏综合征或其变型。睾丸本身的病变也

会出现这一表型。

（2）T、LH 正常，FSH 增高。见于原发性生精功能受损而未累及睾丸间质细胞者。FSH 增高的原因一般认为是精曲小管中的支持细胞受损后分泌抑制素减少。

（3）T、LH、FSH 都降低。这种情况仅占不育男性的 1%，见于先天性或获得性促性腺激素低下型性腺功能减退症（hypogonadotropic hypogonadism）。嗅觉丧失症患者常出现先天性 LH、FSH 缺乏。对这类患者还应检查其他垂体激素（TSH、促肾上腺皮质激素等）。血清催乳素（PRL）在患垂体肿瘤时升高，做头颅垂体窝影像学检查，可发现垂体肿瘤。PRL 增高的另一常见原因是服用抗多巴胺类药物。

（4）T、LH、FSH 都正常。见于遗精、逆行射精、输精管道阻塞等。逆行射精患者常有自主神经病变，常见于糖尿病患者。精液量少、酸性、果糖阴性说明先天性输精管缺如。无精子症患者 FSH 正常，当精液果糖浓度正常时，2/3 病例为射精管近端输精管道阻塞，1/3 病例为隐匿性精曲小管功能障碍。

5. 精浆游离核酸检测

游离核酸（cell-free nucleic acids）是指存在于细胞之外的核酸，包括 DNA 和 RNA，又称为胞外核酸（extracellular nucleic acids），在自然界中普遍存在。在人类，游离核酸目前已在多种体液中被检测到，其应用价值在于可以作为疾病研究、临床诊断及法医鉴定的标志物。

近年来，精浆游离核酸的分离、特点及与男性不育相关性研究陆续被报道。综合目前这些研究结果，精浆游离核酸具有以下特点和优势：①浓度高，大部分男性每毫升精浆中 DNA 和 RNA 的量在 1 μg 以上，足够用于目前多种常用的分子生物学实验技术；②稳定性好，即使是 RNA 也有很好的稳定性，这些 RNA 主要存在于微小体中或与其他分子结合形成复合体而逃避 RNA 酶的降解；③代表性好，对于无梗阻或发育异常的男性，精浆主要来源于双侧睾丸、附睾、精囊及前列腺等的分泌，所以，精浆游离核酸对这些器官的一些基因的表达有比较全面的代表性，这也是比穿刺和活检更有优势的一个方面；④无创性优势。

精浆游离 RNA 可用于无精子症的分类诊断，例如，利用生精细胞特性表达基因 DDX4、精囊腺特异性表达基因 SEMG1、前列腺特异性表达基因 TGM4，通过提取 RNA，进行 RT-PCR 和电泳，检测其精浆游离 RNA 是否存在，能鉴别诊断梗阻性无精子症和非梗阻性无精子症，以及诊断完全性唯支持细胞综合征。精浆游离 RNA 不仅有无创的优势，该方法可能比睾丸活检更加准确和敏感：对于睾丸病理诊断有生精细胞的非梗阻性无精子症患者，本方法 100% 吻合；而对于睾丸病理诊断唯支持细胞综合征患者，经本方法诊断超过一半（56%）DDX4 阳性，由于采用的 DDX4 是生精细胞特异性表达基因，其阳性表明睾丸肯定有生精细胞，并非唯支持细胞综合征。主要原因还是精子发生的异质性，睾丸活检仅能代表取材区域的精子发生状态，而精浆游离 RNA 可以代表双侧睾丸所有区域的 RNA 信息，加上基于 PCR 的分子生物技术对低拷贝 RNA 检测高灵敏度，使得这种方法有严格、准确、灵敏的优势。

6. 染色体检查

对于睾丸体积小、第二性征不明显，或怀疑两性畸形以及有遗传病史的无精子症患者，可做染色体检查、无精子症基因（AZF）检查。如前所述，Y 染色体长臂上有决定精子发生的基因位点，位于 Yq11。对于无精子症患者可用 PCR 方法检查 AZF 是否缺失。研究 AZF 的重要意义还在于了解该基因缺失是否能遗传给下一代。即从这类患者睾丸组织中获得的精子或精子细胞通过显微受精后所出生的后代是否还是无精子症患者或 AZF 携带者。

（四）影像学检查

输精管造影可诊断梗阻性无精子症；垂体的 CT 或 MR 检查有助于诊断垂体肿瘤。

（五）睾丸活检

从 20 世纪 50 年代到 70 年代，睾丸活检是评价不育男性睾丸功能的常规方法。而后人们发现血清 FSH 可间接反映睾丸的生精状况，从而在很大程度上取代了睾丸活检，使活检的指征局限于睾丸大小正常、FSH 正常或轻度增高的无精子症患者。20 世纪 90 年代以来，随着活检技术的改进，如细针抽吸（fine-needle aspiration，FNA）活检、针穿刺活检和活检枪等，以及男性不育治疗水平的提高，要求对睾丸生精功能有更准确、更全面的评价，其中细针抽吸活检颇具特点。传统的附睾切开或睾丸活检取精由于手术创伤大、并发症多，已逐渐被 Turek 等首创的睾丸细针抽吸（FNA）活检所取代。FNA 的临床意义在于诊断 OA 和 NOA 患者、ICSI 和冷冻保存。FNA 操作和传统取精方法比较并不复杂，方法如下：常规消毒阴囊皮肤，1% 利多卡因精索阻滞麻醉后，助手将睾丸固定在示指与拇指之间，术者将穿刺针缓慢轻柔地穿过皮肤和睾丸白膜，进入睾丸内部，取出穿刺针内芯，连接 10 ml 注射器，加负压后，多个方向穿刺抽吸睾丸组织，保持负压状态，拔出穿刺针，将组织进行细胞学涂片（酒精固定、巴氏染色），或将组织打入人输卵管培养液中，进一步分离睾丸组织。与传统取精方法比较，FNA 具有简单、有效、创伤较小、副作用少、术后无感染和血肿出现等优点，术后睾丸多普勒超声检查正常，取精率同样可达 100%。随着活检的指征逐渐放宽，事实上，目前睾丸活检既是一种诊断手段，又是一种治疗方法。从活检组织中分离出的精子或精子细胞，可通过显微受精注射到卵细胞中，经受精、卵裂，最终成功妊娠。

1. 睾丸活检的方法

（1）开放性睾丸活检。已越来越少用，除非与睾丸手术同时进行。所取组织标本大，能满足任何临床及科研之需要。

（2）细针抽吸细胞学检查。用 21～23G 细长针吸取睾丸细胞，涂片染色镜检。优点是迅速、简便、痛苦小，常在 2～3 h 内出结果。缺点是需要由有经验的细胞病理专家做出诊断。也可将标本制成单细胞悬液，做流式细胞仪定量分析。细胞学标本不能反映精曲小管的结构、基底膜病变及生精细胞排列等情况。

（3）针穿刺活检或活检枪活检。原理相同，穿刺针直径 18G，可获得睾丸组织块（长条）。能达开放手术所获标本的要求，是目前常用的诊断方法。

2. 睾丸活检的病理类型

（1）梗阻性无精子症。病理切片示睾丸精曲小管及生精上皮与正常成人标本一致。

（2）生精阻滞。是生精细胞从精原细胞发育成熟为精子细胞最终形成精子这一连续过程的中断。切片上精子发生停于某一生精细胞阶段，没有进一步成熟的生精细胞。常见的是初级精母细胞阶段生精阻滞。

（3）基底膜纤维化。精曲小管基底膜增厚，透明样变。生精上皮退化、管腔变小。

（4）唯支持细胞综合征。精曲小管内生精上皮中只有支持细胞，无生精细胞，管腔小，基底膜增厚，间质细胞增生。

（5）精曲小管发育不良（或克氏综合征）。部分精曲小管退化，代之以增生的纤维组织及灶状分布的间质细胞。残存精曲小管常直径小，基底膜增厚，生精上皮中无生精细胞等。

（6）生精上皮脱落。精曲小管内生精细胞排列紊乱，脱落的生精细胞阻塞管腔。见于糖尿病、甲状腺功能低下等。原发性无精子症也可出现。本症应与标本处理过程中的人为现象相区别。

【治疗】

（一）内科治疗

由内分泌疾病引起的无精子症，可用内分泌激素治疗。如促性腺激素低下型性腺功能减退症，可给予 hCG 1 500 U，每周 3 次，连用 6～12 个月。如果精子计数仍不正常可改用人类绝经期促性腺激素（human menopausal gonadotropin，hMG）（LH 与 FSH 复合制剂）75 U，每周 3 次，一般 1 年左右即可见效。文献报道对这类患者，LH 只能使其精子发生恢复到次级精母细胞水平，同时应用 LH 和 FSH 才能使精子发生恢复到精子水平。hMG 皮下注射后（5.3±3.9）个月出现次级精母细胞，（18.1±9.8）个月出现精子。

对高催乳素血症特发性者用溴隐亭治疗，对服用抗多巴胺类药物引起者应停药并结合其他内科治疗。

需要指出的是，对许多先天性或遗传性无精子症（如克氏综合征、唯支持细胞综合征、两性畸形等）的治疗，不是以生育为目的的，而是通过内科治疗来维持其性征和功能。对许多由下丘脑或垂体肿瘤引起的无精子症，可通过对原发病的放疗或手术而获得改善。

（二）手术治疗

对精索静脉曲张、鞘膜积液、隐睾及睾丸扭转等引起的无精子症，原则上都可经手术治疗。其疗效取决于睾丸受损的程度和术后生精功能的恢复情况。Li Ming 报告的 39 例精索静脉曲张中，经精索静脉高位结扎后精子浓度从（34±6）×10^6/ml 增至（45±7）×10^6/ml，活动度从 34%±2% 增至 39%±2%，血睾酮浓度从（319±12）ng/dl 增至（409±23）ng/dl。他认为，术后生精功能的改善是睾丸内静脉压、温度、组织间液容积及睾酮变化等多项因素的综合效应，而非单纯睾酮变化的结果。

对双侧隐睾一般主张 2 岁前手术，如成年后已发生无精子症时再手术，对睾丸生精功能无改善，手术的目的是防止恶变。

对梗阻性无精子症可采用输精管端端吻合、附睾睾丸吻合等手术以恢复排精通道。人工精子池、附睾显微穿刺抽取精子行 IVF 或显微受精，也有许多报道。

（三）显微受精技术

正常生殖需要精子具备一定的数量、活动度和形态功能。事实上，各种治疗因睾丸本身固有的变化，很难使生精功能恢复到理想水平，因而成功率都较低。即使是宫腔内人工授精（IUI）、体外受精胚胎移植（IVF-ET）、输卵管内配子移植等助孕技术，也因为要求精子的许多参数在正常范围内而限制了治疗的成功率。20 世纪 90 年代以来，显微受精技术，尤其是卵细胞质内单精子注射（ICSI）的开展，使男性不育的治疗有了突破性进展。它使受精所需精子数在理论上减少到 1 个，且 1 个治疗周期中受精率高达 60%～80%，卵裂率为 80%，受精卵移植成功率有 65%，妊娠率（听到胎心）为 22%～32%。许多研究表明，ICSI 的成功率不受精子参数和来源的影响。顶体不完整的精子、顶体反应未发生的精子、不活动的精子、有头无尾的精子以及附睾穿刺抽吸获得的精子，甚至睾丸活检组织中分离出的精子，都有可能通过 ICSI 而使卵子受精。由此可见，对严重少精子症和梗阻性无精子症患者，可经显微受精而获得生育。这一技术在发达国家已成为常规治疗方法。21 世纪初该项技术在我国实行准入制，现国内已有不少医院开展这项工作，已成为辅助生殖技术的常规治疗方法。

ICSI 需要睾丸至少能产生精子，对于因睾丸生精障碍而致的非梗阻性无精子症似乎无能为力。然而精子参数与受精率的非相关性，也使人们意识到完整精子对于受精并非完全必要。Palemo 将去掉颈、尾部的精子头部注入人卵细胞质中，结果 13 个卵中 10 个出现了雌、雄性原核（已受精），受精率与 ICSI 相似。因正常人的精卵融合后有丝分裂的第一个纺锤体是由位于精子颈部远侧的中心体形成的，因此他认为精子头部注射后受精卵能否正常发育尚需要进一步研究。但这种担忧很快被 Sofikitis 排除了，Sofikitis 将完全性睾丸生精阻滞（精子细胞水平）患者的睾丸活检组织研碎，分离取得精子细胞，而后提取其细胞核，并将其注射到相应配偶的卵子中，结果受精率为 31%，并有两例妊娠，提示用生精细胞核基因提取物治疗睾丸生精障碍引起的无精子症是有可能实现的。

应当指出，显微受精只是解决了无精子症（或少精子症）患者的生育问题，并没有从根本上改变睾丸的生精状况，该技术是否会引起无精子症的遗传倾向有待进一步研究。

目前，无精子症的诊疗流程如图 12-1 所示。

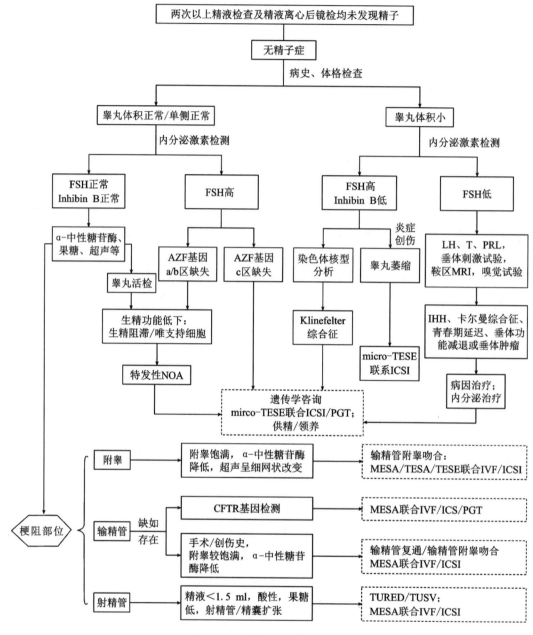

图 12-1　无精子症诊疗流程图

注：FSH 示卵泡刺激素；Inhibin B 示抑制素 B；LH 示黄体生成素；T 示睾酮；PRL 示催乳素；MRI 示磁共振成像；IHH 示特发性促性腺激素低下型性腺功能减退症；NOA 示非梗阻性无精子症；ICSI 示卵细胞质内单精子注射；PGT 示植入前遗传学检测；MESA 示显微附睾精子抽吸术；TESA 示睾丸穿刺取精术；TESE 示睾丸切开取精术；micro-TESE 示显微睾丸取精术；IVF 示体外受精；TURED 示经尿道射精管切开术；TUSV 示精囊镜。

（潘　峰　叶　臻　尹太郎　熊承良）

第二节　少精子症

少精子症（oligospermia）是指射出体外的精液中精子的数目低于正常生育男性的一种病症，少精子症可以导致男性不育。第 5 版《WHO 人类精液检查与处理实验室手册》提供的正常精液参考值较第 4 版有较大幅度降低，精子浓度≥$15×10^6$/ml 为正常。因此精子浓度低于 $15×10^6$/ml 可视为少精子症。

由于近 50 多年来人类生殖健康不断受环境、雌激素类物质和其他因素的影响，精液的质量呈下降趋势，精子浓度从 20 世纪 80 年代的（20～200）×10^6/ml 下降到今天的 $15×10^6$/ml，而且还有进一步下降趋势。

临床上少精子症常常与精子活力低下、前向运动能力差及精子畸形率高同时存在，此时称为少弱精子症或少弱畸精子症。少精子症临床较常见。

一、病因

睾丸可以分为 2 个腔室，一个是间质腔，含间质细胞，主要产生睾酮，是睾丸产生雄激素的部位；另一个是精曲小管腔，含支持细胞，主要功能是支持和营养发育中的干细胞直至分化形成精子。睾丸总体积的 90％是由精曲小管组成的，睾丸体积显著变小可以反映出精子发生减退的改变。精子在睾丸内产生，在睾丸的精曲小管内经历精原细胞、初级精母细胞、次级精母细胞、精子细胞，最后形成成熟的精子，并释放到精曲小管内，这是一个持续的过程。一般将这一持续过程分为 3 个阶段，即精原细胞增殖阶段、精母细胞成熟分裂阶段、精子形成阶段。从人的精原细胞到成熟的精子大约在精曲小管内要经历 64 d。每天人睾丸能产生 $120×10^6$/ml 个精子。一次射出的精子总数≥$39×10^6$ 个。

在精子形成的整个过程中都受到内分泌激素的调节，任何影响生精功能的因素均将导致精子数目减少。

1. 内分泌因素

正常睾丸功能受促性腺激素 LH 和 FSH 的调控，他们两者受下丘脑分泌的肽类激素促性腺激素释放激素（GnRH）的调控，下丘脑又受中枢神经系统兴奋性神经递质和抑制性神经递质的调节，这些中枢神经递质包括去甲肾上腺素、多巴胺、5-羟色胺等，此外，睾丸负反馈信号也参与调节。LH 刺激间质细胞产生睾酮，睾酮主要直接作用在支持细胞而不是生精细胞。睾丸内高浓度的睾酮在启动和维持精子发生中发挥着重要作用。激活素和抑制素由支持细胞分泌，是重要的信号分子，通过自分泌和旁分泌促进 FSH 释放。FSH 刺激支持细胞产生精曲小管液和分泌许多蛋白质（如雄激素结合蛋白、转铁蛋白、抑制素、纤溶酶原激活因子），调节支持细胞的功能。多胺、乳酸被认为能调节精原细胞的增殖分化和成熟过程。在青春期睾丸精子的发生需要 LH 和 FSH 两种激素的刺激才能启动。对动物而言，LH 刺激睾酮分泌，后者诱导精原细胞完成减数分裂，FSH 则促进精子细胞形成精子。促性腺激素在人类精子发生中的准确作用部位仍不十分清楚。

人体内分泌紊乱，特别是下丘脑-垂体-睾丸性腺轴系统功能紊乱，常导致睾丸生精功能障碍，表现为少精子甚至无精子。

（1）原发性促性腺激素低下型性腺功能减退症：表现为促性腺激素和睾酮低下，第二性征发育不全，小睾丸，这类患者多表现为无精子。

（2）继发性促性腺激素低下型性腺功能减退症：第二性征正常，睾酮和促性腺激素低于正常值，但较原发性患者轻，重者睾丸萎缩，有勃起功能障碍表现。

（3）高 FSH 少精子症：LH 和睾酮正常，FSH 高于正常范围，精子数目少。由于 FSH 不受睾酮的负反馈调节，推测可能是睾丸受到某种损害，生精功能部分抑制，同时抑制素也产生障碍，不能对 FSH 产生负反馈效应，因而出现血中 FSH 升高。

（4）高催乳素血症：血清 PRL 增高，少精子同时伴勃起功能障碍。

（5）肾皮质增生症：表现为青春期早熟、少精子、血浆可的松下降、尿 17-酮类固醇、黄体酮增加，尿 17-羟类固醇低于正常值。

（6）慢性肾上腺皮质功能减退症：可出现少精子症。

（7）甲状腺疾病和糖尿病等可导致少精子症。

2. 感染因素

生殖系统的特异性和非特异性感染均可以影响精子的发生，如急/慢性附睾炎、附睾结核、慢性前列腺炎、精囊炎可导致精液成分发生改变，导致精子数目减少、畸形精子增多等。细菌性附睾-睾丸炎可导致生精功能下降或生精停滞。含菌的精液可引起精子分解、精子中毒、精子凝集、死精子。病毒感染，如青春期腮腺炎病毒感染引起继发性睾丸炎后，睾丸组织受到程度不同的破坏，5％的患者双侧睾丸萎缩，生精功能低下，出现少精子或无精子。

3. 精索静脉曲张

精索静脉曲张占男性不育患者 23％～39％，它对生精功能的影响主要通过：①肾静脉血向精索内反流，使睾丸局部温度升高，温度升高作为凋亡刺激信号之一引起生精细胞凋亡。②在肾静脉血反流至睾丸的同时，肾上腺和肾脏所产生的毒性代谢产物和部分激素（如 5-羟色胺）对睾丸也产生毒性作用。③睾丸内及周围静脉瘀血，造成局部 CO_2 潴留、乳酸堆积、氧分压降低、缺氧、pH 值下降、微循环障碍，影响生精细胞的新陈代谢。④肾静脉血反流致血液淤积，间质细胞受损，下丘脑-垂体-睾丸性腺轴功能紊乱。⑤引起精浆中转铁蛋白下降，可能导致精子发生障碍。⑥血液淤滞，血睾屏障被破坏，产生抗精子抗体。⑦高浓度的脂质过氧化物（lipid peroxide，LPO）可直接损伤睾丸生精细胞及亚细胞膜，导致生精功能障碍。⑧精索静脉曲张可致附睾功能病理改变，表现为精子成熟障碍，动物实验可见上皮细胞排列紊乱、微绒毛稀疏。⑨精索静脉曲张时局部抵抗力低，容易导致解脲支原体反复感染，不易治愈。

4. 遗传因素

体细胞核型异常中有 5％～6％表现为少精子症，15％表现为无精子症。近年来发现 Y 染色体微缺失是精子发生障碍的常见原因之一，Y 染色体微缺失的发生率在原发性无精子症患者中为 15％～20％、在严重原发性少精子症患者中为 7％～10％。林经安等报道在 65 例无精子症和严重少精子症患者中，5 例患者有 AZFc 的微缺失，缺失率为 7.7％。其中

43 例无精子症患者中，4 例患者有 AZFc 的微缺失，缺失率为 9.3%。在 22 例严重少精子症患者中，1 例有 AZFc 的微缺失，缺失率为 4.5%，未发现有 AZFa 和 AZFb 的微缺失。在 36 例正常生育男性中均未见 AZFa、AZFb 的微缺失。我们对 143 例严重少精子症患者检查 Y 染色体发现，有 14.4% 的患者有微缺失，其中主要是 AZFc 的微缺失，占 93.3%，AZFb 的微缺失占 6.7%。

5. 免疫因素

抗精子抗体阳性的男性不育者中 20%～50% 的表现出少精子。

6. 隐睾

根据组织学研究，1 岁内未降睾丸与正常睾丸没有多大区别，然而 2 岁以后未降睾丸的生精细胞数目比正常睾丸明显减少。隐睾如不早期手术可出现少精子或无精子。单侧隐睾青春期后接受手术，术后仍有 83% 的患者精子浓度低于正常人。在青春期前进行睾丸固定术治疗的不同年龄段患者中，约有 75% 的双侧隐睾患者和 50% 的单侧隐睾患者，术后精子数目低于正常人。

7. 鞘膜积液

无论原发性还是继发性鞘膜积液均可因睾丸局部温度升高而致生精障碍，可出现少精子。

8. 营养因素

生精所需营养物质氨基酸（如精氨酸）、维生素 A、维生素 E、叶酸及微量元素（如锌）等缺乏，都可致生精功能低下，表现为少精子，重者可出现无精子。

9. 环境因素

长期接触高温（如厨师、锅炉工）、放射性物质、化学毒物等，均可以导致生精功能低下、少精子甚至无精子。

10. 药物

某些药物可能暂时性或永久性损害精子的生成，如大剂量皮质类固醇、雄激素、雄激素拮抗剂、促性腺激素释放激素、西咪替丁、柳氮磺胺吡啶、秋水仙素、呋喃类药物、部分抗生素，以及肿瘤化疗药物中一些烷基化合物，均可能导致生殖功能可逆或不可逆的损害。

11. 其他

嗜好烟酒、常穿紧身裤和常洗桑拿浴等，都有可能造成少精子。

二、诊断

（1）禁欲 2～7 d，精液常规分析 2 次或以上提示精子浓度 $< 15 \times 10^6/ml$，即可诊断为少精子症，如需连续 2 次以上采集标本，要注意每次采集标本禁欲的天数应尽可能一致。对查不出任何病因者，可诊断为特发性少精子症。当精子浓度 $\leqslant 5 \times 10^6/ml$ 时，可诊断为严重少精子症。

（2）通过询问病史、体格检查及其他实验室辅助检查（遗传学检查、免疫学检查、内分泌激素测定、微生物学检查、微量元素测定、精子染色质结构分析等），大多能发现少精子症的病因。精液分析发现精子浓度 $<15\times10^6/ml$ 并同时伴有引起少精子症的病因时，可诊断为继发性少精子症。

精液过多症是指一次排精的量过多，大于 6 ml，由于精浆的稀释作用，可能出现精子浓度降低，表现为少精子现象。同时还要注意取精时精液是否有前一部分丢失，由于前一部分精液中精子浓度较高，丢失后可能造成精子浓度偏低或假性少精。

三、治疗

1. 病因治疗及原则

对内分泌因素引起的少精子症，根据内分泌激素检测结果给药。原发性促性腺激素低下型性腺功能减退症者的病变部位主要在下丘脑，可给予促性腺激素释放素（LHRH）及其类似物、hCG 和 hMG 等一种进行替代治疗。对继发性促性腺激素低下型性腺功能减退症者，主要针对病因，也可给予 LHRH、hCG 和 hMG 中的一种进行治疗。对原发性高催乳素血症者可给予溴隐停；对继发垂体瘤者进行手术治疗；对先天性肾上腺增生症者，给予泼尼松或地塞米松治疗；对抗精子抗体阳性者，在使用免疫抑制剂泼尼松或地塞米松治疗的同时，注意抗感染治疗，因为大多数患者可能同时伴有生殖系统的慢性感染，对有急慢性感染者给予抗生素治疗；对隐睾需手术治疗者，青春期后进行手术，提高精子数目的希望较小，可以采用辅助生殖技术；对鞘膜积液者以外科手术治疗为宜，特别是大量积液者；对营养缺乏者，给予适量的微量元素、氨基酸和维生素；长期从事高温作业、接触放射和化学毒物的人员，除注意防范对生殖系统影响外，最好更换岗位；药物因素引起者，停药或改用不影响生殖功能的药物；有不利于生精功能的不良生活习惯者，应尽量纠正不良生活习惯。

2. 氯米芬

自从 Teoh 1964 年报道使用氯米芬治疗不育男性获得成功后，目前已把氯米芬作为治疗少精子症的常用药物，但各家报道的疗效不一，颇有争议，尽管如此，人们还是广泛采用。

（1）作用部位：下丘脑、垂体。

（2）作用机制：氯米芬主要通过竞争下丘脑的雌二醇受体，抑制负反馈效应，导致 GnRH 分泌增加，再通过后者刺激内源性 LH 和 FSH 分泌增加，激发睾丸的生精功能。

（3）选择病例标准：①3 次精液分析精子数目 $<2\times10^6/ml$；②FSH 在正常值范围内；③精索静脉曲张者，1 年前已手术纠正；④以前未接受促性腺激素和雄激素治疗者；⑤年龄在 28 岁以下效果较好。

（4）用药方法及剂量：①每次 50 mg，连服 25 d，停药 5 d，连续服用 3 个月；②每次 50 mg，连续服用 15 d，停 1 周，连续用药 3 个月。如果剂量过大（每日 200～400 mg）可能抑制精子的发生，低剂量（每日 25～50 mg）有利于精液参数的改变。

（5）不良反应和禁忌证：服用氯米芬，一般无不良反应，个别男性服用后有头痛、脱发等不良反应。在持续服用一段时间后，大多数不良反应可能消失。严重肝肾功能不足者和血中 FSH 水平增高者应禁用。

3. 他莫西芬

一种抗雌激素药物，对特发性少精子症有一定效果，但也有争议。每次 20 mg，每日 1 次。连续用 3～5 个月。

4. 激素疗法

（1）GnRH：通常认为血清中单项 FSH 升高的少精子症患者的生精上皮有严重损害，这类患者的预后较差，且 GnRH 的脉冲减少。短期给予生理剂量的 GnRH（每 90～120min 给予 5～20 μg），可以使血清中 FSH 水平降至正常水平。对部分无精子症和单项 FSH 升高的严重少精子症者使用 6 个月的 GnRH，能够使 FSH 下降、睾酮水平升高和精子浓度增加，这类患者的生精上皮损伤略轻。

（2）促性腺激素：采用 hCG 和 hMG 替代治疗继发于下丘脑-垂体功能减退的少精子症患者有较好的效果。对这类诊断明确的患者可试用 hCG 2 500 IU，每周 2 次，肌内注射；hMG 150 IU，每周 3 次，肌内注射，连续 3 个月。

（3）雄激素：每周给予庚酸睾酮，连续 3～4 个月，可使 60% 的正常男性无精子。大剂量、长时间使用雄激素，使 FSH 和 LH 的分泌受到抑制而不利于生精，但可利用睾酮的负反馈调节机制治疗无精子症和少精子症。十一酸睾酮有两种用法：①每次 250 mg，15 d 1 次，肌内注射，直至精液分析无精子时停止给药，停药后 2～4 个月精子浓度较治疗前明显增加。②每次 250 mg，30 d 1 次，肌内注射，连续 3 个月。

5. 芳香酶抑制剂

过多使用雌激素对生精上皮有直接损害作用，还能使睾酮的生物合成降低。使用芳香酶抑制剂能明显改善精子的发生和生育力。睾内酯每日 1～2 g 可以增加精子的计数和妊娠率。有资料表明睾内酯可以增加 FSH、LH、游离睾酮和性激素结合球蛋白水平。

6. 溴隐停

每次 2.5 mg，口服，每日 2 次，主要用于高催乳素血症者。

7. 抗感染治疗

详见弱精子症一节。

8. 营养疗法

（1）维生素 E：每次 100 mg，口服，每日 1 次。

（2）维生素 A：每次 1 片，口服，每日 1 次。

（3）多维元素片：每次 1 片，口服，每日 1 次。

此外，还可以选用左卡尼汀、精氨酸、抗氧化剂、维生素 C、谷胱甘肽、硒、辅酶 Q10、维生素 B_{12}、叶酸和复方氨基酸等辅助治疗。注意脂溶性维生素的使用不要超过 30 d。

9. 辅助生殖技术

可选用精子优化技术或分次冷冻保存以便行自体人工授精，对行该手术的患者注意查精子染色质结构分析，了解 DNA 损伤，当 DNA 断裂指数大于或等于 27 时最好先用药物治疗，待指数低于 27 时再进行手术。极度少精子症者可行显微受精，如 ICSI。

10. 外科疗法

隐睾和精索静脉曲张手术分别见相关章节。

11. 中医治疗

麒麟丸，每次 6 g，每日 3 次，连续治疗 3 个月，能显著提高精子浓度和改善精液质量，包括精子的活动力和前向运动能力。该药方组成中菟丝子、枸杞子等益肾添精补髓；锁阳、淫羊藿温肾壮阳，强筋补虚；首乌补益肝肾，养血敛精；白芍、桑葚子等入肝肾经，有滋肾益精、养血调经之用。现代药理学研究表明，该方中多种成分如淫羊藿苷等有兴奋性功能、促进精子发生和精液分泌的作用。

（尹太郎 葛关平 李红钢 熊承良）

第三节 弱 精 子 症

弱精子症（asthenospermia）是指精液参数中前向运动的精子＜32％，其他参数值在正常范围，又称精子活力低下。精子运动功能的强弱直接关系到人类的生殖，只有正常做前向运动才能确保精子抵达输卵管壶腹部与卵子结合，形成受精卵。正常离体后的精子，在精液液化前，活动受限制，一旦精液液化，即刻表现出良好的运动功能，如果某种因素影响精子的运动功能，特别是影响前向运动，这将使精子在最佳时间内无法游到卵子所在位置，受精亦不可能发生。此外，如果精子在阴道的时间太长，其酸性环境将使精子的存活时间缩短。据国内文献报道，因精子活力低下而导致的男性不育约占 30％。

【精子的运动生理】

精子运动功能的实现与精子结构紧密相关，只有结构正常的精子才具有良好的运动功能和受精能力。在光镜下，精子的结构大体分为头、尾两部分。精子的核位于头部，由染色质高度浓缩而成，内含遗传物质。精子尾部是精子的运动装置，决定精子的运动功能。正常成熟的精子均具有正常的尾部结构，大致分为 4 部分，自精子头部至精子尾部末端将尾部分为颈段、中段、主段和末段，每一段均有特殊的细胞器存在。精子运动时沿精子尾部长轴波形传播，人精子在培养液中做前向运动的速度高达 $75\sim100\ \mu m/s$，精子尾部摆动的频率为 $14\sim16$ 次/s。而精子在女性生殖道的运行速度为 $0.1\sim3\ mm/s$。

精子尾部由几种严格按几何图形装备而成的不同细胞器组成，精子运动的实现与这些尾部结构有关。9＋2 的轴丝结构已有大量研究，精子尾部微管由一条分子量为 110 kDa 的结构蛋白组成，通过变性聚丙烯酰胺凝胶电泳发现这条分子量为 110 kDa 的蛋白质是由两条 55 kDa 的亚单位组成的。在氨基酸组成上有不同的两条基本亚单位，分别为α微管蛋白和β微管蛋白。α微管蛋白和β微管蛋白数量上相等。一条α微管蛋白单体和另一条β微管蛋白单体结合形成一条 110 kDa 的二聚体。中央微管及双微管的 A 型亚微管和 B 型亚微管在稳定性上不同，溶解特性也明显不同。从不同的微管蛋白上获取到的α微管蛋白的氨基酸组成稍有差异，9＋2 的轴丝至少含有 3 种不同的微管类型。微丝中的微管实际上起各种辅助蛋白附着的支架作用，这些辅助蛋白在微丝运动中起作用。附着在每对微管的亚微管上的动力蛋白臂是一种能将 ATP 的化学能转变成机械能的蛋白质，称为动力蛋白，是镁依赖型三磷酸腺苷酶。非均一性的动力蛋白可以迅速溶解成至少 3 条分子量在 $400\sim500$ kDa

的多肽，两排动力蛋白臂形态各异，溶解度也不一样，精子运动需要有 ATP 和镁离子存在，以及适宜的离子强度和 pH 值等。如果将动力蛋白臂完全从双微管的 A 型亚微管上去掉，精子再度运动已不可能。然而保留两排中一排动力蛋白臂，这些精子的尾部仍可产生正常的弯曲波，尾部摆动的频率只是两排动力蛋白臂存在时摆动频率的一半，提示精子的运动需要 ATP 酶动力蛋白。亚微管上的两个动力蛋白臂突向邻近双微管的 B 型亚微管，动力蛋白臂能跨越邻近两个双微管间的间距与 B 型亚微管发生连接。

性交射出的精液进入女性阴道后，由凝固状态转为液化状态，精子可以离开精浆做前向运动，由于阴道是一个微酸环境，不利于精子久留，好在精浆呈碱性，可以缓冲偏酸的阴道环境。据观察射精 1.5 h 后阴道无尾精子数目增加，一般精子只能在阴道内维持几个小时。精子离开阴道向输卵管方向运行必须首先通过子宫颈，精子在射精后 1.5～3 min 到达宫颈外口，2～11 min 通过宫颈管。然而宫颈黏液可能成为精子向子宫方向运行的屏障，只有活动力强的精子才能穿透宫颈黏液进入子宫。宫颈黏液的理化性质随月经周期不同而不同，它受卵巢激素的调控，在月经前后，宫颈黏液较黏稠，不利于精子穿透，而在月经的排卵期宫颈口开大，变松变软，宫颈黏液稀薄，精子较易通过子宫颈。精子进入宫腔后继续向输卵管方向运行，在射精后 15～45 min，输卵管内精子数目达到 300～500 个。精子从阴道运行至输卵管除自身运动外，还有外力的作用，首先，子宫和输卵管平滑肌的收缩与舒张造成腔内负压，将精子吸入宫腔内，输卵管壁肌层与子宫肌层相连，收缩的方式较子宫复杂，有的是局部性蠕动，有的则是节段性收缩，均能促进精子在输卵管内运行。其次，子宫内膜液和输卵管液除了为精子提供营养和能量外，输卵管液的主流方向是从子宫与输卵管交界处到腹腔，有利于精子从子宫进入输卵管，并推动精子在输卵管中的运行。此外精液中的前列腺素刺激阴道、子宫，引起收缩，亦有利于精子的上行。

【病因】

引起精子活力低下的病因较多。归纳起来主要有以下几类。

1. 感染

附睾、输精管、精囊和前列腺等生殖道或生殖腺体的急慢性炎症都可降低精子的运动能力。感染对精子活力的影响可以是多方面的。微生物对精子的直接作用，如支原体可以吸附于精子的头部、中段及尾部，使精子做前向运动时，流体动力学阻力加大，运动速度减慢，影响精子活力及穿透卵细胞的能力。此外，支原体可造成部分精子膜缺损甚至膜结构破坏，影响精子的受精能力。大肠杆菌可通过自身的受体与精子发生结合，降低精子活力。微生物对精子的间接作用主要通过产生或释放毒性物质，如支原体在生长过程中的产物对精子有直接毒性作用。大肠杆菌可产生精子制动因子。感染造成精子活力下降的原因还包括改变精浆 pH 值，当 pH 值低于 7 或高于 9 时，精子活力下降明显。急性附属性腺炎或附睾炎患者的精浆多偏碱性，而慢性附属性腺炎可使 pH 值低于 7 以下。此外，炎症引起精液中白细胞增多，可以通过直接和间接的原因导致精子活力下降。前列腺炎引起精子活力不足可能是多种因素综合的结果。除微生物、白细胞、pH 值等因素外，还可能与锌的障碍有关。

2. 精液液化异常

精液不液化或黏稠度高是引起男性不育的病因之一，很可能是通过影响精子的运动能力而导致不育。精液不液化的精浆中可见到细长并相互间网织的纤维蛋白，使精子活动的空间减少，精子被牵制，同时还见到粗纤维被许多的细纤维连接成网络，这些可能是机械性限制精子前向运动的原因。作者曾在对不液化精液标本体外单独使用尿激酶型纤溶酶原激活物（urokinase-type plasminogen activator，uPA）时发现，当精液由不液化变为液化状态时，精子的存活率和前向运动能力明显提高，用糜蛋白酶也获得相同效果。我们进一步发现精液液化异常男子精浆和精子中 uPA 的含量及酶活性较正常男子低。

3. 免疫因素

抗精子抗体（ASA）可以从几个不同途径影响精子的受精功能。对精子的活力影响可能是 ASA 与精子的尾部结合，使精子的活力受到妨碍，运动能力下降，穿透能力也差，这已通过精子尾部存在抗精子抗体时，穿透宫颈黏液的能力明显下降而得到了证实。有学者用 ASA 阳性血清和人精子接触，观察到一种所谓精子的"颤动现象"（shaking phenomenon），主要是精子的头部和整个尾部结合了抗精子抗体，精子的前向运动受抑制，但存活率无明显变化。

4. 内分泌激素

内分泌激素除了对精子的发生和成熟有作用外，还影响精子的运动能力。Gonzales 等发现精浆中催乳素与精子活动呈线性关系，它通过提高精子对氧的摄取或 cAMP 系统影响精子活力。血清中 E 水平升高时，精子的活力降低。精浆中睾酮过高可能抑制精子的运动。

5. Kartagener 综合征

20 世纪 30 年代初期卡氏最早发现一种病症，后来被其他学者证实是一种先天性纤毛结构缺乏，表现为体内的各纤毛细胞的纤毛不能运动，主要是外周微管的纤毛动力蛋白臂缺如。有这一综合征的患者除了精子不能运动外，还可能从病史中追问到慢性呼吸道感染的疾患。

6. 染色体异常

常染色体和性染色体畸变除影响精子数目外，还影响到精子的存活率和前向运动能力。已知与精子运动有关的超微结构装置可以因遗传因素而出现精子尾部结构异常，例如：缺乏内支臂或外支臂或二臂均无，也可能缺乏中央连接和中央复合结构。因为中央微管与放射辐间的相互作用可以调节外侧微管的滑行，当这一结构异常时，精子会出现运动障碍。

7. 精索静脉曲张

精索静脉曲张可通过多种途径导致男性不育，它不仅仅对精子的发生造成影响，还会造成精子活力下降。其机制可能是曲张静脉的血液滞留、微循环障碍、营养供应缺乏、氧分压降低、能量生成不足和内分泌功能障碍。此外，也可能是因为精索静脉曲张导致自身免疫如抗精子抗体的产生和支原体的感染，间接引起精子活力下降。

8. 离子通道病

精子运动与精子中离子通道的关系近年来受到学者关注，离子通道在配子信号传导中发挥关键作用，它参与精子的运动、获能和受精。精子中离子通道有阳离子通道和阴离子通道，对阳离子通道中钙离子通道研究较多，当精子中离子通道因先天或后天因素而出现功能障碍时，精子运动功能和受精能力下降。CatSper1（cation channel of sperm）精子特异性阳离子通道，是特异性表达于睾丸和精子中的钙离子通道，主要分布在精子尾部。李红钢等发现抗 CatSper1 IgG 对精子前向运动有抑制作用，在同一份精液标本中高低活力精子 CatSper1 蛋白的表达差异显著，提示 CatSper1 与精子前向运动有关。Avidan 等偶然发现 1 例先天性红细胞生成不良性贫血的法国患者，家庭中兄弟三人均伴发弱畸精子症（asthenoteratozoospermia），研究发现患者的表型是由于先天性红细胞生成不良性贫血基因和与之相邻的 CatSper2 基因共同缺失。这些研究表明精子中 CatSper 家族成员表达的异常可能是一种离子通道病。除钙离子通道外，精子中 EnaC（epithelial Na＋channel）上皮细胞钠离子通道也参与精子运动，EnaC 广泛分布于肾脏、结肠、肺脏、大脑、卵巢、睾丸和胰腺等组织，其生理功能就是跨越紧密连接上皮从而单向转运钠离子。构成 EnaC 的亚基有 α、β、γ 和 δ，其中 α 和 δ 直接参与通道空隙的形成，而 α2βγ 是广泛分布的 EnaC 组成方式。孔祥斌等发现 EnaC-α 亚基分布于精子尾部中段，推测 EnaC-α 亚基构成的 EnaC 很可能参与精子活力的调节，关于 EnaC 家族在精子发生和活力调控中所起的作用，目前所知甚少。孔祥斌等使用 EnaC 特异抑制剂 EIPA，间接观测 EnaC 活性对精子活力的影响。发现在获能的孵育环境下，EnaC 抑制剂 EIPA 可以提高精子的活力。无论正常精子组还是弱精子组，实验组精子活力均高于对照组。因此 EnaC 的异常亦影响精子的运动。

9. 其他因素

（1）微量元素：精浆中锌、铜、镁与精液质量有关，精浆锌含量是血浆含量的 100 倍以上，精子活力低下患者的精浆中锌、铁、镁的含量显著低于健康男子的。锌可延缓细胞膜的脂质氧化，维持细胞结构的稳定性和通透性，从而确保精子良好活动力。微量元素镉含量高时，可导致精子活动度降低，镉可直接抑制精子的氧化酶及运动器官，不育男子的精液中镉含量明显高于生育男子的。

（2）与精子运动有关的酶类缺乏或酶（例如尿激酶、磷酸肌酸激酶等）活性降低；维生素类缺乏，例如辅酶 Q10 缺乏等；从事高温、放射职业和接触化学毒物都可引起精子活力降低。

（3）吸烟、饮酒以及药物因素：烟草中的尼古丁等通过直接和间接损伤精子而影响精子活力，长期饮酒可以直接和间接影响精子的运动能力，此外某些药物例如抗癌药、抗风湿药等影响精子活力。

还有一些查不出病因的精子活力低下，称为特发性弱精子症。

【诊断】

主要根据精液常规分析和病史询问做出诊断。要求禁欲 3～7 d 后手淫取精，连续 3 次以上的精液中精子前向运动小于 32％，其他参数正常或基本正常者可诊断为弱精子症。

【治疗】

1. 西医治疗

1）一般治疗

禁烟、酒及少吃刺激性食物，不要过度疲劳。

（1）多维元素片：含多种微量元素，特别是锌、硒。每次1片，每日1次即可。

（2）ATP：ATP参与精子的新陈代谢，为精子的运动直接提供能量。可选用口服制剂，每片20 mg，每次2片，每日3次。

（3）维生素E：0.1 g，每次1片，每日1次。

（4）钙制剂。

（5）复方氨基酸。

（6）辅酶Q10。

2）病因治疗

（1）抗菌消炎药：精液分析时，白细胞＞1个/HPF提示可能存在生殖道感染，应该给予抗生素治疗，消除精液中的白细胞。有条件者可根据细菌培养和药敏试验选用抗菌消炎药。支原体或衣原体感染者可选用以下一种抗生素，如米诺环素、四环素、阿奇霉素、多西环素或红霉素，淋球菌感染者可选用头孢曲松钠等先锋类抗生素。支原体和衣原体感染时，用药时间以10～14 d为宜，要求夫妻俩同时服药。生殖道或生殖腺慢性炎症时，使用复方新诺明合并喹诺酮类抗菌药，连续用药2周后精液分析，精子的存活率和前向运动能力常有明显提高。由于某些抗生素在杀菌的同时，对精子活力也造成影响。特别剂量较大、联合用药、疗程较长地使用抗生素，停药后较短时间内，精子活力并不见增加，有时较用药前差，此外精子畸形也增加。

下列抗生素可供选择：米诺环素，每次0.1 g或0.2 g，每日2次。四环素，每次0.5 g，每日3～4次。红霉素，每次0.5 g，每日3～4次。多西环素，每次0.1 g，每日2次。头孢拉定，每次0.5 g，每日3次。复方磺胺甲噁唑，每次0.5 g，每日2次。加替沙星，每次0.2 g，每日2次。

（2）伴有精液液化不良者可用大剂量维生素C，每次0.6～1 g，一日3次，连续用药2周；糜蛋白酶5 mg，每日1次，肌内注射，连续用2周；同时服用知柏地黄丸。

（3）抗精子抗体阳性者，使用免疫抑制剂，如地塞米松或泼尼松，用递减法给药，可加服还精煎。

3）激素疗法

（1）hCG，每次2 000 U，每周3次，肌内注射，连续用1～2个月。

（2）十一酸睾酮，每次250 mg，每月1～2次，肌内注射，连续用1～3个月。

4）辅助生殖技术

（1）精子优化。采用上游或梯度离心法，挑选出运动能力好的精子，做宫腔内人工授精（IUI）或供其他助孕技术用，在女方排卵期，采用B超监测排卵，在卵泡＞1.8 cm时注射hCG 1万IU，36 h后进行IUI。

（2）IUI。将优化处理过的精子，用导管吸取0.2～0.3 ml，通过宫颈，将精子推入宫腔内。操作时避免损伤子宫内膜。手术后，要求患者抬高臀部，平卧 1 h，同时用 3 d 消炎药。可用 7 d 黄体酮注射液，也可用 hCG 1 000～1 500 IU，隔日肌内注射，直至尿 hCG 阳性。

（3）体外人工授精-胚胎移植（IVF-ET）。对精子的存活率在 30％以上的不育男子，可考虑做 IVF，如果患者条件好，可以首选，也可以在上述治疗无效时选用。

（4）卵细胞质内单精子注射（ICSI）。对于精子活力极差的不育男子，若经常规 IVF-ET 治疗仍未解决生育问题时，可选用该法。这是治疗精液质量极差的弱精子症患者较好的手段。

5）尿激酶（uPA）

每次 1 万 U，每日 1 次，静脉注射，连续用药 10～14 d 为一个疗程，部分弱精子症患者对疗效满意。

2. 中医治疗

（1）命门火衰型：右归丸加味，中成药可选用龟龄集。

（2）肾精亏损型：五子衍宗丸加味，中成药可选用神力补。

（3）气血两虚型：十全大补汤加味，中成药可选用补中益气丸或龟鹿补肾丸。

（4）阴虚火旺型：知柏地黄丸。

（5）湿热下注型：龙胆泻肝汤，中成药可选用八正合剂。

（陈耀平　叶　臻　涂　健　李红钢）

第四节　畸形精子症

生育年龄的男性连续 2 次以上精液分析中精子浓度 $\geqslant 15 \times 10^6 / ml$，头部正常形态的精子 $\geqslant 4\%$，可诊断为畸形精子症。精子的形态与精子的运动以及精子的受精能力紧密相关。正常形态的精子越多，受精率越高，反之越低。因此，畸形精子症是男性不育的常见原因之一。畸形精子常常与少精子和弱精子同时存在，当 3 者同时并存时又称少弱畸精子症或少弱畸综合征。

【精子的正常形态】

1. 一般形态结构

精子形似蝌蚪，全长 60 μm，分头和尾两部分。

（1）头部。头部正面观呈卵圆形，侧面观呈梨形。头长 4～5 μm，宽 2.5～3.5 μm。细胞核位于精子的头部，核内染色质高度浓缩，核内常有不规则和大小不等的透明区。在精子头部，即核前 2/3 有一帽状的特殊结构——顶体将其覆盖。

（2）尾部。精子的尾部是精子的运动装置，又称为鞭毛，长约 55 μm，从头到尾可分为颈段、中段、主段和末段四个节段，其中主段是精子尾部中最长的一段，长约 45 μm，是精子尾部的主要部分。

2. 超微结构

（1）头部。电镜下核内染色质呈不规则的纤维颗粒状，染色质中可见核泡。核的表面是核膜，厚 $7\sim10~\mu m$，为类脂双层结构。顶体由顶体外膜、内膜和顶体腔三部分组成。外膜与细胞膜之间有薄层的细胞质，内膜和核膜之间有一间隙，称为顶体下间隙。顶体又分为顶体前区和赤道部两部分。

（2）尾部。尾部主要由轴丝、线粒体鞘、外致密纤维和纤维鞘等组成。

轴丝由周围的 9 对双联微管和中央的 2 条微管组成，周围的双联微管是由 A 型亚微管和 B 型亚微管构成的，微管是由 α 微管蛋白和 β 微管蛋白组成的。

每个 A 型亚微管向邻近的 B 型亚微管伸出 2 个短臂，称为动力蛋白臂，这两个臂分别称为内侧支臂和外侧支臂。

【病因】

1. 感染原因

生殖道和生殖腺体的病原微生物感染均可造成精子畸形率高，特别是近 10 年来支原体和衣原体感染逐年上升，在男性生殖系统中这两种病原微生物感染尿道、前列腺和附睾较为多见。解脲支原体感染后对精子的影响已有许多临床及实验研究报告，解脲支原体感染与男性不育有关。1991 年以色列 Bartoov 等检查 1 250 例不育男性精液，其中有 692 例感染微生物，以支原体感染最高（29.1%）。1992 年国内徐晨等首次用免疫电镜证实解脲支原体吸附于不育男性精子表面，并可造成部分精子膜缺损甚至膜结构严重破坏。支原体吸附在精子表面后，在局部膜上立即摄取宿主细胞内的营养物，进行代谢和蓄积毒性产物。解脲支原体产生的毒物能够直接破坏精子细胞膜。此外解脲支原体膜上的磷脂酶 A 和磷脂酶 C 均可作用于精子细胞膜上的类脂成分，利用膜内的胆固醇，耗竭精子细胞膜的主要成分。解脲支原体膜上的磷脂酶 A1、磷脂酶 A2 水解精子细胞膜的磷脂，产生溶血磷脂和游离脂肪酸，而磷脂酶 C 作为脂酰水解酶，水解膜上的磷脂成分，产生 1，2 甘油二酯及磷酸酯，这些是造成精子细胞膜破坏的主要病理机制。精子细胞膜具有极其重要的生理功能：构成精子特异性抗原决定簇、参与精子的获能及与卵子的识别过程，是受精的结构基础。因此，解脲支原体对精子细胞膜的破坏，将影响到精子的受精能力。商学军等报道，解脲支原体感染的不育患者，其精子头部、中段及尾部大量附着解脲支原体，使精子由流线型变得"臃肿"，造成精子前进时的流体动力学阻力增大，精子运动速度减慢，运动方式呈锯齿形。此外，解脲支原体培养阳性的精子尾部可严重卷曲，或精子头尾折角，使精子尾部的自由摆动受到限制，出现原地转圈的运动方式。实验证明，人工感染 24 h 的精子，爬高试验几乎处于原地摆动，而对照组仍有 （54±1.9） mm。解脲支原体感染后通过直接和间接的方式对精子的形态、运动和受精功能等造成影响，导致男性不育。

2. 精索静脉曲张

精索静脉曲张除了影响精子的发生和运动功能外还可造成非成熟状态精子以及圆头精子数目增加、畸形精子率增高。这主要是睾丸的血液循环异常改变所引起的，血液滞留、局部温度升高、供氧和必需营养物质缺乏、代谢产物的淤积使精曲小管中的精子发生、发育受影响以及数目减少，精子在附睾成熟过程中出现异常变化。

3. 环境因素

生活环境中化学物质随处可见，人们无时不与这些化学物质直接接触，这些化学物质主要包括金属、杀虫剂等，前者有镉、铬、铅、锰、汞等，这都是已明确的具有生殖毒性且能导致精子数目减少和精子畸形率增加的几种元素。后者有苯氧羟酸类农药、有机汞农药、有机磷农药，已知这些农药均可引起精子畸形率增加、数目减少、活力下降。除了上述化学物质外，木尘、苯乙烯、丁乙烯、氧化乙烯、环氧氯丙烷都可以引起生殖系统的损伤。职业环境不同，接触化学毒物的机会不同，专门从事生产上述化学物质的男性，接触的浓度要比一般人群高出许多，因此损伤的程度也要严重得多。

4. 遗传因素

对那些病因不明而精液中畸形精子异常高的不育男性应考虑有遗传性疾病的可能。由于对精子的评估多采用染色法，镜下观察精子的大体外观形态，而不能对精子的超微结构和染色体进行评估，因而容易使一些染色体病漏诊。目前已发现有些疾病如纤毛不动综合征、Y染色体微缺失、常染色体结构畸变、易位或臂间倒位以及数目畸变，这类患者可能表现出无精子、少精子、弱精子、畸形精子或后三者同时存在，有的患者精子中丹宁臂缺如，只有做透射电镜时才能发现，而镜下精子形态正常，现在人们更加关注遗传因素的问题。

5. 药物因素

长期应用或大剂量使用皮质类固醇、雄激素、雌激素、促性腺激素、烷化剂（如环磷酰胺）、抗代谢类药物（如阿糖胞苷和植物生物碱类）、某些抗生素等可造成精子数目减少和畸形率增加。

6. 高温、放射等物理因素

现在对生殖系统有影响的物理因素有辐射、电离、温度、超声、电流和激光，这些物理因素通过直接和间接两种途径作用于睾丸和附睾，导致精子数目减少、活动下降、畸形率增加。

7. 其他因素

吸烟者的畸形精子明显高于不吸烟者的，人和动物研究证实，酒精对精子数目、活动力、形态和受精能力有明显损害。此外微量元素、氨基酸和维生素缺乏也可导致畸形精子增加。但 Kwenang A 等分析了患有严重畸形精子症的男性与正常健康男性大学生这两组人的精液标本，发现精浆中的铁、铁蛋白和铜离子的水平两组间无显著性差异。

【诊断】

畸形精子症的诊断主要依靠实验室的检查。人类精子的形态在生理情况下有许多变异，活精子形态各式各样，给精子的形态评估带来较大困难。染色是分析精子形态的主要手段，正常生理和病理范围内变异的精子可通过染色来加以鉴别。

染色后精子头部较原精液中活性精子头部略小，但难以觉察，染色后的正常形态精子头部、中段和尾部都正常，头部形状为椭圆形，头部长 $4.0\sim5.0\,\mu m$，宽为 $2.5\sim3.5\,\mu m$，长宽之比为 $1.50\sim1.75$。

WHO 将染色后的畸形精子分为：①头部缺陷；②颈部和中段缺陷；③尾部缺陷；

④泡浆小滴异常。头部畸形又可分为：锥形、梨形、圆形、无定型、有空泡、小顶体区六种。颈部和中段缺陷分为：颈部弯曲、非对称性插入、粗、细。尾部缺陷分为：短、弯曲、卷曲。泡浆小滴异常>1/3头部。共 4 大类畸形 14 种形状。

除了通过一般染色的方法诊断外，也可以采用电镜的方法对精子超微结构有异常的不育男性做出诊断。

对严重畸形精子症患者不应忽视染色体异常的因素，常染色体核型分析和性染色体检查也是必要的。

一般来说畸形精子症不难诊断，当生育年龄的男性连续 2 次以上精液分析中精子浓度≥$15×10^6$/ml、头部正常形态的精子≥4%，即可诊断为畸形精子症。但进一步查明畸形精子症的病因有一定的难度，然而查明病因对指导畸形精子症的治疗有重要的意义。

【治疗】

1. 一般治疗

对患有畸形精子症的男子应劝其戒烟、戒酒，对从事放射、高温和接触化学有毒物品的职业者劝其更换岗位。停服某些导致畸形精子的药物。防止睾丸高温，不要穿紧身裤和洗桑拿。

2. 对因治疗

对因生殖道和生殖腺体的病原微生物感染而造成精子畸形率高的患者可选用抗生素治疗，可在有条件的医院或专科做药物敏感试验，为正确选用抗生素提供依据。尽量选用广谱抗生素，治疗周期不宜过长，可以考虑抗生素的联合应用以缩短治疗周期。长期服用某些抗生素可能导致精子畸形或加重畸形。

对精索静脉曲张引起的畸形精子比率增高可采用精索静脉高位结扎手术治疗，手术后 6 个月精液质量将逐步改善。

3. 抗氧化治疗

过氧化物或氧自由基常常是导致精子畸形的直接损伤因子，因此对绝大多数的畸形精子症使用抗氧化治疗能收到较好的疗效。常用的抗氧化剂有维生素 E、维生素 C 和谷胱甘肽、硒。硒是人体必需的营养物质，构成谷胱甘肽过氧化物酶，催化还原型谷胱甘肽成为氧化型，使有毒的过氧化物还原为无毒的羟基化物。硒的推荐摄入量为每日 50 μg。推荐摄入维生素 C 每日 1 000～3 000 mg，维生素 E 每日 0.1～0.3 g。

4. 营养性治疗

给予复方精氨酸或精氨酸每日 4 g；锌每日 30～60 mg；辅酶 Q10 每次 10 mg，每日 3 次；维生素 B_{12} 每日 1 500～6 000 μg；维生素 A 每次 3 500 U，每日 1 次。进行营养性治疗不能少于 3 个月。

5. 辅助生殖技术

(1) 精子优化：采用非连续 Percoll 梯度离心法，挑选出形态正常的精子，做宫腔内人工授精 (IUI) 或供其他助孕技术用，在女方排卵期，采用 B 超监测排卵，在卵泡>1.8 cm 时注射 hCG 1 万 U，注射后 36 h 将丈夫的已优化处理过的精子行宫腔内人工授精。

(2) 卵细胞质内单精子注射 (ICSI)：对于以圆头精子为主的畸形精子，常规 IVF-ET

治疗通常难以使卵子受精，可选用该法。

6. 中医治疗

（1）肾阴亏虚型：采用滋阴清热的方法，可选用知柏地黄丸。

（2）肾气不足型：采用补肾固精的方法，可选用无比山药丸。

（孔祥斌　张志军　葛关平　张欣宗）

第五节　精液液化异常

正常情况下，精液排出体外很快凝固，一般在 5～15 min 开始液化，如果射精后超过 60 min 仍不能液化或未能完全液化，称为精液液化异常，包括不液化和液化迟缓，它是引起男性不育的常见病因之一。

【病因】

精液的液化与凝固主要由前列腺和精囊腺分泌的液化因子和凝固因子这一对因子来平衡调节。精液排出体外后呈凝固态与精囊腺分泌的凝固因子相关，5～15 min 精液开始液化，是前列腺液中蛋白水解酶等液化因子起了作用，已知与液化有关的酶有 α-淀粉酶、糜蛋白酶、尿激酶、氨基肽酶和透明质酸酶等。当前列腺炎或生殖道感染时，前列腺液中蛋白水解酶的含量下降和酶的活性受到不同程度影响，不能水解精液中纤维蛋白，导致精液不液化。从扫描电镜中可以发现不液化的精浆中细长的纤维蛋白相互间网织使精子的活动空间减少，精子被牵制，同时还见到粗纤维被许多细纤维连接成网络。

【诊断】

精液液化异常不难诊断，精液排出体外后，将精液放置在 37℃ 水浴箱或温箱内，当超过 1 h 精液仍呈胶冻状或块状，有时可能表现为黏稠度极高，均可以诊断为精液液化异常。

【治疗】

1. 病因治疗

精液液化异常者多伴有生殖道感染，因此要进行抗感染治疗，根据感染的部位和感染不同微生物选用不同的抗菌药物，伴有慢性前列腺炎的患者注意要选用脂溶性好的抗菌药物，例如米诺环素和喹诺酮类药物。

2. 药物治疗

（1）糜蛋白酶。每次 5 mg，每日 1 次，深部肌内注射，连续 15～20 d。

（2）透明质酸酶。每次 1 500 U，每日 1 次，肌内注射，连续 15～20 d。

（3）阴道局部用药。将 α-淀粉酶 5% 混悬液于性交前阴道冲洗，或用阴道栓剂，将 α-淀粉酶 50 mg 与可可脂制成阴道栓剂，在性交后立即将 1 枚药栓塞入阴道，帮助精液液化。

（4）维生素 C。每次 0.6～1.0 g，每日 3 次。

（5）尿激酶。每次 1 万 U，生理盐水稀释，静脉注射，每日 1 次，连续 20 d 为 1 个疗程。

3. 辅助生殖

（1）将精液在体外先进行预处理，然后行夫精人工授精（artificial insemination by husband，AIH）。这种预处理可以是物理方法，用 18 或 19 号针头加压将稠度高的精液注入玻璃容器内，反复 5～6 次，直至精液呈液态而又不损伤精子，再行 ATH；另外一种方法可以是在不液化精液中加入糜蛋白酶或透明质酸酶，混均，置 37℃水浴箱中 5～10 min 液化，再行 AIH。

（2）体外受精。不液化精液经上述方法处理后，再按上游法处理精液，行 IVF-ET。

4. 中医治疗

中医中药对精液液化异常的治疗常常能收到很好的疗效。

肾阴虚型，可选用知柏地黄汤；肾阳不足型，选用右归丸加减；湿热蕴结，选用萆薢分清饮加减；痰湿阻滞，选用导痰汤加减。中成药可选用六味地黄丸、金匮肾气丸、龙胆泻肝丸等。

（张志军　叶　臻　黄勋彬）

第十三章　下丘脑、垂体疾病与男性不育

下丘脑-垂体-睾丸性腺轴是男性生殖系统的关键调控通路，通过负反馈机制调节男性第二性征的发育、维持精子发生及性功能等重要生理功能。下丘脑是该性腺轴的调控中枢，通过分泌促性腺激素释放激素（GnRH）刺激垂体前叶的促性腺细胞分泌黄体生成素（LH）与卵泡刺激素（FSH）。LH 的分泌可刺激睾丸间质细胞合成甾体激素；FSH 可在睾丸细精管内激活支持细胞功能，参与精子发生。而睾丸间质细胞与支持细胞分泌的甾体激素与抑制素同时可负反馈抑制 LH 与 FSH 的分泌。通过这一负反馈调控机制，下丘脑-垂体-睾丸性腺轴维持男性的正常生殖内分泌水平，而下丘脑、垂体疾病使该性腺轴功能受损，患者常表现为促性腺激素低下型性腺功能减退症（HH），LH 与 FSH 合成分泌缺陷导致睾丸睾酮分泌及精子发生功能严重受损，从而导致男性不育发生。

第一节　下丘脑疾病与男性不育

下丘脑疾病导致的男性不育常具有家族遗传倾向，发病多与基因缺陷有关，包括性幼稚-嗅觉丧失综合征、性幼稚-多指畸形综合征及性幼稚-肌张力低下综合征等染色体异常性疾病。

1. 性幼稚-嗅觉丧失综合征（Kallmann syndrome）

本病为典型的特发性促性腺激素低下型性腺功能减退症（IHH），发病率为活产男婴的 1/10 000～1/8 000，表现为特发性的下丘脑 GnRH 分泌缺陷，同时可伴嗅觉丧失或减退、面部中线畸形等。本病由西班牙病理学家 San Juan 于 1856 年首先报道，1944 年 Kallmann 等报告 3 个家族（62 名亲属）中有 9 例男性发生性腺发育不全伴有嗅觉障碍。嗅觉障碍主要是两侧嗅球及嗅束发育不良。早期多认为此病为性连锁遗传病，但后来也有常染色体显性或隐性遗传的家系病例发现。由于给予外源性的促性腺激素释放激素（GnRH）脉冲治疗，常可使垂体释放黄体生成素（LH）和卵泡刺激素（FSH），因此认为此病是下丘脑 GnRH 脉冲式释放功能障碍所致的，属于一种功能性促性腺激素低下型性腺功能减退症，其病理原因可能与 GnRH 神经元胚胎期由嗅板迁移至下丘脑的障碍有关。目前其致病的基因缺陷仍未完全明确，约 30% 的患者存在 KAL1、FGFR1、PROK2、PROKR2 和/或 FGF8 等基因突变。由于本病涉及的基因遗传学机制较为复杂，因而临床表现差异极大，主要表现为：①性腺和性器官发育障碍。阴茎小，睾丸小，或同时合并隐睾，睾丸间质细胞数目减少或缺如，精曲小管不形成精子；第二性征发育不良，阴毛及腋毛分布稀疏或呈女性分布，皮肤细腻，可呈女性体型；促性腺激素及睾酮降低。②嗅觉完

全或不完全丧失。③可合并其他畸形，如唇裂、腭裂、色盲、眼球运动异常、神经性耳聋、隐性骶椎裂和先天性孤立肾等。本病受累者身材相对较高，但智力一般正常。临床上常采用促性腺激素和雄激素替代治疗，根据患者不同的临床表现，治疗效果差异较大。

2. 性幼稚-多指畸形综合征（Laurence Moon Biedl syndrome）

本病较少见，发病率约为 1/50 000，系常染色体隐性遗传病，由 Laurence 与 Moon 于 1866 年首先报道。与本病发病相关的基因缺陷较多，目前仍未完全明确，已确认的基因缺陷多达 14 种。研究认为可能是某些基因缺陷影响间脑外胚叶的发育，波及下丘脑、漏斗、视交叉、视网膜，使之发生异常；而某些影响中胚层的基因缺陷可能引起骨骼异常。本病受累器官涉及人体众多系统，典型的临床表现为肥胖、色素性视网膜炎、智力低下、多指畸形、性器官发育不全及肾衰竭等。下丘脑的先天性缺陷引起促性腺激素分泌不足，至青春期第二性征不出现、睾丸小或下降不全等。此外还可有其他畸形，如头颅畸形、矮小畸形、颜面瘫痪、眼睑下垂、眼球震颤、白内障和幼年性青光眼等。临床检查多见尿 17-类固醇低于正常及促性腺激素降低，睾丸活检见精曲小管无发育不良，但无成熟精子。本病性腺功能低下的相关症状可用促性腺激素和雄激素替代治疗。

3. 性幼稚-肌张力低下综合征（Prader Willi syndrome）

本病亦较少见，发病率为 1/25 000～1/10 000，1956 年出现首例报道。其病因目前尚不清楚，可能与染色体 15q11.2－q13 区域缺失或部分缺失有关。患者的间脑或视丘下部发育障碍。临床表现：患者自幼肌张力低、肥胖、智力低下、性腺和性器官发育不全、阴茎短小，常有一侧或双侧隐睾，第二性征出现晚或缺如，多数患者不能生育。一般在 10 岁以后出现糖尿病。另外，还可合并其他异常，如斜视、蓝色眼球、耳畸形、颌小畸形、齿缺如、手指畸形等。尿中性激素和促性腺激素偏低。本病主要采用对症治疗，青春期采用性激素替代疗法可维持第二性征发育，改善性腺功能低下的相关症状。

第二节　垂体疾病与男性不育

垂体是下丘脑调控的重要靶器官，垂体前叶可合成分泌多种重要激素，包括 LH、FSH、促甲状腺激素（thyroid stimulating hormone，TSH）、促肾上腺皮质激素（adreno-corticotropic hormone，ATCH）、催乳素（PRL）及生长激素（growth hormone，GH）等，通过调控下位效应腺体对男性生殖内分泌产生重要作用。垂体的结构或功能受损常是男性不育的重要原因，包括垂体肿瘤、炎症性疾病、脑血管意外及外伤等等。

1. 单纯性 LH 缺乏症（isolated LH deficiency）

本病主要表现为单纯的 LH 合成分泌障碍，而血清 FSH 水平可正常。由于睾丸间质细胞缺乏足够的 LH 刺激，因而合成甾体激素功能受损，机体雄性化过程障碍，患者可出现乳房发育等雄激素不足相关症状；由于 FSH 分泌正常，因此睾丸精子发生功能可能保留，患者睾丸大小正常或较小，精液中精子数目正常或较低，患者可有生育力。鉴于患者睾酮合成不足而生育力可保留的特点，本病又称为生育无睾综合征（fertile eunuch syndrome)。在临床检验上，患者血清生殖激素主要表现为 LH 及 T 水平低下，而 FSH 正常，但氯米芬试验不能使 FSH 增高。应用促性腺激素后可促进第二性征的明显发育。治疗上患者需要促性腺激素及雄激素终身替代。

2. 单纯性 FSH 缺乏症（isolated FSH deficiency）

本病较为罕见，患者血清 LH 和 T 水平正常，但 FSH 水平低。临床表现上患者具有正常的男性性征，睾丸大小正常，精液检查表现为无精子或精子数$<5\times10^6/ml$、活动减弱、不成熟型增加；睾丸组织检查见生精细胞不发育，精子产生少和成熟受阻，而间质细胞均正常。经 GnRH 刺激后，患者血清 LH 值迅速升高，但 FSH 无反应。给予人绝经期促性腺激素（hMG）和氯米芬可改善患者生精功能，提高生育力。

3. 颅咽管瘤

本病是常见的先天性颅内良性肿瘤，来源于胚胎期颅咽管的残余组织。肿瘤生长缓慢，多呈囊性，定位于垂体柄，侵犯蝶鞍区，压迫视交叉，导致一系列脑垂体功能紊乱及视力受损的症候群，主要表现为促性腺激素分泌受阻、催乳素抑制因子分泌减少导致的高催乳素血症、视力及视野障碍、尿崩症及颅内压增高等，成人可以出现典型的精子发生功能受损及勃起功能障碍等。临床诊断多依赖于颅部影像学资料，治疗主要以手术处理为主。

4. 垂体肿瘤

垂体肿瘤为较常见的颅内肿瘤，约占颅内肿瘤的 15%，考虑到部分微小垂体瘤可能诊断困难，垂体肿瘤在颅内肿瘤中的比例可能更高。根据肿瘤的激素分泌活性，垂体肿瘤可分为：①促肾上腺皮质激素腺瘤，可引起库欣综合征；②促甲状腺激素腺瘤，多不引起明显临床症状，少数表现为甲状腺功能亢进；③促生长激素腺瘤，表现为巨人症及肢端肥大等；④裸细胞腺瘤，肿瘤细胞无激素分泌活性；⑤促性腺激素腺瘤，肿瘤细胞可分泌 LH 或 FSH，临床症状常不明显，部分产 FSH 腺瘤可见于中年男性，表现为逐渐出现的视力受损、勃起功能障碍及少精子症；⑥催乳素腺瘤，最常见，肿瘤细胞具有催乳素分泌活性，患者多以垂体巨大腺瘤占位及高催乳素血症就诊，临床症状包括男性乳房发育甚至泌乳、性腺功能低下、勃起功能障碍等。部分非催乳素腺瘤也可能导致轻度的高催乳素血症，其原因可能是肿瘤阻断了多巴胺释放进入垂体门脉系统的神经元通路，导致催乳素抑制效应受损，此类肿瘤也可通过压迫垂体促性腺细胞干扰 LH 与 FSH 的合成分泌。临床治疗可分为药物与手术治疗，药物治疗主要采用多巴胺受体激动剂，如溴隐亭、卡麦角林及喹高利特等，药物治疗无效或无法耐受者需要进行手术处理，手术效果与术前肿瘤体积及血清催乳素水平相关，且 20%～50% 的患者术后 5 年内可能复发。

5. 垂体浸润性疾病

垂体非肿瘤性浸润性疾病同样可以导致垂体功能紊乱，导致不育发生，主要包括组织细胞增多症 X（histiocytosis X）、淀粉样变性病（amyloidosis）、结节病（sarcoidosis）及感染性肉芽肿病（infectious granulomatous diseases）等。另外，血色素沉着病（hemochromatosis）、镰形细胞性贫血与地中海贫血等需要长期输血治疗的疾病可导致循环内铁离子增多而沉积于垂体，导致促性腺激素低下型性腺功能减退症发生。

6. 脑血管意外及脑外伤

垂体出血或缺血性梗死均可能导致不可逆性的垂体功能障碍，累及脑基底部的外伤可能导致垂体激素的分泌障碍。

7. 其他

严重疾病及慢性病均可能导致下丘脑-垂体功能紊乱，从而导致生育功能受损，如严重心肌梗死、烧伤、艾滋病及其他慢性消耗疾病等。外源性雄激素的滥用可通过下丘脑-垂体-性腺轴的负反馈调节机制抑制垂体促性腺激素的合成分泌，也是致垂体功能紊乱的重要原因。

（杨　俊　刘继红）

第十四章 内分泌疾病与男性不育

男性的正常生殖功能依赖于生殖内分泌系统的调控，下丘脑-垂体-睾丸性腺轴的任何异常均可能导致不育发生，除下丘脑-垂体等中枢系统疾病对生育的影响外（请参见相关章节），外周循环系统雄激素通路异常、外周效应腺体功能异常对中枢的负反馈调控也可能是导致男性不育的原因。

第一节 雄激素合成转化异常与男性不育

天然雄激素是一类由 19 个碳原子组成的甾体激素，主要包括雄烯二酮（androstenedione）、脱氢表雄酮（dehydroisoandrosterone）、雄酮（androsterone）、本胆烷醇酮（etiocholanolone，ETIO）、睾酮（T）及其转化产物双氢睾酮（dihydrotestosterone，DHT）等，由于雄激素受体（androgen receptor，AR）的配基为睾酮和 DHT，因此其他雄激素必须在靶细胞内转化为生物学活性更高的睾酮或 DHT 后才能发挥其生理作用。睾酮对机体的生理调控主要分为合成代谢效应与雄性化效应，前者包括肌肉质量和力量增长、骨矿化及脂肪代谢等，而后者涉及男性性分化、性成熟及第二性征维持等各个方面，是精子发生成熟过程的核心调控因子，因此对男性生殖系统功能至关重要。

1. 雄激素合成酶缺陷

雄激素是由胆固醇经一系列酶的催化作用转化而来的，主要包括类固醇激素合成急性调节蛋白（StAR）、碳链裂解酶 P450（P450scc）、17α-羟化酶 P450（P450C17）、3β-类固醇脱氢酶、17β-羟类固醇脱氢酶及 17，20-裂解酶等。鉴于雄激素在胚胎期性分化过程中的重要作用，雄激素合成酶的缺陷可导致男性胚胎在发育过程中男性化不全，出现程度不等的性分化障碍。由于上述雄激素合成酶中，前四种酶还参与肾上腺皮质激素合成，因此该系列合成酶缺陷不仅导致男性假两性畸形，还引起先天性肾上腺皮质增生，临床症状以糖皮质激素、盐皮质激素合成障碍为主，其中 StAR 缺乏常引起严重的肾上腺危象，导致新生儿死亡，因此以不育为临床主诉的病例极少。17β-羟类固醇脱氢酶和 17，20-裂解酶为雄激素合成途径所特有，两者缺乏只导致男性假两性畸形，一般无明显肾上腺皮质增生相关症状。因为雄激素是雌激素的前体，所以除终末性酶缺陷（7β-羟氧化还原酶缺陷）外，所有患者的雌激素合成也降低。

（1）P450scc 缺陷。P450scc 存在于线粒体中，由 521 个氨基酸组成，具有使胆固醇 22β 羟化、胆固醇 20α 羟化和碳 20、22 裂解形成孕烯醇酮的作用。P450scc 基因位于第

15 号染色体（15q23q24）。结构基因突变尚未鉴定。P450scc 基因缺陷使胆固醇转变为孕烯醇酮受阻，因而糖皮质激素、盐皮质激素和性激素等所有的肾上腺皮质类固醇激素均不能合成。P450scc 缺陷较少见。遗传性别不管是男或女，出生时外生殖器均为女性或近乎女性，男性患者睾丸在腹股沟或腹腔内。出生后立即出现肾上腺皮质功能减退及其危象，表现为明显厌食、恶心、呕吐、腹泻、脱水、体重减轻、皮肤色素沉着以及尿 17-羟皮质类固醇和 17-酮类固醇低下。几乎所有的患者都死于婴儿期。尸检见肾上腺增大，切面黄色，泡沫状，细胞内充满类脂质，所以又称为类脂性肾上腺增生。应注意早期诊断和强有力的类固醇替代治疗。

（2）P450C17 缺陷。P450C17 DNA 已从人的睾丸和肾上腺中分离而得，含有 508 个氨基酸，分子量为 57 000。P450C17 系单个复制基因，位于第 10 号染色体（10q24q25）。基因有 8 个外显子和 7 个内含子，系常染色体隐性遗传。P450C17 可同时促使 17α 羟化反应和 17，20 裂解反应，但 17α 羟化反应较 17，20 裂解反应快。P450C17 同时促使两个反应的机制尚未阐明。同胞兄弟同一基因缺陷可有不同临床表现，这可能是合成酶数量上差异，或这些激素的代谢率或清除率不同所致的。①17α-羟化酶缺陷：主要生化改变是盐皮质激素过多，性激素缺乏。17α-羟化酶缺乏使孕烯醇酮和黄体酮不能转变为 17-孕烯醇酮和 17-羟孕酮，脱氧皮质醇和皮质醇减少或缺乏，因而 ACTH 分泌增加。高浓度 ACTH 可兴奋 17-脱氧类固醇合成黄体酮、11-脱氧皮质酮、皮质酮、18-羟脱氧皮质酮和 18-羟皮质酮，特别是皮质酮和 11-脱氧皮质酮有强大的潴钠排钾作用，致使低血钾、碱中毒、高血容量和高血压。肾素分泌受到抑制，醛固酮分泌降低，但也有正常或增高。皮质酮可高达正常 60 倍。另外，脱氢异雄酮、雄烯二酮和 T 合成降低。雄激素是雌激素前体，因此雌激素亦减少。此型患者罕见，男多于女，多数患者因青春期原发性闭经或青春期延迟而就诊。男性胎儿的外生殖器分化需要少量雄激素，由于缺乏雄激素，出生时表型为女性，但因仍有中肾旁管抑制因子，所以子宫、输卵管退化，阴道呈盲端。睾丸位于腹股沟或腹腔内，体积小，精曲小管萎缩，无生精。少数患者有男性乳房发育，往往作女孩抚养。少数男性患者可有正常男性外生殖器。多数患者在青春期往往有不同程度高血压，有的在 7～8 岁时即出现高血压，个别的有严重的高血压，一般的抗高血压药物难以奏效。低血钾多见，患者常伴夜尿、无力、疲劳，甚至麻痹。骨骺融合延迟，停留在青春期。无肾上腺皮质功能减退表现，因被极高的皮质酮所代偿。首选地塞米松治疗，以抑制过多盐皮质激素，替代糖皮质激素不足。②单纯的 17，20-裂解酶缺陷：现已见两种类型 17，20-裂解酶缺陷。一种是 Δ^4 和 Δ^5 通路均有部分缺陷，另一种是仅 Δ^4 通路缺陷。后者尿孕三醇酮和血脱氢异雄酮正常。此型患者更为罕见，仅表现为性激素合成缺陷，由于酶活性丧失程度不等，临床上见完全或不完全性腺功能低下，表型可波动于女性、两性、性分化不良男性之间。尿孕三醇酮增加，而皮质醇、11-脱氧皮质酮正常，无高血压。患者对 hCG 的刺激反应是 17α-羟孕酮大量升高，而几乎没有 19C 甾体技术的升高。治疗应根据社会性别决定。

（3）3β-羟类固醇脱氢酶缺陷。3β-羟类固醇脱氢酶存在于内质网，不依赖于 P450 酶系。至少有两种异构酶：一种在肾上腺和性腺内，另一种在肝脏。3β-羟类固醇脱氢酶基因位于第 1 号染色体（1p13）。3β-羟类固醇脱氢酶缺陷使得 3β-羟 Δ^5 类固醇转变成 3β-羟 Δ^4 类固醇受阻，因此雄激素和雌激素合成均减少；Δ^5 孕烯醇酮、17-羟 Δ^5 孕烯醇酮和脱氢异雄酮高于正常，而盐皮质激素和糖皮质激素明显减少。3β-羟 Δ^5 胆固醇/3β-羟 Δ^4 类固醇比值高为本症特点。该酶缺陷时累及肾上腺和性腺。男性胚胎因不能分泌足够的睾酮，出生时男性化不完全，有尿道下裂、隐睾，甚至男性假两性畸形。婴儿皮肤黑，出生后即出现肾上腺皮质功能不足的表现，如厌食、恶心、呕吐、脱水及循环衰竭等，即使及时诊断和治疗，多数患儿难以存活。未经治疗而长期存活仅见于酶部分缺陷者。患病男性除有明显的女性乳房外，可有正常的男性青春期。这是由于脱氢异雄酮在周围组织转变成睾酮，男性至青春期有足够男性化表现。ACTH 分泌增加使 17-羟 Δ^5 孕烯醇酮、脱氢异雄酮明显增加，17-羟 Δ^5 孕烯醇酮/17-羟孕酮、17-羟 Δ^5 孕烯醇酮/皮质醇比值高于正常，据此可确诊。以糖皮质激素、盐皮质激素替代治疗。即使及早诊断和治疗，多数患儿仍难免夭折，少数轻型病例可以存活。因为糖皮质激素对儿童生长有明显的抑制作用，所以对轻型儿童的治疗必须十分谨慎，必须做全面内分泌检查后才能决定。

（4）17β-羟类固醇脱氢酶缺陷。17β-羟类固醇脱氢酶属于微粒体酶，广泛分布于肾上腺、性腺、胎盘、皮肤以及红细胞内，主要功能是使 Δ^4 雄烯二酮（Δ^{4A}）转变成 T、脱氢异雄酮转变成 Δ^5 雄烯二醇、雌酮转变成 E_2。17β-羟类固醇脱氢酶缺陷，在我国甚为罕见，系常染色体隐性遗传，为染色体 9q22 编码 17β-羟类固醇脱氢酶的基因突变所致。由于酶缺乏，胎儿期睾酮合成受阻。染色体为 46，XY 者，出生时呈男性假两性畸形，无明显男性外生殖器，表型为女性，但子宫和输卵管缺如（因睾丸能分泌中肾旁管抑制因子），睾丸分化良好，常位于大阴唇、腹股沟或腹腔内。由于高 LH 分泌，兴奋间质细胞，产生大量雌激素，因此有些患者伴有乳房发育。实验室检查显示：青春期 Δ^{4A} 明显增高，睾酮、双氢睾酮亦较前增高，可促使青春期一定程度男性化。但 Δ^{4A}/T 比值增高，提示该酶缺陷。E_2 正常，甚至高于正常，但 E_1/E_2 比值高。实验证实睾酮的 90% 来自周围组织转换，这是由于周围组织广泛存在 17β-羟类固醇脱氢酶缺陷，部分原因是长期高 LH 激活了睾丸内 17β-羟类固醇脱氢酶缺陷。17-羟孕酮和脱氢异雄酮正常，提示 17，20-裂解酶和 3β-羟类固醇脱氢酶正常。hCG 兴奋试验：E_1、Δ^{4A} 明显增高，而 T、E_2 增高不明显，Δ^{4A}/T 比值 >3。治疗方法取决于诊断年龄和外生殖器异常程度，如出生时社会属性为男性，予以睾酮治疗，同时做外生殖器矫形。如为女性，则应切除睾丸，继以雌激素替代治疗，促使女性特征发育。

2. 雄激素转化酶缺乏

即 5α-还原酶缺陷症，又称家族性不完全男性假两性畸形 Ⅱ 型，是位于 2p23 的 SRD5AⅡ 基因突变所致的，为常染色体隐性遗传病。核型为 46，XY，患者 5α-还原酶严重缺乏或者无功能，睾酮不能在靶器官转化为活性更高的 DHT。在胚胎发育期，由胎儿睾丸分泌的睾酮促使中肾管向附睾、输精管和精囊分化，而 DHT 调节尿生殖窦和外生殖器的男性化。男性胚胎 DHT 合成缺陷导致尿生殖窦和外生殖器的男性化缺陷，但男性中肾管衍化物正常，患者具有正常性腺及内生殖器。因为睾酮本身调节 LH 的分泌，血浆

LH 正常或稍高，这样 T 和雌激素产生的速率与正常人相同，故不易发生男性女乳征，hCG 刺激试验有反应，睾酮明显升高，但 DHT 无变化。临床上有如下特征：①严重的会阴阴囊型尿道下裂，阴蒂样阴茎；②开口于尿生殖窦或尿道的不同大小的盲端性阴道浅窝；③有正常附睾、输精管、精囊和睾丸，射精管终止于盲端阴道内；④女性体型，没有女性乳房发育，有正常腋毛和阴毛；⑤无女性内生殖器；⑥血浆 T 正常或稍高，DHT 低于正常，T/DHT 比值升高（正常人 10：1～14：1，本病患者可达 40：1），FSH 和 LH 高；⑦青春期不同程度的男性化。

第二节　雄激素受体异常与男性不育

雄激素受体是类固醇/甲状腺受体家族中的典型成员，其编码基因位于 X 染色体的长臂上。患者染色体核型为 46，XY，H-Y 抗原呈阳性，属 X 连锁染色体隐性遗传。雄激素受体编码基因的部分缺失、点突变或受体的 mRNA 转录过程受损，导致雄激素受体功能的不同损害，因此使男性表型分化和（或）男性化异常。

1. 完全性雄激素不敏感综合征（CAIS）

本病又称为完全性睾丸女性化，为完全男性假两性畸形。由 Morris 于 1953 年首先命名。本病可能由于 X 染色体 Xq13～Xp11 间控制雄激素受体形成的基因位点发生突变，使雄激素受体形成障碍，生殖系统靶器官对雄激素完全不敏感，以致雄激素不能发挥正常的生理效应。本病具有遗传性异质性，单纯受体数目减少或缺如仅是原因之一，目前已知尚有两种特殊突变类型，一种是受体数目和结合情况都正常，但受体-配体复合物解离速度明显增加，导致受体后的功能缺乏；另一种是受体表现为热不稳定性，在 37℃ 时受体数比正常少一半，而在 42℃ 时进一步减少。本病于男性新生儿中的发生率为 1：62 000～1：2 000。临床表现为：在儿童期表型完全为女性。在青春发育期呈女性体型，出现女性青春期第二性征。外生殖器为女性，阴道为盲端而且浅。内生殖器无中肾旁管结构（子宫、输卵管及阴道上部）。乳房女性化，1/3 患者无阴毛和腋毛。性腺为睾丸，可位于腹腔、腹股沟或阴唇内，多位于腹股沟内。睾丸的精曲小管细小，无精子生成，间质细胞正常或增生。睾丸未降的主要并发症是发生恶性变，但在青春期前很少发生。血浆 FSH、LH 升高，T 在男性正常范围内或升高，雌激素为正常女性低限。治疗主要是切除睾丸、外生殖器整形和女性激素治疗以维持女性发育。

2. 部分雄激素不敏感综合征（PAIS）

又称为不完全性睾丸女性化，约为 CAIS 的 1/10，发病原因与 CAIS 完全一致，只是睾酮靶组织由于某些目前尚不明确的原因对雄激素仍有一定反应，因此患者外生殖器有轻度男性化（阴唇、阴囊皱褶部分融合和某种程度的阴蒂肥大），正常阴毛。青春期不仅有女性化，还有部分男性化，阴道短，终于盲端，但与 CAIS 相比，中肾管衍化物可部分发育。性激素水平与 CAIS 患者相似。

临床上存在多种不完全性男性假两性畸形，最初是以一组人名来命名的，诸如：Reifenstein 综合征、Dosewater 综合征、Lubs 综合征、Gilbert-Dreyfus 综合征等，早期曾认为这些综合征是彼此不同的独立病症，但现在已有研究证实，这些综合征均为 AR 突变所致，为 PAIS 的不同表型，由不同程度的睾酮作用缺失，导致表现不一的性分化异常综合征。

完全性睾丸女性化与不完全性睾丸女性化的治疗不同。因为不完全性睾丸女性化患者在青春期出现部分男性化，因此对所有青春期前有阴蒂肥大或阴唇后方融合的患者在青春期前都应行性腺切除术。

第三节　其他内分泌疾病与男性不育

1. 高催乳素血症

催乳素（PRL）与促性腺激素间的关系较为复杂，高催乳素血症可使下丘脑-垂体-睾丸轴的功能降低，也可使下丘脑释放的 GnRH 脉冲信号减弱，因而造成患者血 T 水平下降，垂体 LH 和 FSH 分泌减少，导致生殖功能和性功能障碍。最常见的病因是垂体瘤。临床典型症状为性欲低下、阳痿、乳房增生、溢乳、少精子或无精子。垂体瘤患者还可有头痛和视野缺损。

2. 甲状腺疾病

Litzenberg 于 1926 年首次报告有 45% 的基础代谢率异常的患者不育。甲状腺素异常可改变下丘脑-垂体-睾丸轴功能。甲亢患者性欲增强但生育力明显受损，患者血清总睾酮水平上升，但生物可利用的睾酮水平明显下降；而且甲亢既可导致 E_2 生成速率增加，又可使其代谢清除率降低，从而导致血清 E_2 水平升高，使约 10% 甲亢男性出现乳房发育。另外，血清 LH 的基础值升高，对 hCG 反应迟钝，提示发生了部分睾丸间质细胞功能衰竭，这可能是间质细胞受高浓度 E_2 和循环中抗甲状腺刺激素抗体的抑制所致的。甲状腺功能减退患者的 T 分泌减少，并且 T 代谢向苯胆烷醇酮方面转化，而不是转化为雄酮。由于促甲状腺激素释放激素的作用，患者 PRL 水平亦升高，临床表现为性欲下降、勃起功能障碍及少精子症等

3. 肾上腺疾病

引起不育的肾上腺疾病主要有先天性肾上腺皮质增生和库欣综合征。前述的部分雄激素合成酶缺乏不仅导致男性假两性畸形，而且还引起先天性肾上腺皮质增生。另外，引起先天性肾上腺皮质增生的最常见酶缺陷——21-羟化酶 P450 缺陷中，部分单纯男性化型男性患者没有正常青春期，睾丸体积小，无精子而不育。部分库欣综合征患者因体内激素水平异常亦可出现不育。Smals 等报告 4 例库欣综合征患者的血 LH 正常，而 T 降低，推测这是由于患者存在的高血清糖皮质激素水平降低了间质细胞的反应性。Soffer 等报告 2 例库欣综合征患者的死后睾丸活检，发现他们缺乏间质细胞。Gabrilove 等报告 4 例未治疗的库欣综合征患者的睾丸活检，发现精子生成减少、精曲小管增厚以及精曲小管上皮结构破坏。Milcou 等对 50 例男性库欣综合征中无阳痿的 24 例患者的精液进行分析，发现 33% 的患者为严重的少精子症。另外，库欣综合征患者因血 T 降低，常有性欲低下和阳痿。高皮质激素状态经适当治疗后，阳痿可以纠正，睾丸生精情况可改善。

4. 糖尿病

患糖尿病 7 年或 7 年以上者中约有 50％不育。糖尿病主要是通过影响下丘脑-垂体-睾丸轴功能、精液质量，引起勃起功能障碍和逆行射精而干扰男性生殖过程。糖尿病患者的糖代谢紊乱可使精子的能量代谢紊乱，影响精子活动率。组织学上，糖尿病患者的睾丸精曲小管萎缩和基底膜增厚，精子生成常受到影响，支持细胞相对增多，而间质细胞数目无变化。但也有学者报告睾丸组织学无变化。

（杨　俊　刘继红）

第十五章　免疫性疾病与男性不育

正常生理状况下男性睾丸是免疫豁免器官，因为精子发生在男性青春期后才开始启动。精子对于男性而言为自身抗原，在成年后得到精细的免疫调节，任何破坏免疫调节平衡的因素都可能导致抗精子的自身免疫。在正常生理情况下，睾丸免疫调节机制包括：①解剖屏障，即血睾屏障，由相邻的支持细胞紧密连接形成，限制睾丸间质中的其他物质进入睾丸精曲小管的基底室；②生理屏障，支持细胞基底面的细胞膜和顶膜分布着特殊的转运蛋白，犹如一个开关，调控着腔室的物质交换；③免疫屏障，睾丸间质中的免疫细胞和细胞因子调控睾丸对自身抗原的免疫耐受。在一些病理情况下，睾丸的免疫稳态被打破，机体产生抗精子抗体等，对男性生殖造成不良影响。

第一节　男性生殖系统的免疫细胞和细胞因子

（一）男性生殖系统的免疫细胞

1. T淋巴细胞

在正常生育男性的生殖系统中主要以 T 淋巴细胞为主，其中 $CD8^+$ T 细胞主要分布在睾丸、睾丸网、输精管、前列腺和精囊腺组织的上皮和固有层；$CD4^+$ T 细胞主要分布在上述组织的间质内。这种免疫细胞形成的免疫屏障可以有效地制止自身体液免疫和细胞免疫形成的抗精子免疫反应。

睾丸中有血睾屏障。在睾丸网上皮处可观察到 $CD8^+$ T 淋巴细胞，它可阻止自身免疫反应的发生，有效填补了此处血睾屏障薄弱的缺陷。附睾中储存着大量的精子及精子碎片，可引起内源性免疫刺激，可导致免疫反应的产生，但在正常情况下其并没有引起自身免疫反应的产生，这得益于附睾内 $CD8^+$ T 淋巴细胞所形成的免疫屏障。

2. 巨噬细胞

睾丸间质内可见丰富的巨噬细胞，多项研究显示睾丸巨噬细胞具有器官特异性，在睾丸不同环境中的巨噬细胞具有不同的特性。在睾丸间质，巨噬细胞与间质细胞形成特殊的膜状凸起，在体外巨噬细胞与间质细胞共培养可刺激间质细胞分泌类固醇，而腹膜的巨噬细胞则无此功能。另外在睾丸中存在居留型巨噬细胞和循环型巨噬细胞。研究者关注巨噬细胞和间质细胞之间的细胞通讯，也关注巨噬细胞与精曲小管的作用。睾丸免疫细胞具有免疫抑制的作用，居留型巨噬细胞产生具有免疫抑制的 IL-10，并且不刺激 T 细胞的增殖，提示其可能具有免疫豁免的功能。而 $CD68^+$ 巨噬细胞主要是循环型巨噬细胞，在小鼠中占 20%，这类细胞表达 IL-1β、TNF-α、IL-6 等。

3. 树突状细胞和肥大细胞

睾丸树突状细胞存在于睾丸间质，在生理条件下不成熟。在自身免疫性睾丸炎小鼠模型中，树突状细胞数量显著增加，表达成熟标记物，表明树突状细胞在睾丸自身免疫中起着重要作用。在生理条件下，树突状细胞通过耐受 T 细胞自身抗原使自身免疫反应最小化。其作用于睾丸的机制需要进一步研究。在生理条件下，睾丸肥大细胞的数量很少，但炎症时肥大细胞分化严重。研究表明，睾丸免疫抑制性 T 细胞的成熟需要肥大细胞的协助。

4. 睾丸间质细胞

间质细胞主要通过产生睾酮和胰岛素样因子 3 调节男性的性别分化和生育力。研究发现大鼠间质细胞具有先天性抗病毒感染功能，其具有一种抑制机制，可通过激活 AMPK 快速降低激素诱导的类固醇产生，而 AMPK 是由间质细胞中的高 Amp 水平激活的。此外，睾酮抑制对自身抗原的全身免疫反应，雄激素受体缺乏的小鼠睾酮免疫豁免损伤。睾丸间质细胞在睾丸先天免疫防御中也起着重要作用。在微生物入侵中，TLR、RIGI、MDA5 和 Sting 对间质细胞的表达增加，从而产生大量的 IFN-1 和促炎细胞因子。此外，外源性 DNA 病毒/细菌的入侵可诱导内质网中 Sting 的激活，激活下游 IRF3，并最终合成和释放抗病毒因子，如 TNF-α 和 IFN-α，或抗感染因子，如 IL-6 和 IL-1β。

5. 睾丸支持细胞

作为血睾屏障的成员，支持细胞对睾丸的免疫豁免非常重要。支持细胞突变小鼠的细胞紧密连接处的超微结构破坏，血睾屏障功能减弱，精子细胞分化严重改变，伴随着大量的生殖细胞丢失，这表明血睾屏障有效地阻止了正常睾丸对晚期生殖细胞的体液免疫反应。支持细胞也有 toll 样受体的表达，其激活也导致大量的 IFN-1 和其他促炎细胞因子的释放。另外支持细胞吞噬凋亡生殖细胞的能力，在睾丸免疫中起重要作用。

（二）男性生殖系统的细胞因子

细胞因子是一类由免疫细胞（淋巴细胞、单核巨噬细胞）产生的具有调节功能的高活性、多功能蛋白质多肽，在生殖系统内各种不同细胞间的局部调节中起重要作用，直接或间接调节免疫平衡。

常见的细胞因子主要有 IL-2、IL-4、IL-6、IL-10、TNF-α、TGF-β 等。IL-2 主要由活化的 T 细胞产生，是一种细胞因子，能促进 T 细胞、自然杀伤细胞的增殖与分化，它诱导的免疫细胞增殖反应是整个免疫应答强弱程度的关键。IL-6 和 TNF-α 则为在整个辅助性 T 细胞（Th）免疫失衡中起重要作用的角色。IL-4 和 IL-10 主要由 Th2 细胞产生，抑制 Th1 细胞因子的产生，即 IL-4 和 IL-10 可抑制巨噬细胞功能及多种促炎细胞因子的产生，间接抑制自然杀伤细胞的活性，在细胞因子网络中属于正性调节。虽然间质细胞也能产生 TGF-β，但它们主要由支持细胞产生。TGF-β 是一种 Th3 细胞因子，具有免疫抑制活性。激活素 A 在结构上与 TGF-β 相似，在生殖细胞中表达，具有相似的免疫作用。支持细胞也表达大量的激活素 A 和激活素 B。激活素 A 抑制促炎细胞因子（包括 IL-1 和 IL-6）的表达，从而抑制睾丸炎症。

第二节　抗精子抗体对男性生殖的作用

当男性的免疫平衡被破坏时，精子、精浆对于机体来说是一种自身抗原，则有可能产生一种复杂的病理产物——抗精子抗体（antisperm antibody，ASA）。

（一）抗精子抗体的产生

引起睾丸免疫稳态破坏的因素很多，常见的有睾丸外伤、手术、感染、精索静脉曲张、隐睾等。睾丸外伤或睾丸手术时，睾丸的解剖屏障被破坏，精子抗原暴露于间质中的免疫系统，免疫细胞在攻击的过程中释放大量炎性因子，可以诱导 ASA 的产生。感染是另一个可以改变睾丸免疫微环境的因素，有学者认为感染时宿主免疫反应造成的损伤甚于病毒的直接损伤，病原体可以诱导炎症反应并且改变睾丸免疫耐受环境和血睾屏障的通透性。此外，微生物和精子抗原之间相似的分子模式与生殖道感染导致的抗精子免疫也密切相关，比如，沙眼衣原体、解脲支原体的 UreG 和精子的细胞核自身精子蛋白 NASP 都有相似的表位，也能诱发 ASA 的产生。

（二）抗精子抗体的种类

ASA 按照免疫球蛋白的种类可以分为 IgG、IgM 和 IgA 三个亚型，而根据这些亚型在机体中的分布情况，又可以分为循环型 ASA 以及生殖道局部 ASA。

（1）IgG 型 ASA：IgG 能够分泌至男性及女性的生殖道中，但由于其分子量较大，不能轻易地穿透黏膜，因此精液和宫颈黏液中的 IgG 滴度远远小于血清中的 IgG 滴度，仅由 IgG 的单独效应不足以引起精子凝集。

（2）IgM 型 ASA：IgM 分子量大于 IgG，因此生殖道体液中基本难以找到 IgM，它主要存在于外周循环中。当免疫系统攻击自身抗原时，最先产生的抗体为 IgM，而 IgG 一般在免疫细胞接触到自身抗原两周后才产生，但相较于 IgM，IgG 可以在外周循环中维持较长的时间。

（3）IgA 型 ASA：分泌性的双体 IgA 主要存在于人类精液、宫颈黏液或卵泡液中，与黏膜免疫密切相关。精液以及宫颈黏液中的 IgA 能够释放分泌性的物质并吸附宫颈黏液中的糖蛋白，引起精子凝集，导致精子发生"震颤现象"，从而影响精子对宫颈黏液的穿透力。在辅助生殖中，当与 IgA 型 ASA 相作用的精子数＞68％时，受精率将显著降低。

（三）抗精子抗体对男性生育力影响

ASA 可直接作用于精子而影响受精前和受精后的生殖过程。ASA 能够影响精子的运输、精子的活力和运动、配子的接触、早期胚胎的发育和移植、胎儿的发育，凝集的精子无法前向运动以及穿透子宫颈黏液的能力减弱。

1. 抗精子抗体影响精子的运动

精子运动能力降低是许多患者不育的主要原因，这是由于精子无法顺利与卵子相遇并与之结合。ASA 能够吸附精子膜表面的抗原，但精子细胞内部的亚细胞结构无法接触到

ASA。有学者推测，ASA 吸附在精子细胞膜表面后，其细胞上的跨膜蛋白功能将发生改变，从而影响细胞内代谢，降低精子活力。另一种解释为，精子活力的降低是由于 ASA 通过补体介导了精子细胞膜的破坏，从而改变了精子细胞的内部环境。

IgG 型 ASA 通过激活补体，形成复合体，插入细胞膜的双磷脂层，导致仅有水和电解质通过，由于渗透压的巨大差异，水分子大量进入细胞，导致细胞破裂。在体外实验中，可以观察到大多数精子头部的顶体区域黏附于中性粒细胞，精子的活动能力降低了 $43\%\sim87\%$，这是由于沉积于精子表面的补体的 C3 片段能够募集其他终末成分来攻击细胞，影响了细胞膜的完整性，最终改变细胞形态，导致精子的裂解。

2. ASA 影响精子穿透宫颈黏液

精子顶体部分和尾部主段的表面抗原可以被引起精子制动和凝集的抗体所识别。ASA 能够通过影响精子活力和在宫颈黏液中引起精子发生"震颤现象"从而降低精子穿透宫颈黏液的能力。宫颈黏液中，一种 15 kDa 的蛋白的氨基端可以看作一种分泌性白细胞蛋白酶的抑制剂，可以作为 ASA Fc 段的受体并与之结合，从而抑制精子的穿透。因此，宫颈黏液如同一个免疫过滤器，将被 ASA 包被的精子阻挡在外，筛选出能够进入女性生殖道的精子，继续后续的受精过程。

精子表面的免疫球蛋白激活补体的级联反应，最终导致细胞裂解以及活化吞噬细胞的吞噬功能。不同亚型的 ASA 激活补体的能力不同，IgG 型 ASA 能够很好地激活补体，而 IgA 型 ASA 基本上无法与补体早期片段相互作用。当宫颈黏液中存在着 ASA 时，就为精子与补体发生作用创造了有利的条件。相较于循环中的补体而言，宫颈黏液中的补体活性大约为前者的 12%，因此在此处精子制动也需要更长的时间。

3. ASA 影响顶体反应

ASA 可以连接于精子的顶体从而影响顶体反应。有学者将正常生育男性的精子分别与不育患者的含有 ASA 的血清和正常生育人群不含 ASA 的血清共同孵育，发现与 ASA 阳性血清共同孵育的精子，其顶体反应率显著低于与不含 ASA 血清共同孵育的。但另一个研究团队用正常生育男性的精子分别与不育患者的含有 ASA 的精液和正常生育人群不含 ASA 的精液共同孵育，则得到了相反的结果，即含 ASA 的精液促进精子发生顶体反应。

4. ASA 对免疫细胞的作用

将正常生育或不育人群中 ASA 阴性的精液和免疫性不育患者的精液相比较，发现颗粒淋巴细胞的比率显著升高。颗粒淋巴细胞主要参与了抗体依赖细胞介导的细胞毒作用（ADCC）。ADCC 通过清除结合了抗体的抗原而发挥免疫调节作用，因此，精液中的 ASA 能够使颗粒淋巴细胞增殖和活化，从而使产生抗体的 B 淋巴细胞的比率降低。对于连接了 ASA 的精子而言，颗粒淋巴细胞通过 ADCC 作用可以杀伤黏附了 ASA 的精子。

第三节　系统性自身免疫性疾病与男性不育

系统性自身免疫性疾病，如系统性红斑狼疮、强直性脊柱炎等造成全身免疫功能的亢进，引起睾丸局部的免疫失衡，造成男性生育力的损伤，并且使用免疫抑制剂、细胞毒性药物（如烷化剂）治疗系统性自身免疫性疾病可能会导致严重的，甚至是不可恢复的睾丸生精功能损害。

1. 系统性红斑狼疮

系统性红斑狼疮（systemic lupus erythematosus，SLE）是一种累及多脏器的自身免疫性炎症性结缔组织病，在多种因素相互作用下，T 淋巴细胞数量减少、功能降低，过度增生的 B 淋巴细胞诱发大量自身抗体，与体内自身抗原结合并形成免疫复合物，沉积在皮肤、关节、小血管、肾小球等部位，诱发全身多器官疾病。

近年来，SLE 对泌尿生殖系统的影响也得到了关注，SLE 男性患者所产生的抗原-抗体复合物亦可出现在男性泌尿生殖系统中。在超过半数的 SLE 患者中，抗核抗体检测显示为阳性，在 42％的 SLE 患者中抗双链 DNA 抗体为阳性，这些抗体的阳性检出率与抗精子抗体呈正相关性，并与病情的活动有关。间质性膀胱炎虽然并不常见，但却是 SLE 非常重要的临床表现，这可能源于免疫复合物所介导的膀胱血管炎。抗原抗体复合物也沉积于睾丸血管中，临床上可表现为睾丸血管炎。

研究者们根据美国风湿病学会的标准对 35 名 SLE 男性患者进行前瞻性评估，与对照组相比，SLE 患者的中位睾丸体积减小，精子总数降低，精子活动率及平均精子体积均显著下降。SLE 患者的精子异常发生率高，这与睾丸损伤密切相关。导致睾丸损伤的主要原因除了前面提到的在疾病活动期中，抗原抗体复合物沉积于睾丸血管之外，SLE 所导致的下丘脑-垂体-性腺轴功能障碍（促性腺激素水平升高）和低雄激素血症也可能对生精上皮造成损伤。此外，高剂量静脉注射环磷酰胺治疗 SLE 可导致睾丸支持细胞功能障碍、睾丸萎缩及卵泡刺激激素水平升高，这些改变会对原始精子细胞造成持久的损害，从而导致严重精液异常。

SLE 在疾病活动过程及治疗过程中均有可能对睾丸造成损伤，而这些损伤极有可能是不可扭转的，加之随之而来的激素紊乱对男性 SLE 患者的性腺功能造成严重影响，这些负性影响导致了精子质量的下降，最终导致不育。考虑到这种疾病主要发生在生育年龄，多学科方法对于确定不育症的潜在风险因素并为这些患者提供预防措施至关重要。目前，有学者提出应在疾病过程的早期进行精子冷冻保存，以保持狼疮患者的最佳生育力。

2. 强直性脊柱炎

强直性脊柱炎最常见的肾脏病变是继发淀粉样变性，文献报道长期活动性的强直性脊柱炎患者继发淀粉样变性的发生率在 1％～3％，通常患者的典型表现是蛋白尿，并且有可能进展到肾功能不全。一旦发生肾衰，预后就非常差。Gratacos 等报道 137 例强直性脊柱炎患者中有 10 例（占 13.7％）在肾活检中发现了淀粉样变性的阳性病变，然而随访 2～10 年，仅仅有 5 例（占 6.9％）患者出现了临床症状。

强直性脊柱炎患者的另外一种肾脏疾病表现是 IgA 肾病。IgA 肾病的常见表现是血尿和蛋白尿，通常伴或不伴轻度肾功能损害，文献报道，这些患者中大约有 93％血清中 IgA 水平升高，27％肾功能不全。土耳其的一项小样本研究（21 例土耳其患者和 25 例对照者）

发现男性强直性脊柱炎患者精索静脉曲张的发生率增加，该研究通过体验和超声检查发现：大多数强直性脊柱炎患者有单侧或双侧的精索静脉曲张，这可能影响到患者的生育功能。另一项研究评价了 65 例男性强直性脊柱炎患者的性功能勃起障碍情况，结果发现，这些强直性脊柱炎患者的性勃起、性高潮功能、性交满意度和国际性勃起功能评分均显著下降。

早在 1926 年 Maric 等提出泌尿生殖系统的淋球菌感染与强直性脊柱炎有关，不少学者提出了非淋球菌感染性泌尿道炎症与强直性脊柱炎的关系更密切，常见的病原体有沙眼衣原体、解脲支原体和克雷白杆菌属等。有学者认为，泌尿生殖系统感染是强直性脊柱炎重要的诱发因素，感染通过淋巴系统从前列腺、精囊等扩散到骶髂关节，再经脊柱静脉丛播散到脊柱；感染还可以通过体循环引起系统性症状。另一方面，免疫学机制也是强直性脊柱炎合并前列腺炎的可能发病原因。经由前列腺的病原体通过和 HLA-B27 分子发生免疫交叉反应而导致强直性脊柱炎的发生。此外，有学者还在男性强直性脊柱炎患者的血清中检测到抗前列腺自身抗体，认为自身免疫反应也可能导致强直性脊柱炎。

3. 免疫性甲状腺疾病

甲状腺是人体重要内分泌腺，其分泌到血液中具有生物活性的甲状腺激素有四碘甲腺原氨酸（3，5，3，5 -tetraiodothyronone，T4）及三碘甲腺原氨酸（3，5，3 -triiodothyro-nine，T3），它们广泛参与机体的生长发育调节、三大物质代谢等多种生理活动。

近年来，大量实验研究及临床资料证实：甲状腺功能对维持下丘脑-垂体-性腺轴的稳定起重要作用。甲状腺可通过对睾丸间质细胞、支持细胞、精子的影响而诱发男性不育。T3 能减少支持细胞中芳香化酶基因的表达，从而干扰生殖激素之间的正常转化，影响生殖激素的合成。T3 能影响间质细胞上 LH 受体基因启动子区域进而调控 mRNA 的表达，从而影响 LH 受体蛋白合成。甲状腺激素通过影响生殖细胞骨架结构而改变精子正常形态，并且能提高钠钾 ATP 酶活性、增加线粒体基因表达而增加氧耗。甲状腺激素可通过影响精子的数量、形态、活力而导致男性生育障碍。

（李　颖　赵　凯）

第十六章　离子通道性疾病与男性不育

在精子与周边环境及卵子间的信息交换中，离子通道作为其中一个重要环节，参与精子活力、获能、趋化和顶体反应的调控。各种离子通道在精子上有各自的分布特点，其中一些离子通道是精子所特有的。对于参与精子生理功能调控的离子通道，如果其结构或活性发生变异，将影响患病个体的生育力。囊性纤维化（cystic fibrosis，CF）患者的病因是囊性纤维化跨膜转导调节因子（cystic fibrosis transmembrane conductance regulator，CFTR）发生了突变，该疾病呈常染色体隐性遗传。除了长期反复的肺部感染所导致的呼吸困难，绝大部分 CF 男性患者丧失了生育力。精子特有的电压依赖钙离子通道基因 CATSPER1 的插入突变可导致男性不育，且该突变所致不育以常染色体隐性遗传的方式传递。Hv1 和 CatSper 通道位于相同的亚细胞结构域，Hv1 和 CatSper 通道在人类精子中的联合作用为诱导雌性生殖道中精子活化所需的细胞内 pH 值和 Ca^{2+} 升高。Hv1 在精子活化中的重要性使其成为控制男性生育力的重要目标。迄今为止，人类不育与 Hv1 之间的唯一相关性是一些不孕症患者的精子 HVCN1 mRNA 水平较低。瞬时受体电位离子通道（transient receptor potential channel，TRP）超家族由 28 个成员组成，其中 TRPP 亚家族基因缺陷与人类的多囊肾病（polycystic kidney disease，PKD）相关，它受常染色体显性基因的影响。PKD 患者具有死精子、不动精子以及精囊囊肿、射精管囊肿，导致男性不育。随着生殖医学基础研究和男性不育诊断技术的进步，相信会有更多影响男性生育的离子通道或跨膜转运载体病变被发现，本章节仅就其中的一部分离子通道做简单的介绍。

第一节　CFTR 功能障碍与男性不育

CFTR 基因位于人类的第 7 号染色体上（7q31.2），该基因的表达产物 CFTR 是一种 cAMP 激活的阴离子通道，能同时传导 Cl^- 和 HCO_3^- 的通道蛋白。CFTR 数据库中列出了大约 1 500 个突变。最常见的突变是 F508、R117H 和 W1282X，其频率和其他突变的存在很大程度上取决于患者的种族。CFTR 功能障碍最温和的表现是先天性双侧输精管缺如，严重者则是囊肿性纤维化（CF）。如果仅一个 CF 等位基因突变，作为 CF 基因杂合子的患者可能出现先天性双侧输精管缺如而没有经典 CF 的肺、胰腺病变等临床表现；如果 2 个等位基因均出现突变并严重降低 CFTR 功能储备，则患者可能表现出完整的 CF 症状。CF 是 CFTR 突变导致的致死性常染色体隐性遗传病，在欧美地区是常见的严重遗传性疾病。CF 发病率无性别差异，但存在种族差异：白人的患病率约为 1∶2 500，黑人为 1∶15 000，亚洲人为 1∶35 000，美洲原住民为 1∶10 900。

男性胚胎发育过程中，中肾管衍生出输出小管、附睾管、输精管、精囊和射精管。有文献报道 CFTR 功能障碍可以影响射精管、精囊、输精管和附睾远端 2/3 的形成，甚至可能与单侧肾发育不全有关。大约 80% 的先天性双侧输精管缺如男性患有至少一种 CFTR 突变，随着更多突变的发现和鉴定，几乎所有患有先天性双侧输精管缺如的男性都可能被发现有突变。另外有研究报道称精子质量下降的健康男性中 CFTR 突变率较高。与一般人群相比，不育个体的 CFTR 杂合基因携带率要高 2 倍。然而，CFTR 在这方面的确切作用机制仍然有待研究。

【临床表现】

CFTR 功能障碍可累及全身多个系统，如呼吸系统、消化系统和生殖系统。相应的症状包括发育迟缓、反复的肺部感染、消化吸收障碍和生育困难。症状的出现次序和轻重受CFTR 变异性质、年龄、脏器被累及的程度、既往治疗情况和其他疾病的影响。新生儿首发症状多为胎粪肠梗阻或消化吸收障碍导致的发育迟缓，其他症状可能随着年龄增加而陆续出现。

1. 对呼吸系统的影响

出生时双肺正常，但黏稠的支气管分泌物最终会阻塞小气道，并成为细菌繁殖的场所。早期症状有持续的咳嗽、咳痰以及运动量下降。随病情进展，支气管壁增厚，气道内充满感染性分泌物。反复的感染使肺组织出现纤维化以及淋巴结肿大，肺脏气体交换功能下降，出现呼吸困难。患者胸廓成桶状，出现杵状指和皮肤发绀。后期并发症包括咯血、气管扩张、肺动脉高压、肺功能衰竭和心力衰竭。死亡的主要原因为肺部病变所致的呼吸衰竭和心力衰竭。

由于长期的炎症刺激，鼻腔可见息肉。鼻窦内亦充满黏稠分泌物，鼻窦的炎症可引起面部疼痛、头痛和发烧。

2. 对消化系统的影响

胎粪为新生儿排出的第 1 次粪便，呈墨绿色黏稠状。如果患儿的胎粪过于黏稠，即可阻塞肠道，形成胎粪肠梗阻。CF 患儿发生胎粪肠梗阻的概率为 10%～20%，此类患儿都将出现 CF 的其他症状。85%～90% 的患儿存在胰液和胆汁分泌不足，消化脂肪和蛋白质的能力下降，出现消化不良的症状。即使食欲正常或亢进，患儿仍出现营养不良和发育迟缓。由于不能从食物中获取足够的脂溶性维生素 A、维生素 D、维生素 E 和维生素 K，可导致夜盲、佝偻病、贫血和出血性疾病。由于消化和吸收食物中营养成分的能力下降，青少年常出现营养不良和青春期延迟。患儿常有胃酸反流、肠套叠以及便秘。

胰脏内淤积的消化液会引发胰腺炎，长期的炎症作用导致胰腺纤维化。因为胰腺产生胰岛素的能力下降，所以 2%～3% 的患者会发生胰岛素依赖型糖尿病。胆管内淤积的胆汁同样会引发肝脏炎症，长期的炎症可损害肝脏功能甚至形成肝硬化。肝脏的损伤导致清除血液中毒素以及制造凝血因子等重要蛋白质的能力下降。

3. 对生育的影响

在精囊缺失的情况下，由于缺乏对前列腺酸性分泌物的缓冲，精液分析结果将是低容量（通常<0.5 ml）和酸性的无精子症。虽然经直肠前列腺超声可确认精囊异常，但先天

性双侧输精管缺如的诊断通常根据临床和精液结果。97% CF 男性患者有先天性双侧输精管缺如，临床表现为梗阻性无精症。另外，不育男性中 CFTR 杂合子的出现频率要比正常人群高出 2 倍，说明 CFTR 变异可以通过输精管缺如以外的方式影响生育。后来证实 CFTR 在精子上表达并参与了精子的获能，这可以部分解释为何 CFTR 变异会导致精液质量下降。

【诊断】

对有 CF 症状或家族史的患者，汗液盐分含量增高可确定诊断。

（1）血中免疫反应性胰蛋白酶原检测。婴儿出生后即可进行此项检测，患儿血液中胰蛋白酶原水平升高。虽然该法是新生儿的筛选项目，但它不属于 CF 的确诊性试验。

（2）汗液氯化物检测。又称汗水电解质测试或毛果芸香碱离子导入汗液测试，用于测量汗液中氯化物（盐的一种成分）的量。在测试中将无色无味化学物质（毛果芸香碱）和少量电刺激施加到手臂或腿部的小区域以促使汗腺产生汗液。足月婴儿通常在 2 周龄时产生足够的汗液。对于胰蛋白酶原或产前基因检测阳性的婴儿，应尽快在 10 d 内进行检测，最迟为 4 周龄。

（3）基因诊断。抽取血样本、含有胎儿细胞的羊水或绒毛膜进行基因分析，可以确定有无 CFTR 基因突变。至少双亲中有一个这样的病变基因，他们的孩子才会有患病的可能。如果双亲都是 CFTR 杂合子，分别带有一个病变基因，其子代患病的概率为 25%。如果双亲一方或双方是高危人群，应在怀孕后行产前诊断，或对其生育的子代进行检测。

（4）其他辅助检测手段。通过大便样本检测胰蛋白酶、糜蛋白酶以及粪便中的脂肪含量。抽取血样检测肝脏功能、血糖水平以及维生素含量。肺功能检查可显示呼吸功能受损情况。胸部 X 线或 CT 检查可发现肺部组织破坏或感染情况。

【治疗】

由于该病目前无法治愈，因而治疗的目的是延迟症状的出现和对症治疗，以提高患者生存质量。囊性纤维化可影响多数器官，应当依据患者情况制定一个全面的治疗计划。整个治疗过程需要医生、营养学家、物理治疗师和呼吸治疗师的共同参与。年幼患者的大部分护理和治疗则由其父母承担。

显然，所有先天性双侧输精管缺如的患者在进行生育治疗前都应该进行彻底的遗传咨询。由于精子发生在这些患者中通常是正常的，因此通过经皮或开放手术从附睾或睾丸获取精子的取出技术通常可以成功地为 ICSI 提取优质精子，且妊娠率与新鲜标本观察到的相似。

【预后】

预后受 CFTR 变异性质、患者年龄、脏器被累及程度、既往治疗情况和其他疾病的影响，主要取决于肺脏受累的程度，通常在肺功能受损后数年死于呼吸衰竭。少数患者死于肝脏疾病、出血进入气道或外科并发症。多因素改善可以提高 CF 患者的生存率：早期诊断、基因型-表型检测、营养支持、更有效的肺干预、多学科专业监测、CF 治疗中心的建立以及最近发展的精确医学。受到完善医学照顾的 CF 患者大部分可以活到四十多岁，而不发达国家和地区（例如非洲）的患者寿命在二三十岁。

第二节　CatSper 功能障碍与男性不育

完整的离子通道通常由成构成通道的蛋白和一个或多个辅助亚基组成。目前已知精子相关钙离子通道 CatSper 蛋白复合物由七个亚基构成：具有 4 个成员的 α 亚基（CatSper1、CatSper2、CatSper3 和 CatSper4）构成离子通道，以及作为辅助亚基的 CatSperβ、CatSperγ 和 CatSperδ。该家族基因 CATSPER1 位于人类染色体 11q12.1，CATSPER2 位于 15q15.3，CATSPER3 位于 5q31.1，CATSPER4 位于 1p35.3。4 种 CatSperα 亚基在 TM 区域具有高度同源性但序列同一性相对较低，范围为 16%～22%。Northern 印迹分析显示 CatSper1、CatSper2、CatSper3 和 CatSper4 的 mRNA 仅存在于小鼠和人睾丸中。使用原位杂交技术发现 CatSper2 转录在精子发生早期（粗线期精母细胞）开始，而 CatSper1、CatSper3 和 CatSper4 仅在晚期（精子细胞）转录。CatSper1 的表达仅限于成熟精子尾部主段纤维鞘上方的质膜，CatSper 基因的表达模式表明它们在精子生理学和生育力中的关键作用。弱电压依赖性而 pH 值敏感性的 CatSper 是小鼠和人类精子中存在的唯一一组成型活性 Ca^{2+} 通道，使用全细胞膜片钳技术发现通过 CatSper 的 Ca^{2+} 流入会引发精子超活化运动。CatSper 也是控制精子趋化性的理想位置，因为引导精子朝向卵子的"趋化性转向"取决于 Ca^{2+} 流入鞭毛引发的不对称鞭毛运动。细胞内环境碱化可激活 CatSper，通过 CatSper 流入鞭毛的 Ca^{2+} 可能激活位于精子颈部的细胞内钙库，随后钙库释放 Ca^{2+} 促成顶体反应。

CatSper 基因敲除实验证明离子通道蛋白或辅助亚基的缺失都将导致雄性小鼠丧失生育力，尽管它们具有正常的精子数量和活力，但在获能培养液中不能获得超活化运动。上述表明功能性 CatSper 蛋白是获能期间精子超活化所必需的。有趣的是，CatSperβ、CatSperγ、CatSperδ、CatSper2、CatSper3 和 CatSper4 在 CatSper1 基因敲除精子质膜上均无法检测到，这表明所有 CatSper 亚基都是正确通道组装所必需的，缺少单个亚基可能导致剩余的 CatSper 蛋白质降解。

CatSper 功能障碍与男性不育的研究报道较少。2003 年在 15q15.1－15.3 的先天性红细胞生成性贫血 I 型（CDAI）基因的定位克隆过程中，研究者发现先证者还患有弱畸精子症和非综合征性耳聋，他的两个兄弟也有类似的表型。三个兄弟都是 CDA1 突变的纯合携带者以及染色体 15q15 上有长约 70 kb 的缺失，该缺失涉及 4 个基因（CATSPER2 最后 2 个外显子，STRC、CKMT1 和 KIAA0377 前 24 个外显子）。纤毛蛋白基因 STRC 和 CATSPER2 基因缺失可以解释观察到的耳聋和男性不育表型。另外 3 个表现为耳聋-不育综合征（DIS）的伊朗家族在 15q15.3 检测到的 90～100 kb 的缺失，包括基因组水平上 STRC 和 CATSPER2 的完全丧失。2009 年 Avenarius 报道从两个近亲的伊朗家族分离出常染色体隐性遗传性男性不育症。在两个家族中均证实了染色体 11q13.1 上 11cM 区域的血缘同源性，该区域含有人 CATSPER1 基因。变性高效液相色谱和受影响家族成员 CATSPER1 的双向序列分析揭示了两个独立的插入突变（c.539-540insT 和 c.948-949insATGGC），预计会导致移码和过早终止密码子。基于动物基因敲除实验结果，可能七种已知 CatSper 亚基中任何一种的功能丧失性突变都会导致男性不育。

【临床表现】

1. 对生育的影响

CATSPER1 的突变与非综合征性男性不育症有关，患者表现为精液指标异常：包括精子活动率低于正常阈值或未见活动精子、精子数量减少、形态异常精子增加和精液量减少。在 DIS 患者中，对法国家族三兄弟中的两个兄弟进行常规精液分析，发现精液量和 pH 值正常，但存在精子数量降低（其中一个患者）、精子活力降低、前进精子百分比低于正常阈值以及异常形态精子增多（主要的异常精子形态是盘绕和成角度的鞭毛）。在伊朗家族的受影响男性中观察到非常相似的临床表现，其中包括畸形精子、短而卷曲的鞭毛和精子活力降低。包括 CATSPER2 在内的连续缺失 DIS 患者中畸形精子明显增多，提示 CATSPER2 除了在超活化运动中起作用外可能对精子的正常发育也很重要。

2. 其他临床症状

在 DIS 患者中，STRC 的突变导致非综合征性听力损失，这种听力损失是语前和非进展性的，患者前庭功能是正常的。在所有报告的受影响男性中，所有频率（$0.25 \sim 8$ kHz）的听力损失程度为中度至重度。

【诊断】

临床上，目前对 CatSper 功能障碍患者尚无推荐的特异性检查方法。对于疑似 CATSPER2 相关男性不育的患者，由于连续基因缺失也包括 STRC，而 STRC 的突变或缺失与听力损失有关，所以应完成耳科检查和听力学评估。从理论上讲，在没有听力损失的情况下 CATSPER2 中的点突变也可能与不育有关，实际上，由于仅鉴定了与 CATSPER 相关的少量突变，因此与这些疾病的基因型-表型有相关性的知识是有限的。对于怀疑与 CATSPER 相关的男性不育症患者，建议进行分子遗传学检测以确定致病基因。

【治疗】

没有推荐的方法用于逆转 CATSPER 相关的形态学或运动性缺陷。对于寻求生育自己后代的 CatSper 功能障碍患者，从生殖技术层面可以进行辅助生殖技术助孕，植入前遗传学诊断可能很快就可以用于帮助患者生育健康后代。在进行生育治疗前，都应该进行彻底的遗传咨询，尤其是 DIS 患者。如果父母各携带一个 CATSPER 突变，子代有 25% 的概率继承 2 个突变而发病，50% 的概率成为携带者。

第三节　瞬时受体电位多囊蛋白离子通道功能障碍与男性不育

瞬时受体电位多囊蛋白（transient receptor potential polycystin，TRPP）是瞬时受体电位通道（TRP）家族中的一个亚家族。TRPP 亚家族与人类中的多囊肾病（PKD）相关，属于常染色体显性遗传基因，因此该病又称作常染色体显性多囊肾病（autosomal dominant polycystic kidney disease，ADPKD）。该通道由 2 种蛋白质组成，即 PKD-1 和 PKD-2。

PKD-1 位于 16 号染色体 (16p13.3)，被重新命名为 TRPP1，表达的蛋白质在离子通道中充当受体。而 PKD-2 位于 4 号染色体 (4q22.1)，被重新命名为 TRPP2，表达的蛋白质为阳离子通道。PKD-2 还有两种同源蛋白——PKD-2L1 (10q24.31) 和 PKD-2L2 (5q31.2)，分别重新命名为 TRPP3 和 TRPP5。在人类精子上可以检测到 TRPP1、TRPP2、TRPP3 和 TRPP5 蛋白的存在。

多囊蛋白家族卵胶受体 (polycystin family receptor for egg jelly，PKDREJ) 基因位于人类的 22 号染色体，在哺乳动物睾丸中有特异性表达。通过原位杂交技术检测，发现它仅表达于生精谱系并最终定位在成熟精子头部。这种无内含子基因编码的蛋白质属于多囊蛋白家族，具有 11 个跨膜结构域。虽然推测这种蛋白质可能在人类生殖中发挥重要作用，并已经检测到表达产物的多种剪接变体，但尚未确定它们的生物学性质。

ADPKD 是一种常见的遗传性疾病，根据国外文献，约 800 例活产婴儿中可出现 1 个患者。1 型 ADPKD 由 PKD-1 基因突变引起，占 85%～90%，而 2 型 ADPKD 由 PKD-2 基因突变引起，占 10%～15%。

虽然 ADPKD 是一种多系统疾病，但治疗的重点是肾脏。至于围绕 ADPKD 的许多生育问题，目前主要是病例报告和小型研究，并不足以得出确切的结论来改变临床实践。

【临床表现】

1. 对生育的影响

患有 ADPKD 的男性在生育方面会面临一些困难，临床上可以表现为死精子症、重度弱精子症、精囊囊肿和射精管囊肿。

ADPKD 男性患有死精子症或伴有高死亡精子比例的精子活力低下，然而在脊髓损伤患者中也经常发现死精子症。2003 年 Fang 等对包含 4 108 名不育男性的数据库进行了死精子症评估，发现 29 名男性患有与脊髓损伤无关的死精子症，其中有 6 名 (20.7%) 患有 ADPKD。

精子的尾部包含其运动装置，由 2 个中央微管和将其包围其中的 9 个双体微管组成，这种 9+2 结构称为轴丝。一项研究调查 ADPKD 患者的精子，发现由于鞭毛出现了 9+0 超微结构缺陷而精子完全不能运动。在这项研究中，1 956 名不育男性中有 16 名以不活动精子为突出表现，其中 4 例诊断为遗传自母系的 ADPKD 并且发现有轴丝 9+0 缺陷。

有研究显示，通过超声检查，ADPKD 患者精囊囊肿患病率为 39%～60%。对 6 名精囊囊肿和 ADPKD 的患者注射造影剂后进行射线造影研究，发现囊肿是由正常曲折的囊泡病理性扩张引起的。在 X 线检查时没有发现阻塞迹象，因为造影剂可以自由流动并且在囊泡抽吸液中可以找到精子。所以精囊囊肿引发的生育问题归因于精囊内容物的排出动力障碍，而不是机械阻塞。

2. 其他临床症状

ADPKD 通常导致终末期肾衰竭，这是血液透析和肾移植的主要原因。ADPKD 患者的表现包括肾脏囊肿增大以及其他器官 (包括肝脏和胰腺) 的囊肿，血管异常如颅内动脉瘤、主动脉夹层和主动脉根扩张，可能危及生命。

【治疗】

手术治疗。有一位精囊囊肿和射精管囊肿的 ADPKD 患者接受经尿道射精管切开治疗。手术后患者的精液参数有所改善，其女性伴侣随后怀孕。然而，在另一项研究中，4 例患者的经尿道射精管切除治疗中仅 1 例患者改善。

在一篇报道中有 4 名患者接受了体外受精/卵细胞胞质内单精子注射治疗，其中 3 名完全无活动精子且均未成功使女方受孕，第 4 名患者有少量 9+2 轴丝结构的活动精子并在助孕后生育了一名男婴。这表明中央微管可能在胎儿发育中起作用，缺乏中央微管的精子无法正常受精。

【预后】

ADPKD 通常导致终末期肾衰竭。2 型疾病的患者终末期肾衰竭发作较晚，平均 69.1 岁需要肾脏替代治疗，而 1 型患者平均 53 岁就需要肾脏替代治疗。

（孔祥斌　熊承良）

第十七章 环境、物理、化学因素与男性不育

随着社会经济全球化、科学技术飞速发展、工业化的扩张，现在的社会环境呈现出纷繁复杂的局面，不可避免的是自然环境也发生了巨大的变化。20 世纪中叶，最初的环境污染是空气和水的污染，出现了许多公共卫生事件，警示人类生活环境的变化，可能给人类带来危害。

据统计，在过去的 50 年间，男性精子数目几乎减少了一半，并且还以每年 2.1% 的速度在减少。据统计，20 世纪 40 年代，男性平均每毫升精液中含精子 1.3 亿个，现在减少到 6 600 万个。1960 年，每毫升精液中精子少于 2 000 万个的男性占 5%，到了 90 年代，这个比率增加到 15%。国内谷翊群教授团队，通过对 1980—2005 年间，覆盖全国 14 省共计 5 834 名有生育力男性精液的 11 个研究课题分析，得出结论，1980—2005 年中国有生育力男性精液参数中精子浓度和精子总数呈现下降趋势。

精子浓度、活力在悄然衰退的同时，畸形精子的比例在增多，其活力、穿透力、致孕率在下降。同时，环境问题的变化使得睾丸肿瘤的发病率也不断上升，尤以北欧国家最为显著，在过去的 40 年，睾丸肿瘤的发病率从 3.2/10 万上升到 4/10 万。美国白人中睾丸肿瘤的发病率从 2.0/10 万上升至 3.7/10 万，仅 2017 年美国新发病例 8 850，而 2016 年为 8 720，呈现缓慢增长态势。而且，许多研究证明，近些年隐睾、尿道下裂的发生增加也与环境的变化有关。

越来越多的证据证明现代人类的许多疾病与环境因素有关，人类生殖功能异常及生殖能力下降，都与环境中接触的广泛分布的化学物质有关，越来越多具有生殖毒性的物理和化学因素，被人们认识。因此也可以认为，许多男性不育的发生其实就是环境因素与生物因素，甚至社会因素相互交织在一起的结果。在男性不育发病率日益上升的现代工业化社会，环境因素、物理因素、化学因素与男性生殖健康的关系，将是关系到人类繁衍的重大问题。

第一节 环境内分泌干扰物与男性不育

1. 环境内分泌干扰物

环境化学物对人类健康和生态环境的影响一直是人们关注的焦点，研究的最多、结果最明确的就是环境内分泌干扰物。这些化学物干扰机体内自然激素的合成、分泌、转运、结合、消除等过程，改变内分泌系统与生殖系统的正常功能，故称为环境内分泌干扰物（environmental endocrine-disrupting chemicals，EDCs）。

EDCs 广泛存在于自然界，通过工业生产、垃圾和塑料制品的焚烧、日常生活中洗涤剂的使用、农药的残留等途径污染水源、土壤、空气。由于不易降解，EDCs 可通过生物链的层层聚集浓缩，最终经过人体的消化道、呼吸道或皮肤进入体内，引起人体包括生殖系统在内的多系统功能的改变。EDCs 甚至还可在母体脂肪中残留，通过胎盘传递给胎儿。

环境雌激素是环境内分泌干扰因素中种类最多、对男性生殖影响最大、目前研究较多的物质。根据其来源、化学结构，分为：人工合成的雌激素如己烯雌酚（DES）；植物真菌性雌激素，如异黄酮、玉米赤霉烯酮等；环境化学污染物，如烷基酚类（壬基酚、辛基酚）、多氯联苯类（PCBs）、二噁英类（PCDD）、有机氯农药（DDT）等，世界环保组织列出的 EDCs 已有 70 余种。

其中，多氯联苯（PCBs）就是一类持久的环境污染物，广泛存在于 20 世纪中叶。许多研究都证实了，多氯联苯与男性生殖功能的损害存在很大关系，损害包括精子的数量、活力、形态，精子 DNA 的完整性和生殖激素的平衡。研究发现，在有些不明原因不育的男性精液中，可以检测到 PCBs 的存在，且精子总数与精液中 PCBs 浓度呈反比。对台湾 1979 年孕期食用 PCBs 污染油的母亲所生的男婴进行了队列研究，1998 年随访检测结果显示，暴露组异常形态的精子增多，精子活力和精子穿透能力明显下降。动物实验表明，邻苯二甲酸染毒期间，大鼠睾丸和附睾严重萎缩，附睾尾精子数量显著减少，精子死亡率和畸形率显著升高。已确证杀虫剂二溴丙烷（DBCP）与人类不育有关，1999 年轰动一时的公共卫生事件中，美国一家 DBCP 加工厂有 25 名男性接触 DBCP，其中 9 名发生无精子症。长期小剂量接触有机磷农药也使精子浓度明显下降。农药与精子质量 Logisitic 回归分析发现，长期接触农药对精子浓度、精子存活率、快速前向运动率及精子正常形态率均有负面作用。

2. 环境内分泌干扰物对男性生殖系统的作用机制

（1）通过受体途径干扰体内激素平衡：EDCs 与雌激素受体（ER）结合并诱导 ER 的二聚体化，在反式作用雌激素反应元件（ERE）控制下特异性地与细胞核内 DNA 结合域结合，诱导或抑制有关细胞生长和发育的基因转录，启动一系列激素依赖性生理生化过程。EDCs 还可与雄激素受体（AR）结合并充当拮抗剂，通过不稳定的受体构象而在蛋白质的作用下降解 AR 或不释放受体关联蛋白，影响 AR 与 DNA 结合，干扰 AR 的二聚化，即与雄激素结合的同时作为配体和 AR 结合并形成不与雄激素反应元件（ARE）结合的混合二聚体，抑制雄激素反应基因的转录激活，导致一系列生殖功能的紊乱。

（2）直接调节细胞信号途径，产生应答，阻断氨基丁酸（GABA）调控氯离子通道。EDCs 导致隐睾发生的机制与胰岛素样生长因子及其受体基因突变有关。胰岛素样生长因子以雌激素依赖方式促进睾丸引带始基的生长和分化，影响睾丸下降。血胰岛素样生长因子水平下降及受体基因突变，可能与隐睾的发生存在关联。

（3）调节凋亡途径：Fas 与靶细胞表面 Fas 受体结合后，与含死亡结构域的 Fas 相关蛋白结合，是细胞凋亡的重要环节。细胞凋亡在睾丸发育过程中扮演重要角色。EDCs 结合 ER 或 AR 后可能干扰睾丸 Fas 的表达，但最终能否影响睾丸的发育和功能，需要进一步的证据证明。

（4）其他途径：壬基酚、辛基酚等 EDCs 能够破坏细胞内稳态，通过抑制钙 ATP 酶，影响细胞间 Ca^{2+} 的流动性，从而阻碍细胞对钙的吸收。有些 EDCs 还能直接作用于睾丸细胞，通过抑制睾丸间质细胞激素酶的表达，抑制睾酮的生物合成，使睾丸发育停顿或延迟，并影响其下降。

第二节　金属元素与男性不育

自然界含有各种金属元素，现在的研究发现，其中一部分能对生殖系统造成危害。研究比较明确的如下。

（1）铅：铅是最早被研究的职业接触影响生殖功能的物质。近 20 年来，很多横断面的研究都证明了铅接触能对男性精子计数产生不利影响，还能导致其他参数异常。进一步的研究发现，体内的铅还可以通过与锌竞争在鱼精蛋白的结合位点，进而影响精子 DNA 的重组与包装，影响精子头部遗传物质的稳定性，因此有极强的生殖毒性和胚胎毒性，夫妇双方只要有一方从事接触铅的作业，就有可能发生流产、早产。但是常规的精液分析一般不能早期发现精子的这种异常变化。

（2）锰：是炼钢工业、化学工业等的职业接触物，也是汽油添加剂。二氧化锰可以使人丧失生殖能力，长期接触能导致男子性欲低下或勃起功能障碍。但是锰也必不可少，被睾丸吸收后，参与精子的生成，缺乏时可以阻止精子的发生。

（3）镉：职业吸入镉尘或镉烟雾，主要损害男子睾丸精曲小管的生精上皮细胞和间质细胞，使睾丸发生退行性改变，甚至导致睾丸、附睾出血坏死，睾酮生成减少；还可以抑制精子运动。

（4）汞：接触有机汞可以导致精子生成障碍和受孕率降低。职业接触无机汞的男子性欲低下、勃起功能障碍，甚至精子生成障碍。长期接触汞有明显的致畸效应。

（5）铬：对其研究不多，实验观察发现它能影响精曲小管内精子细胞生成。

（6）铜：糖酵解和氧化代谢是精子运动的能量来源，铜可以明显降低精子的糖酵解水平，同时还能抑制其氧化反应，此外可以直接杀死精子。目前认为铜是对精子最有害的金属元素。

（7）银：可以引起睾丸退行性改变，还能抑制精曲小管内精子的发生。

第三节　电离辐射与男性不育

生殖细胞比一般体细胞对辐射敏感得多。研究射线对生殖细胞的损伤效应有着重要的意义，而且，放射线也是物理因素中对男性生育力影响较大的危害。研究发现 1 次小剂量电离辐射（200 cGY～300 cGY）即可造成生精损害，而较大剂量（600 cGY～800 cGY）则可使生精功能完全丧失（注：1 次常规胸透的射线量为 0.3 cGY）。辐射引起人类体细胞有丝分裂时染色体畸变已有很多的报告，但是，射线诱发人生殖细胞减数分裂时染色体畸变的报告却还很少。因此从事工程技术、金融分析、电脑管理的男性要比从事其他职业的男性更有可能发生不育。

机体吸收辐射能量以后，首先发生分子水平的变化，特别是生物大分子的损伤。损伤作用机制包括直接作用和间接作用。直接作用是指辐射直接作用于具有生物活性的大分子，如核酸、蛋白质（包括酶类）等，使其发生激发、电离或化学键的断裂而造成分子结构和性质的改变，从而导致组织细胞发生一系列的生理功能障碍，进而导致机体正常功能与代谢作用的障碍。间接作用是指辐射作用于体液中的水分子，引起水分子的电离与激发，形成化学性质非常活泼的一系列产物，如自由基和水化电子，然后再通过这些产物的间接作用造成生物分子损伤。自由基及水化电子具有很强的氧化还原能力。上述两种作用机制，可以使生物大分子发生多种改变，如分子构型发生变化或某一基团被破坏等。对酶分子来说，可能导致分子构型变化，或破坏某一氨基酸的残基，或使巯基氧化，或使酶的活性中心被破坏；对 DNA 分子来说，可能引起单链或双链断裂、交联，或破坏某种碱基。DNA 的分子损伤和代谢障碍可以导致细胞分裂延迟、染色体变化和结构的破坏。

在生物大分子损伤的基础上，细胞代谢发生变化，细胞功能及其基本结构遭到破坏，从而引起亚细胞及细胞水平的损伤效应，并且损伤的程度与辐射剂量和持续时间相关。当辐射剂量达到 25 cGy 时，最敏感的增殖性精原细胞开始受损，精子数量开始减少，当达到 75 cGy 时，出现少精症。当辐射剂量再升高时，随剂量增加康复时间也延长，当辐射剂量超过 400 cGy 时，康复时间延长至 5 年，甚至引起生精干细胞受损，导致不可逆性损害。对遭受原子弹爆炸、职业性射线暴露和放射治疗患者的研究使我们得到了很多的证据。在损伤修复后，在生物大分子 DNA 中还可能存在突变的基因，可能出现远期效应，如致癌效应或遗传效应等。

第四节　高温与男性不育

在 1941 年，McLeod 和 Hotchkiss 首次发现温度升高对精子发生有有害影响。动物实验研究发现，雄性动物置于 38.5℃，5 min 后，其交配及生育力下降。如果将睾丸移植于腹腔一段时间，则精子生成就会停止。每天给睾丸局部加温 30 min，15～20 d，即可以对生精过程产生不利影响，包括精子浓度、形态、活力等参数。超过 38℃ 的高温能抑制精子的生成达 6 个月之久，在减数分裂后起较为明显的损伤作用，影响的程度取决于高温的程度和高温持续的时间。有报道认为，高温还能损伤精子的 DNA，使精子 DNA 的完整性遭到破坏。

第五节　微波及电磁场与男性不育

1. 微波与男性不育

微波是一种频谱在 300～30 000 MHz 的电磁辐射，它不仅用于通信，也同时用于橡胶及塑料制造业、制陶业和皮革加工业。研究长期暴露于微波中的技术员，发现 70% 的研究对象存在性欲变化，74% 的存在轻度的精子浓度和活动力下降，但形态正常。在终止暴露 3 个月后，精液指标有所改善。

雷达微波辐射能导致精子出现异常变化，对雄性生殖能力有明显的伤害作用。关于微波对精子的影响，首先，在精子生成前后干扰细胞 DNA 的复制及染色体的正常分配，可能最终导致形成的异常染色质结构与精子细胞的比例和异常程度均明显升高；其次，干扰精子生成时细胞质的正常分裂；再次，还能影响精子细胞的生化代谢，研究发现睾丸中 5-核苷酸酶、ATP 酶、碱性磷酸酶、琥珀酸脱氢酶等活性下降；最后，微波辐射还可以干扰精子在附睾的成熟及贮存。在对雷达作业人员的研究中已经发现，雷达作业人员精子活力低、精子浓度下降、精子细胞 DNA 链损伤的比例增高，而且与非微波接触男性相比，精液中双头精子、颈部和中段缺陷精子、无定形头精子、大头精子等的比率及总畸形率显著增高。大头精子和双头精子会因为头部重量过大而向前运动的速度受影响，颈部和中段缺陷或有其他缺陷的精子由于尾部摆动能力降低或消失，而运动能力降低或无法运动。

手机通话是通过高频电磁波将电讯号发射出去的，发射天线周围存在微波辐射（300 MHz～300 GHz），微波的发射是从高到低的，依次向天线部→听筒部→键盘部→话筒部发射。少量的微波辐射对身体影响不大，当微波超过一定限度或长时间的蓄积时，可能危害健康。约有 40% 的微波被人体吸收到体内深层，导致器官发热，而人体本身并无感觉，可使精子数量减少、精子活力下降等。故育龄男子使用手机时要注意自我保护，减少或不用大功率手机，避免长时间使用，以减少微波对人体的辐射次数和时间。必要时，多食用一些富含优质蛋白、磷脂以及 B 族维生素的食品，以增强抗辐射的能力，保护生殖器官的功能。

2. 电磁场与男性不育

电磁场来源主要有无线电、电视、磁共振影像设备、输电线、电热毯及电热水床等。磁场通常由家用或工业电子设备产生，频率、强度、波长均不同。磁场强度用特斯拉（T）来衡量，与电流大小和距离有关。低频、高强度磁场（>10 mT，50～60 Hz）对人体有害。正常环境极低频率暴露常常低于 0.3 mT。目前比较一致的观点是极低频率磁场对精子发生无影响。高频、中等强度的磁场能影响实验动物各种生精细胞的比例。无线电企业员工与其他行业的员工相比精子浓度下降的比例更高，但也有一些研究不能证实这种关系。

第六节　化学因素与男性不育

在化学因素中，导致男性不育的因素包括有机溶剂、农药和洗洁精等，最近的资料表明，一些普遍在工厂车间使用的化学物质和药品对男女生殖功能都可能造成损害。例如，男工接触化学烷基汞、麻醉剂气体和合成的雌激素，可致精子发育不正常、雌激素过高症、阳痿、不育或因精子的质量问题造成妻子流产。塑料制品使食物和空气被乙烯氯化物和磷苯二甲酸酯污染，影响生殖功能。化妆品中异分子聚合物、P-氰苯、环氯乙烷环四聚物可引起睾丸的不可逆性损害。农业应用的除草剂、杀真菌剂环乙烯亚胺、杀螨剂四氯联苯和硫化物都可影响睾丸生精功能。

1. 有机溶剂

在工业的许多领域都要使用有机溶剂，尤其其中有些具有高度的挥发性，使从业的个人不知不觉接触到高水平的有机溶剂。有许多生殖方面的损害时有报道，如自发性流产、先天性畸形、青少年肿瘤的发生。对于这方面的评估还很少，因为从事这类工作的人员众多，这种职业的暴露有时是不可避免的，而且职业接触的往往还是多种有机溶剂，研究单一成分的影响是非常困难的。

（1）乙二醇醚：重要的有机溶剂，分布广泛，是涂料、黏合剂、染料、稀释剂、印刷油墨的主要成分，一般认为较为安全，因为它的挥发性不强。研究发现油漆工、化工厂工人、金属铸造工人、半导体工厂工人精子质量下降。接触有机溶剂的不育男性与不接触有机溶剂的不育男性相比，虽然精子质量相差不大，但倾向出现更多的不育。而且，接触有机溶剂的男性较健康男性，尿中能探测出乙氧基乙酸。因此欧盟认定乙二醇醚为生殖毒性物质，禁止接触皮肤。

（2）二硫化碳：主要被用于粘胶人造丝纤维加工过程，及四氯化碳的生产和化学分析中。研究认为，二硫化碳虽然没有导致血清生殖激素的异常变化，但长期接触能影响男性的性欲，造成勃起功能障碍。在高浓度的环境下，还会影响精子的质量。

（3）丙酮：常被用在制造胶水、橡胶黏合剂、牙科用腔洞填充料中。暴露于苯乙烯和丙酮的强力塑料生产后，精子的形态和活力均较没有接触史的不育男性明显异常。单独分析每一种接触物的影响是很困难的，因为几乎无法选择到对照组。

其他研究的较为清楚的还有三氯乙烯、四氯乙烯，它们常被用在去污剂中，研究证明能影响男性精子的活力与形态，并且能明显延长男性的受孕时间。另外，二溴丙烷能降低精子的质量；制造爆炸物的三硝基甲苯能影响精子的活力与形态。

2. 农药

关于职业暴露的生殖健康问题，最早的研究对象是农民和制造杀虫剂的工人，发现他们长期接触的二溴三氯丙烷能损害生精上皮，影响基因的表达，降低生育力，增加女方自然流产的风险。

其后，通过对其他农药研究，发现许多其他农药成分也能损害人的生殖功能。二溴乙烯是许多农药的成分，能够预防果木的病虫害，同时，也能影响精子浓度、活力、形态。伐菌唑灵具有抗雄激素活性，导致长期接触的工人血清卵泡刺激素水平增加。十氯酮是具有雌激素活性的杀虫剂，长期接触能导致精子的活力下降。

有人研究发现，在精子质量较差的人体内除草剂甲草胺和阿特拉嗪、杀虫剂敌匹硫磷有较高的检出率。还有人做了个有趣的研究，发现果农或在温室工作的人员在喷洒农药的季节，使异性受孕的时间明显延长，而且，在温室工作人员的精子浓度和活力下降与在温室工作的时间有一定关系。

许多杀虫剂，例如十氯酮，能持续存在环境中和（或）生物蓄积在食物链中，除了对体内内分泌产生影响，可能对人类的生殖影响还很深远。一些近来的研究表明，持续的有机氯污染，包括多氯联苯，也能影响精子的活力和精子DNA的完整性。

3. 洗洁精

是由烷基苯磺酸钠、脂肪醇聚乙烯等各种化学成分合成的，从理论上讲无毒，但有些有害物质的单体可经过皮肤、消化系统进入体内，被人体吸收。医学研究发现，如育龄夫妇过多使用或接触洗洁精，其中的有害成分会损害精细胞和卵细胞。

（徐　华　商学军）

第十八章　不良生活方式与男性不育

随着现代化的进展，人类的生活更加舒适、方便。但是，现代的生活也使许多人养成了许多不良生活方式，比如吸烟、酗酒、过度节食、偏食、长期服药、久坐、长时间骑车或开车、很少参加或不参加体育锻炼等。这些不良生活方式会对男性的生殖健康产生不利的影响。近年来，男性不育的患者，出现逐渐增多的趋势。我国农村男子患不育症的占4%～5%，城镇男子稍高，在7%左右，在工业发达、人口稠密的城市，男子不育患者则高达10%左右。很多研究证明，如果能改变不良生活方式，很多男性的生育状况都会得到改善。

第一节　药物与男性不育

药物能治疗疾病，但某些药物也可以影响人类的生殖功能。药物对于男性生殖影响的强弱，不仅与本身药理作用有关，还与个体敏感性和个人体质有很大关系，并非所有的服用者都会性欲低下或不育。

1. 违禁药品

许多违禁药品对男性的生育有很大的损害，应该避免使用，尤其是男性在准备生育的情况下。大麻能抑制精子的生成、浓度、活力，使畸形率增加。高剂量的阿片类药物能导致性欲下降、勃起功能障碍。阿片类能抑制 LH 和黄体激素释放因子，导致睾酮生成下降；阿片类物质能直接抑制垂体功能。高剂量的可卡因能导致勃起功能障碍，高剂量的苯丙胺类影响性欲。

2. 抗高血压药

高血压的药物治疗是非常重要的，但是有些药物会对睾丸的功能产生很大的影响。准备生育的男性，应该使用对睾丸功能影响小的抗高血压药物。

大部分的抗高血压药物通过影响性功能，对生育产生不良的影响。高血压的发生人群多为老年男性，老年男性也是勃起功能障碍的高发人群。对于本已经血管功能不佳的男性，抗高血压药物会使流向生殖器的血液更为减少。

噻嗪类利尿剂通过减少血管阻力，导致流向阴茎的血液减少。普萘洛尔能降低性欲和导致勃起功能障碍。阿替洛尔和美托洛尔能降低性欲。血管扩张剂自身不会影响性功能，因为它不干扰交感神经的反射。但是 β 受体阻滞剂与利尿剂连用，往往会影响男性性欲和性潜能，可以考虑把 β 受体阻滞剂换成血管紧张素转换酶抑制剂。

螺内酯能影响下丘脑-垂体-性腺轴，因此对生育也会产生影响，而且应避免与双氢睾酮连用，否则将影响睾酮的产生，导致性欲下降、勃起功能障碍，显著影响精子发生。

钙内流是精子顶体反应的前提，钙通道阻滞剂被认为潜在地影响精子正常受精。大多停药后能够逆转这种改变，恢复精子的受精能力。因此，需要生育的男性要谨慎使用。

血管紧张素转换酶抑制剂包括卡托普利、依那普利，一般不影响男性的性功能和生育，没有直接的血管扩张作用。

3. α肾上腺素受体阻滞剂

这类药物包括阿夫唑嗪、坦洛新、特拉唑嗪、多沙唑嗪，最常用于治疗良性前列腺增生、男性尿路症状。它能阻滞前列腺上交感肾上腺能神经，减少尿道的压力。不同药物的作用差异，在于其与受体亚型的结合。α肾上腺素受体阻滞剂对膀胱颈部平滑肌产生作用，能导致男性的逆行射精。甲基多巴、胍乙啶等神经节阻滞剂，对于男性的性功能也有相似的作用，极少被用在男科临床。

4. 精神类治疗药物

对男性的性功能和性欲产生影响，是精神类治疗药物的最主要的副作用之一，因此精神类治疗药物也会影响男性的生育。

（1）抗精神病药。绝大部分的抗精神病药，通过阻滞中枢神经系统多巴胺，导致下丘脑-垂体-性腺轴的抑制，降低性欲。一些抗精神病药具有α肾上腺素受体阻滞剂效应，阻断内生殖器的神经支配。另外，一些具有血管扩张剂活性的药物，能分流阴茎局部的血流，造成勃起功能障碍。

（2）三环类抗抑郁剂。三环类抗抑郁剂或选择性5-羟色胺再摄取抑制剂通过抗胆碱作用和镇静作用，能导致勃起功能障碍和性欲减退，还能影响射精功能。因为这类药物能造成延迟射精，因此三环类抗抑郁剂还能用来治疗早泄。

（3）其他精神类治疗药物。吩噻嗪类也像三环类抗抑郁药，能导致高催乳素血症，对男性的生育产生不良影响，治疗也是相似的。单胺氧化酶抑制剂，是另一种重要的抗抑郁药，它能导致勃起功能障碍或射精异常。碳酸锂也能降低中枢神经系统多巴胺的活性，造成性欲下降。

5. 化疗药物

对于许多青少年男性的恶性疾病，包括霍奇金病、睾丸癌、急性淋巴细胞白血病，化疗是非常重要的。化疗药物能损害生精细胞及支持细胞，能导致少精子症，甚至无精子症。间质细胞虽然没有像支持细胞那么敏感，但化疗药物还能在一定程度上造成功能障碍，导致LH增高、睾酮水平降低。对性腺影响最大的药物包括烷化剂（环磷酰胺、苯丁酸氮芥）、抗代谢药（阿糖胞苷）、长春花生物碱类（长春碱）及其他（顺铂、丙卡巴肼、氮芥）。几乎所有的男性化疗后，精子被损害。化疗药物对生殖功能的破坏，取决于所用药物的种类、剂量、用药的时间、个体的差异性。显然，生精干细胞的损害，能造成永久性的无精子症。临床上常采用联合治疗、个体化的方案以减少化疗敏感细胞的损害。

化疗后生精状况极少能完全恢复，一般会建议治疗前先行精子冷冻，以后可以借助于辅助生殖的办法解决生育问题。

6. 激素

一些激素类药物也能影响男性的生育，包括蛋白同化甾类、睾酮等。

（1）蛋白同化甾类：不仅用于促进身体的发育，也被各年龄阶段的运动员使用。但是，这类药物能影响男性的生殖。蛋白同化甾类物质能通过负反馈影响下丘脑-垂体-性腺轴，很显著地影响 FSH 和 LH 的产生，造成性腺功能低下，通过影响内源性的睾酮产生而影响勃起。高剂量的蛋白同化甾类药物，还能影响精子的密度、活力、形态。此类物质的停止使用，能使精子的生成逐渐恢复。至少需要一个生精周期精子才能恢复到基线水平，无精子的患者停药一年，可能会有精子出现。这时也可以用药（如 hCG 等）促进精子产生。

（2）睾酮：随着睾酮替代治疗安全性、良好的耐受性被逐渐接受，睾酮在临床上的使用是非常普遍的。然而，外源性的睾酮能影响下丘脑-垂体-性腺轴进而对精子的生成造成损害，而且，外周脂肪细胞通过芳香化酶能使睾酮转化为雌激素，增加下丘脑-垂体-性腺轴的负反馈效应。

7. 抗菌药物

只有一小部分的抗菌药物会对男性的精子质量产生影响。如大剂量呋喃妥因可以抑制精子的成熟，红霉素能影响精子浓度和活力，四环素能与成熟精子结合而影响精子活力，庆大霉素和新霉素能直接影响精子的生成。

8. H 受体阻断剂

西咪替丁具有较强的抗雄性效应，长期服用可以引起阳痿和精子减少。

第二节　吸烟与男性不育

众所周知，吸烟能增加肺癌、脑卒中、心肌梗死等危险，其实，吸烟对男性生殖功能的影响也非常大。据世界卫生组织调查，大于 15 岁的人中约有 1/3 的人吸烟。据统计，美国约有 2 800 万男性和 2 300 万女性主动吸烟，美国从 1940 年到 1980 年吸烟消费增加了 3～4 倍。包括儿童在内的 60％不吸烟者每天都能接触到烟雾。在烟雾的 4 000 种化学成分中至少有 43 种致癌物（或致诱变剂）和 300 多种多环芳烃化合物，而且，许多物质都能通过血睾屏障，对快速分裂的细胞影响尤其大。长期每天吸烟超过 20 支，精子存活率会受到明显影响，生育下一代的畸形发生率也可能较高。中国的烟民为 3.01 亿，在我们周围约有 3/4 的人暴露在被动吸烟的环境中。吸烟已经不是单纯的个人习惯问题了，而是一个最常见的公共卫生问题，它对生殖健康的影响，已经大大超过咖啡和酒精。

吸烟可以干扰下丘脑-垂体-性腺轴的功能，降低精液质量，导致少精子症和弱精子症，甚至还可能诱发精索静脉曲张，影响生育力。

（1）长期吸烟能影响精子计数、活力、形态。研究发现吸烟者与不吸烟者相比，吸烟者的精子数量异常多 1.2 倍，活力异常多 1 倍。吸烟导致精子活力下降明显，平均下降 20％。烟草中的尼古丁和多环芳烃化合物能造成多种试验动物睾丸萎缩、精子发生中断、精子形态的改变，具有量效关系和时效关系。研究发现，吸烟 10 年以上与吸烟时间较短者相比，精液会有显著差异，主要是数目减少和活力下降，精子的活力及前向运动能力均降低。发现吸烟 1 年以上的男性异常精子的比率与每天吸烟量有关，每天吸 30 支以上者，产生形态异常精子的危险性几乎成倍地增加，精子形态上的异常可能是吸烟诱变的结果。遗传学的研究证明，1 000 个基因的突变才可能发生精子形态上的改变。

（2）吸烟干扰生殖内分泌轴。烟草中的尼古丁，对人类的下丘脑-垂体-性腺轴有急性或慢性的干扰作用。一项研究表明，每天吸烟超过 20 支的男子与不吸烟的男子比较，吸烟者血浆 FSH、皮质类固醇、尿雌三醇、17-酮皮质类固醇平均水平较不吸烟者明显上升，血浆睾酮、尿 17-酮皮质类固醇水平明显下降，而血浆 LH、尿雌二醇水平与不吸烟者比较无明显下降，表明吸烟对睾丸间质细胞的性激素合成有直接或间接的抑制作用。

（3）吸烟可能诱发精索静脉曲张，导致生殖力下降。吸烟者的精索静脉曲张发生率是不吸烟者的 2 倍以上。吸烟的精索静脉曲张患者中，少精子症者占 50%，而且，吸烟的精索静脉曲张患者的少精子症发生率比不吸烟的精索静脉曲张患者高 10 倍，比无精索静脉曲张的吸烟者高 5 倍。

吸烟可以刺激肾上腺髓质分泌更多的儿茶酚胺，而精索静脉曲张患者肾上腺髓质分析的儿茶酚胺会逆流入曲张的精索静脉，通过双侧蔓状精索静脉交通支导致双侧睾丸内精曲小管上皮受损，影响精子的生成，造成不育。

（4）吸烟与勃起功能障碍。吸烟是勃起功能障碍发生的一个独立危险因素。马萨诸塞男性增龄研究的调查结果显示，吸烟者和不吸烟者的 ED 发生率分别为 11% 和 9%，而且戒烟一年以上者 ED 的发生率才逐渐降低到与不吸烟者相当的水平。另有调查显示，在 ED 患者中，81% 有吸烟史，只有 19% 从未吸烟。吸烟对勃起功能既有急性的影响又有慢性的危害，动物实验结果表明，被动吸烟立即刺激其海绵体神经，不能诱发充分的阴茎勃起。而且，长期吸烟可以导致阴部内动脉和海绵体动脉发生硬化性狭窄，导致勃起时海绵体灌流不足而影响勃起功能。

（5）吸烟者精浆中的活性氧（ROS）含量明显增加，造成氧化、抗氧化的失衡，产生氧化应激，使富含脂质的精子膜发生脂质过氧化反应，破坏精子膜功能，影响精子细胞的内部信号传导，造成精子 DNA 的完整性被破坏，使男性的受孕时间明显延长，可能也与女方妊娠后的胎儿发育异常有关。

第三节　酗酒与男性不育

1. 酗酒对男性生殖功能的影响

性功能障碍是长期酗酒的最常见并发症。已婚长期酗酒的男性，性功能障碍发生率为 63%，主要为性欲低下。有人报道，酗酒与不酗酒的肝病患者其 ED 发生率分别为 70% 和 25%。研究提示，大量酒精可对中枢神经系统产生广泛的抑制作用，也包括勃起中枢在内，同时，酒精还可以抑制垂体分泌促性腺激素，减少睾酮的合成，并加速睾酮的清除，从而导致血睾酮水平下降。乙醇能影响性腺功能，包括睾丸结构的变化、减少睾丸的体积、分泌的睾酮减少，乙醇及其代谢产物还能抑制 LH 与间质细胞的结合。乙醇对间质细胞有直接的毒性作用。而且，酒精也可导致焦虑、紧张的情绪从而导致勃起失败。研究发现，男性饮酒后的精液中有 70% 的精子发育不健全或活动力不强。

2. 酒精诱发睾丸损伤的机制

（1）阿片类物质：在睾丸内产生，具有与吗啡相似的信使分子，能抑制睾酮的合成。其中，有一种阿片类物质叫β内啡肽，大量饮酒或长期饮酒能使它的产生增加。它与睾丸的损伤有关，能抑制睾丸内睾酮产生和释放，同样的下丘脑产生的β内啡肽能降低黄体激素释放激素水平，另外，它还能增加细胞的凋亡。

（2）一氧化氮：一种很常见的气体，它能扩张血管，能使睾酮水平下降。酗酒能导致一氧化氮的产生增加。

（3）氧化作用：乙醇代谢过程中产生的副产品——氧化物，能导致细胞的损害。氧化与抗氧化失衡，能产生氧化应激，这个状态能加重细胞的损伤。长期酗酒造成毒性复合物自由基的产生增加或降低了抗氧化物的水平，从而诱发氧化损伤。乙醇和乙醇的代谢物乙醛，都会产生高毒性的活性氧簇，乙醛还能影响睾酮合成中的关键酶蛋白激酶 C，从而影响睾酮的产生。

（4）细胞损伤：睾丸细胞大多含脂肪酸，易导致氧化损伤，酒精摄入过多会发生脂质过氧化反应，造成性腺功能障碍，一些抗氧化剂能减弱这种损伤。

第四节　肥胖与男性不育

近二三十年来，超重或肥胖的人逐渐增多，在工业化国家尤为明显，在英国超重或肥胖的男性在 2002 年占 62.5％，在 2010 年达到 67.8％。这一现象不仅在西方国家，而且在发展中国家也同样普遍。肥胖与很多疾病都存在很大关系，如高血压、缺血性心脏病、慢性血管性疾病、胰岛素抵抗和糖尿病，与肥胖同步出现的是男性生育力下降，肥胖应当被视为男性不育的病因之一。男性的 BMI 与精子质量尤其是活动精子的总数有负相关的关系。男性的 BMI 增高与体内性激素的失衡有很大关系。

肥胖导致男性不育的机制如下。

1. 精子 DNA 的完整性

研究表明，超重或肥胖的男性精液中 DNA 损伤的精子所占比例较高，精子 DNA 的完整性对男性的正常生育非常重要，有人认为精液中精子 DNA 碎片化指数高于 30％，男性的生殖就会受到影响。超重或肥胖的男性就有较高 DNA 碎片化指数水平。

2. 氧化应激

氧化应激是氧化、抗氧化失衡的结果，研究发现，肥胖与代谢综合征都与脂质过氧化所带来的氧化应激有关。除了 DNA 的氧化损伤，精子膜的脂质过氧化能影响精子的运动，甚至影响精卵的结合。

3. 激素失衡

许多的研究都证明，超重或肥胖能明显改变体内性激素的水平，一般情况下，肥胖的男性睾酮、性激素结合蛋白、抑制素 B 水平下降，雌激素水平增高，导致雄激素与雌激素的比例失衡，这种改变能影响下丘脑-垂体-性腺轴，影响男性的精子质量与性功能。

4. 改变阴囊的温度

耻骨上和大腿周围的脂肪能导致阴囊局部的温度增高，能导致精子质量的下降。研究发现阴囊脂肪分布异常的男性发生不育的机会远大于阴囊脂肪分布正常的男性。对阴囊脂肪分布不正常的男性行脂肪切除术，明显改善了其生育力。

5. 性功能障碍

高 BMI 的男性更易出现勃起功能障碍，研究发现，勃起功能障碍往往是肥胖导致心血管疾病的前兆。超重或肥胖的男性出现的性的问题也会影响其生育。

第五节　心理应激与男性不育

研究发现职业应激，如筋疲力尽感，与男性不育患者的精子质量下降有关。病例对照研究发现男性不育患者较有生育力的男性，有较高的心理应激水平。但是这之间是否存在必然的因果关系，还需要进一步确定。一般认为，有生殖障碍的男性，本身就比较容易出现抑郁状态，对于不良心境的抵抗力也较差。社会中的一些极端事件显示，强大的应激事件，比如战争中，被围困的城市中的男性，其生育力普遍下降。还有各种地震、海啸等自然灾害事件发生后，研究发现男性的精子活力下降，尤其是在事件中被严重影响的人，改变得更为明显。

近年发现，紧张情绪也是不育的一个重要因素。长期或重度的紧张对生殖的影响表现在精液量的减少以及精子数和精子活力的降低。生理学提供的资料表明，紧张是通过对神经内分泌系统的作用而影响生殖的。由于神经内分泌系统在生殖过程中起着重要的作用，因此对神经内分泌平衡的任何干扰都可能对生殖功能产生不利影响。

（徐　华　葛关平　商学军）

第十九章　超声影像在男性不育诊断中的应用

男性不育症不是一种独立的疾病，而是某一种或很多种疾病与因素造成的结果。男性不育症已经成为临床常见的男科疾病，其发病率在我国呈逐年上升趋势。

根据干扰或影响生殖环节的不同，分为睾丸前因素、睾丸性因素和睾丸后因素三种，但是仍有 60%～75% 的患者找不到原因（临床称为特发性男性不育）。

（一）睾丸前因素

（1）丘脑疾病：Kallmann 综合征、选择性 LH 缺乏症、选择性 FSH 缺乏症、先天性低促性腺激素综合征。

（2）垂体疾病：垂体功能不全、高催乳素血症。

（3）内源性或外源性激素异常：雌激素/雄激素过多、糖皮质激素过多、甲状腺功能亢进或减退。

（二）睾丸性因素

（1）先天性异常：Klinefelter 综合征、Y 染色体缺陷、纤毛不动综合征、隐睾等。

（2）生殖腺毒素：常见的有射线、药物、食物、生活和工作环境因素等。

（3）全身性疾病：肾功能衰竭、尿毒症、肝硬化、肝功能不全等。

（4）感染：睾丸炎。

（5）睾丸创伤和手术。

（6）血管性因素：精索静脉曲张、睾丸扭转。

（7）免疫性因素：如抗精子抗体阳性。

（三）睾丸后因素

（1）输精管道梗阻：先天性梗阻、获得性梗阻、功能性梗阻。

（2）精子功能或运动障碍。

（3）免疫性不育。

（4）感染。

（5）性交或射精功能障碍。

（四）特发性病因

男性特发性不育是指男性不育症找不到确切病因，可能涉及睾丸前、睾丸、睾丸后的一个或几个环节。

随着超声影像技术的发展，目前，经直肠超声检查已成为诊断前列腺、精囊腺及射精管和远段输精管疾病的主要检查手段之一。经阴囊高频超声检查可以清晰地显示男性生殖系统的细微结构的改变，为诊断睾丸、附睾及精索静脉、近段输精管疾病提供了平台。超声医学的发展为男性不育症的诊断提供了确切的诊断依据，已成为男性不育症无创性影像学检查的首选手段。

第一节　男性生殖系统的正常超声声像图

男性生殖系统分为内生殖器和外生殖器，内生殖器包括睾丸、输精管道（附睾、输精管、射精管）以及附属腺体（前列腺、精囊、尿道球腺）。外生殖器包括阴囊和阴茎。

1. 睾丸

正常睾丸为卵圆形，呈低至中等回声，长 3.5～5.0 cm，宽 2.5～3.5 cm，前后径 1.5～2.5 cm。白膜回声清晰，为一条细狭整齐连续的环状高回声，有时可以见到白膜，成两层回声。睾丸内部为细小、密集点状回声，分布均匀，亮度中等。在睾丸门处可探测到睾丸纵隔，纵切呈条状高回声，横切呈边界不整齐的点状高回声。少数人的睾丸纵隔可表现为不均质的多个细管状暗区，这属正常变异。有时在睾丸内可见条状低回声自睾丸纵隔向周边作扇形展开，为睾丸小隔回声。高频超声可见睾丸动脉自睾丸门进入睾丸，作放射形分布。彩色多普勒超声可见睾丸周围及睾丸内有星点状及条状血流，并可测及动脉频谱。

2. 附睾

在睾丸后上方的附睾头回声呈半圆形或新月形，与睾丸贴近，内部回声略低于睾丸回声，其大小约 1 cm。正常附睾尾位于睾丸下极的下方，呈新月形，包围睾丸下极，内部呈中等回声，约 0.5 cm 大小。附睾体薄，用 7.5 MHz 或以上的高频超声可以显示附睾体，位于睾丸内侧后方，呈薄条状，上连附睾头，下接附睾尾，厚度 0.2～0.5 cm。附睾虽然也有血液供应，但是正常状态下，只有附睾尾部可见点状血流信号，头、体部无明显血流信号。一旦有血流信号显示，常提示附睾发生炎症等。

3. 前列腺

经直肠超声检查，前列腺矢状切面呈慈姑形，横切面呈栗子形，包膜回声完整，边缘整齐，光点分布均匀，左、右叶对称。内腺回声略低，呈椭圆形，位于前部，外腺包绕两侧和后方，内外腺前后径比例为 1:1。彩色多普勒超声显示前列腺内部有较多的动脉或静脉血流信号，自后向前略呈放射形。

4. 精囊

精囊位于前列腺后上方，膀胱底部与直肠之间，左右各一，两侧形态基本对称，呈条索状低回声区，边缘清晰，精囊壁光滑，完整，长 3.5～4.0 cm，宽 1.2～1.6 cm，前后径<1.5 cm。

第二节　男性不育的超声声像图

能够借助超声成像技术进行诊断的男性不育如下。

（一）睾丸源性病变

1. 先天性隐睾症

临床表现及对男性不育的影响前文已述。

【超声声像图表现】

隐睾较正常睾丸稍小，形态与正常侧睾丸相似，70％～80％的位于阴茎根部及腹股沟管内，其他位于膀胱周围、髂血管周围。

隐睾随睾丸所在的位置不同，声像图表现也有不同。腹股沟型隐睾主要表现为在患侧阴囊内未见睾丸图像，而在腹股沟管或其内外环处可见一椭圆的低回声区，边界清楚，边缘光滑，内部回声均匀，加压时有酸痛感（图 19-1）。腹腔型隐睾由于位置较深，易受气体干扰，检查时应充盈膀胱，在其周围尤其膀胱上角后方处扫查以显示隐睾，在肾脏下方、腰大肌前方等处也要仔细扫查，隐睾为一低回声区，边界尚清，内部回声均匀，不活动，图像稳定存在。彩色多普勒超声表现为睾丸内部血流信号稀少。

恶变时，睾丸可明显增大，外形不规则，实质回声不均匀，此时彩色多普勒超声表现为睾丸内部血流信号明显增多。

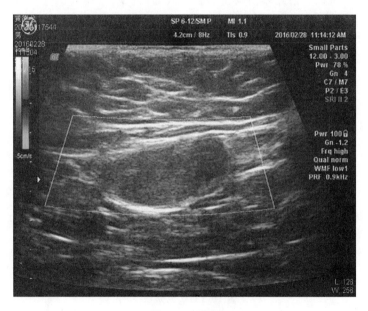

图 19-1　隐睾

2. 先天性睾丸缺如

【临床表现】

先天性睾丸缺如的单侧发病率为 1∶5 000，双侧发病率为 1∶20 000。主要表现为一侧或双侧阴囊空虚，无睾丸。

【对男性不育的影响】

取决于单侧或双侧病变，单侧缺如对侧代偿，精子可以正常或少精子症，精子活动低下。双侧缺如常导致无精子症。

【超声声像图表现】

单侧睾丸缺如，健侧睾丸往往体积偏大，内部结构可以正常或失常。如在外环、腹股沟管内、内环和腹腔内等部位未探及睾丸图像，不能轻易做出睾丸缺如的诊断，有些隐睾的睾丸体积较小，特别是位于腹膜后时更易漏诊，应结合其他诊断方法进一步确诊。

3. 先天性睾丸发育不全或睾丸萎缩

【临床表现】

先天性睾丸发育不全是由于阴囊内睾丸先天性体积偏小，可伴有或不伴有形态结构的异常。

睾丸萎缩是由于原先形态结构正常的睾丸，在某种致病因素的作用下，发生退行性改变。

【对男性不育的影响】

患者睾丸的精曲小管和生殖细胞均有不同程度的发育不全，故导致少精子症，精子活力下降。睾丸间质细胞的发育不全，导致雄激素等分泌不足。

【超声声像图表现】

阴囊内可探及睾丸，睾丸体积明显缩小，内部回声明显降低，呈均匀低回声，彩色多普勒超声不显示睾丸内血流信号（图 19-2）。

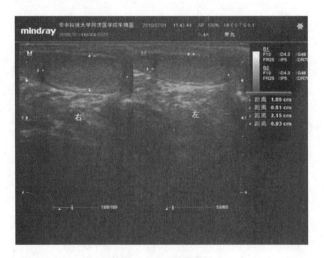

图 19-2　睾丸体积小

4. 睾丸外伤性损伤

临床表现及对男性不育的影响前文已述。

【超声声像图表现】

根据损伤程度的不同，表现各异。通常有 5 种类型。

（1）挫伤型：患侧睾丸增大，内部回声不均匀，但包膜完整，形态无异常，睾丸周围仅可见少量液性暗区。

（2）血肿型：患侧睾丸明显增大，内部回声不均匀，内可见不规则的液性暗区或低回声区，边界不整（图 19-3）。暗区内可见细小光点回声或絮状强回声，振动探头后可见絮状漂动或摆动。睾丸周围可见较大液性暗区。彩色多普勒超声在暗区内无血流信号显示，正常睾丸组织及挫伤边缘血流信号稍有增多。

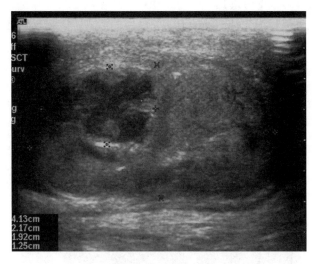

图 19-3　睾丸内血肿

（3）部分裂伤型：患侧睾丸增大，内部回声不均匀，可有无回声区，裂口处的包膜线样回声突然中断，形态失常，裂口周围或下方可见不规则高回声区和液性暗区。

（4）严重裂伤型：患侧睾丸明显增大，内部回声极不均匀，可见无回声区或高回声区。睾丸包膜不完整，形态失常，裂口处的包膜线样回声中断，裂口距离可大于 2.5 cm，沿裂口周围可见大片液性暗区或不规则高回声区。

（5）破裂型：患侧睾丸增大，形态严重失常，包膜不完整。睾丸周围可见大量液性暗区。

5. 睾丸炎

临床表现及对男性不育的影响前文已述。

【超声声像图表现】

常可表现为睾丸弥漫性增大，内部回声不均匀，内可见灶性或弥漫性低回声区，边界清楚，边缘常不规则，后方有增强效应。严重时，睾丸内可见大片低回声区，若有脓肿形成则可见局限性液性暗区，常有鞘膜积液和阴囊壁增厚。慢性炎症时睾丸体积可变小，内部回声欠均匀，可见繁星样钙斑。

睾丸炎的彩色多普勒超声变化常早于灰阶声像图的改变。彩色多普勒超声的表现为睾丸内血流信号丰富，彩色血流明亮，以动脉血流为主，血管扩张、走行尚规则。对于少见的急重症睾丸炎，彩色多普勒超声显示睾丸内部血流信号不增多甚至减少，此病可引起睾丸内部坏死明显，原因是睾丸内部张力明显增高而影响睾丸动静脉血流。

6. 睾丸扭转及梗阻

临床表现及对男性不育的影响前文已述。

【超声声像图表现】

超声声像图表现为睾丸肿大，后期可睾丸缩小，内部回声增强、不均匀、光点粗大，睾丸周边可见睾丸扭转形成的蒂的回声，呈线团征，睾丸周边可见少量无回声区。彩色多普勒超声显示睾丸内血流信号消失或减少（图 19-4）。早期或轻度扭转时也可首先表现为静脉回流受阻，而动脉轻度受挤压时血流信号减少，以后就出现睾丸内部动脉血流信号消失。

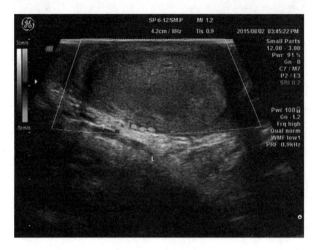

图 19-4　睾丸扭转

7. 睾丸肿瘤

临床表现及对男性不育的影响前文已述。

【超声声像图表现】

（1）精原细胞瘤：精原细胞瘤的声像图示睾丸增大，边界规则或不规则，睾丸内部肿块可以呈局限性病变或弥漫性病变，前者睾丸内可见局限性低回声或等回声区结节，边界欠规则，光点分布欠均，周围还可见尚正常的睾丸组织回声；后者睾丸体积增大，内部回声强弱不均，光点粗大，彩色多普勒超声见睾丸内肿块周边及内部血流信号丰富，可以呈斑点状或短线状也可呈分枝状，血管分支多、粗细不均。频谱多普勒超声显示肿块周边及内部丰富的血流信号，绝大多数为动脉血流频谱，血流速度快。生殖细胞性睾丸恶性肿瘤容易出现腹膜后转移性肿块，呈边界不规则的中等回声的实质性病变。

（2）胚胎癌：胚胎癌的声像图示睾丸形态失常，呈不规则增大或呈分叶状，表面不平，内部回声不均匀，低回声和稍强回声混合存在。彩色多普勒超声显示肿块内部血流信号丰富，呈动脉频谱。

（3）畸胎瘤：畸胎瘤的声像图示睾丸内部回声强弱不均，有不规则强光团，后伴声影，内部由骨骼、牙齿、毛发混合而成，其周边还可见不规则无回声区。

（4）畸胎癌：畸胎癌的声像图示睾丸内部实质性肿块，回声强弱不均，并可侵犯周围阴囊壁。

（5）绒毛膜上皮癌：绒毛膜上皮癌的声像图示睾丸内部弥漫分布的点状回声，与残存的睾丸实质或周围组织回声分界不清。彩色多普勒超声显示血流信号丰富。

8. 睾丸微小结石症

【临床表现】

是临床上一种较少见的睾丸疾病。睾丸微小结石是精曲小管内的钙盐沉积，一般无明显临床症状，多因其他疾患就医或健康体检偶然发现。可并发于多种疾病，包括隐睾、男性不育症、精索静脉曲张、睾丸扭转、克氏综合征、睾丸肿瘤等。尚有文献报道，其合并睾丸肿瘤的发病率为29%～40%，随访6年后均出现睾丸恶变。因此，发现睾丸微小结石者，应行超声定期随访。

【超声声像图表现】

声像图示睾丸实质内可见稀疏、散在或密集分布的强光点，直径在 0.1 cm 左右，不伴有声影（图 19-5）。

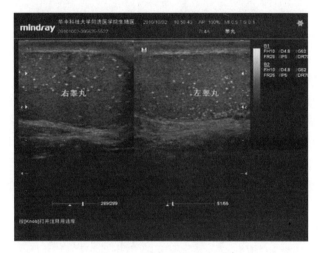

图 19-5　睾丸微小结石症

（二）输精管道异常

1. 先天性附睾发育异常

【临床表现】

附睾畸形是一种常见的先天性畸形，常伴输精管畸形，约50%的隐睾有该畸形。类型有：附睾缺如、附睾发育不全、附睾囊肿等。

【对男性不育的影响】

约有5%的男性不育因附睾畸形所致。其影响精子的活力和获能，常可导致精子活力下降，也可有无精。若不伴有不育，无须治疗，伴有不育者可借助手术恢复连接。

【超声声像图表现】

附睾形态异常，可以整个附睾缺如，也可一段异常。附睾发育不全者常伴隐睾及睾丸发育不全。附睾囊肿者，可有囊性无回声（图 19-6）。

2. 慢性附睾炎

临床表现及对男性不育的影响前文已述。

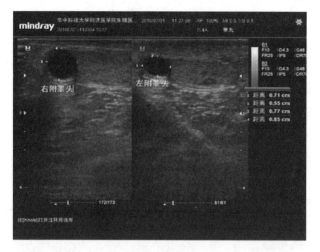

图 19-6　附睾头囊肿

【超声声像图表现】

单侧或双侧附睾体积增大，呈长条状，以尾部肿大为主，边缘不光滑，内部回声不均匀，回声降低。若脓肿形成则局部可见一无回声区，形态不规则，边缘不光滑，内部有细小光点回声（图 19-7）。阴囊壁常增厚，回声降低。合并鞘膜积液时无回声区围绕在睾丸、附睾周围。彩色多普勒超声显示附睾周边及内部有较多的点状或短线状血流信号，以动脉血流信号为主，血流速度加快。附睾脓肿的彩色多普勒超声显示在脓肿周围可见一环形的彩色血流，而无血流信号进入脓肿区内。

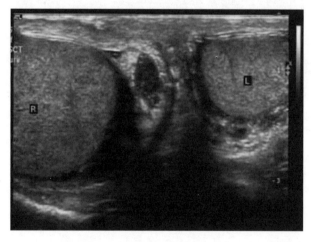

图 19-7　右侧附睾炎

3. 附睾结核

临床表现及对男性不育的影响前文已述。

【超声声像图表现】

附睾体积增大，尾部较明显，形态欠规则，内部回声强弱不均，呈边缘不规则的局限性结节，当干酪样坏死及钙质沉积时声像图可出现混合回声及斑片状、团块状强回声，后方可伴有弱声影。

（三）男性附属腺体病变

1. 精囊腺炎

临床表现及对男性不育的影响前文已述。

【超声声像图表现】

（1）急性精囊炎：精囊轮廓增大较明显，前后径＞1.5 cm，左右叶及双叶均可增大。精囊张力增加，可近似椭圆形。表面盘曲部分伸直如蚯蚓状。囊壁毛糙或模糊不清，回声增强。囊内回声降低，囊泡样结构明显，其间有散在的点状回声。精囊血供明显增多，血流速度增高，阻力指数降低。

（2）慢性精囊炎：精囊增大的程度较急性期轻，多正常大小。呈梭形，其远端可呈椭圆形。原有的盘曲状表面不明显或消失，囊壁僵直、增厚。黏膜皱襞回声增强、粗糙，呈断续状，精液内点状强回声增多且粗亮、混浊，有斑点状或条状强回声散在分布，透声减弱。精囊内及左右边缘可见散在的斑点状彩色血流信号，多为动脉频谱。

2. 精囊囊肿

临床表现及对男性不育的影响前文已述。

【超声声像图表现】

在精囊内出现圆形或椭圆形无回声区，后方回声增强（图 19-8）。囊肿占据精囊的一部分或全部，使其失去原有的形态结构特点。

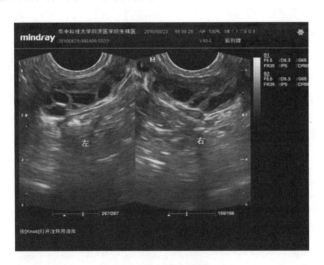

图 19-8　精囊囊肿

3. 前列腺炎

临床表现及对男性不育的影响前文已述。

【超声声像图表现】

前列腺形态基本正常，体积可无变化、稍大、稍小。包膜清晰、完整，回声增强或不光滑。内部回声分布不均,光点回声增粗、增强,常可见大小不一的斑片状强回声(图19-9)。前列腺结石多分布在内外腺之间,病程长者前列腺缩小时主要表现为内部回声增强;病程反复发作者,内部回声甚至呈结节状,但边界清楚。慢性前列腺炎合并前列腺增生者较单纯炎症的体积增大明显。

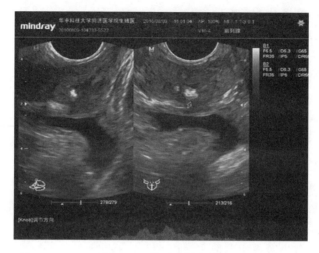

图 19-9 前列腺钙化灶

4. 前列腺囊肿

临床表现及对男性不育的影响前文已述。

【超声声像图表现】

在前列腺内出现圆形或椭圆形无回声区,后方回声增强,即为囊肿表现。囊肿可局限在前列腺内,或凸入膀胱腔内。囊肿一般较小,1~2 cm甚至以下,可单发或多发,一般边界整齐、界清(图19-10)。小到0.2~0.3 cm时,形态不规则,有的可呈条状,为管腔结构的扩张,系炎症、结石、增生等病变致使腺管发生阻滞形成的滞留性囊肿。

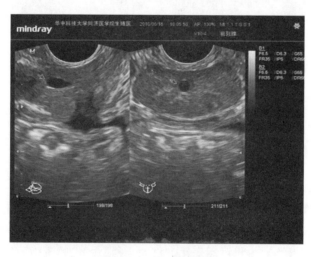

图 19-10 前列腺囊肿

（四）血管性病变

1. 精索静脉曲张

临床表现及对男性不育的影响前文已述。

【超声声像图表现】

正常精索静脉的声像图表现为：精索静脉内径＜0.2 cm，沿精索走行，较平直，彩色多普勒超声可以显示蓝色、红色血流或显示不清晰，Valsalva 动作时无反流出现，频谱多普勒超声示持续低平充填式频谱。

当有精索静脉曲张时表现为附睾上方可见多个迂回曲折的无回声管道和多个大小不等的圆形或椭圆形的无回声暗区，呈蚯蚓状或蛇头状，扩张的静脉管径通常在0.25～0.4 cm。此外尚可见位于静脉丛后方、走向平直的扩张精索外静脉（内径＞0.18 cm），精索外静脉扩张的发生率与静脉曲张的程度成正比，侧支循环形成的另一表现是阴囊纵隔增厚，内可见多条弯曲的管状结构，这为纵隔静脉扩张所致。

典型的精索静脉曲张彩色多普勒超声表现为持续红、蓝色交替出现的双向血流，且血流颜色变亮，反流持续时间延长（图 19-11），用频谱多普勒超声检测时，反流的持续时间常大于 1 s。

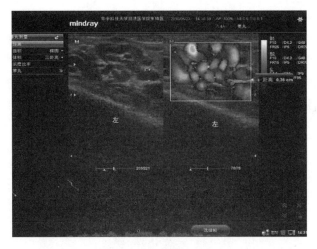

图 19-11　精索静脉曲张

彩色多普勒超声根据静脉反流与 Valsalva 动作的关系，可将精索静脉曲张分为 3 级：Ⅰ级：平静呼吸时无彩色血流信号，Valsalva 动作时静脉内出现红色或蓝色血流束。Ⅱ级：平静呼吸时静脉内间断出现红色或蓝色血流束，Valsalva 动作时颜色变亮，持续时间变长。Ⅲ级：平静呼吸时静脉持续出现红色或蓝色血流束，Valsalva 动作时颜色变亮，流束变宽。

2. 血管性阳痿

【临床表现】

阳痿是指阴茎不勃起或勃起不坚，不能进行性生活。其发病率随年龄增长而增高，常见的病因有心理性、动脉性（供血不足）和静脉性（关闭不全），后两者为血流动力学异常所致，占 50%～90%。

目前血管性阳痿的检查方法较多，其中动脉造影曾被认为是诊断阳痿的金标准。近年来，由于药物性阴茎双功能超声广泛用于血管性阳痿的诊断，且其能较容易地区别出血管性阳痿与非血管性阳痿，以及能做出动脉性阳痿、静脉性阳痿或混合性血管性阳痿的诊断，因此，目前超声已成为一种有效的检查方法。

【超声声像图表现】

血管性阳痿的声像图表现主要以多普勒血流的检测指标改变为主。动脉性阳痿诊断的主要指标为阴茎深动脉的收缩期最大血流速度（PSV）减慢，而静脉性阳痿则以舒张末期最低血流速度（EDV）加快为主。

（1）动脉性阳痿：目前一般认为 PSV＜35 cm/s 可诊断动脉性阳痿，通常 PSV 在 25～34 cm/s 时，为中度病变，而 PSV＜25 cm/s 可能为重度病变。

尽管 PSV 是诊断动脉性阳痿一个较好的指标，但在一些血管解剖异常的情况下，该指标的准确性是不可靠的。因此对于 PSV 低于临界值、阴茎勃起良好的患者，不要轻易地诊断动脉性阳痿，应想到有生理性解剖异常的可能。而对阴茎勃起较差、PSV 正常的患者，不要单凭 PSV 来轻易地否定动脉性阳痿，应仔细扫查阴茎深动脉，以明确超声取样点是否在动脉的狭窄处。

（2）静脉性阳痿：目前一般认为正常勃起情况下，EDV 应＜5 cm/s，阻力指数（RI）的平均值为 0.99。当 EDV＞5 cm/s、RI 值＜0.8 时，应考虑阴茎静脉关闭不全，有静脉漏存在，此时阴茎虽有勃起，但勃起不硬或不能持久。

（3）混合性血管性阳痿：混合性血管性阳痿是指同时具有动脉和静脉血流异常的血管性阳痿，既有动脉性阳痿又有静脉性阳痿的超声表现，即 PSV 减慢的同时伴有 EDV 加快及 RI 值降低。

（章　玲）

第二十章　腔镜和显微外科技术在男性不育治疗中的应用

第一节　腹腔镜技术治疗精索静脉曲张

精索静脉曲张是男性不育最常见的原因，尽管男性精索静脉曲张的发生率只有 15%，但大约 1/3 的男性不育是由精索静脉曲张引起的。精索静脉曲张引起男性不育的机制已在前面章节详述。本节重点介绍治疗腹腔镜精索静脉曲张高位结扎术，其优点包括：类似显微手术的放大，能够清晰地辨别血管、淋巴管甚至精索内动脉；适合既往有腹股沟手术史的病例；于腹股沟管上方操作，保障高位结扎；对双侧精索静脉曲张的患者无须增加切口。腹腔镜精索静脉曲张高位结扎术的操作技术相对简单，是泌尿外科腹腔镜的入门手术之一。

一、腹腔镜精索静脉曲张高位结扎术

1. 适应证

阴囊明显触及曲张团块或两侧睾丸大小不一致、持续的或反复发作的阴囊疼痛或坠胀感、生育力降低。

2. 术前准备

术前晚灌肠，术前留置尿管。

3. 手术器械

10 mm 及 5 mm 套管针、气腹针、30°腹腔镜、分离钳、剪刀、钛夹钳及钛夹或 LigaSure™、超声仪。

4. 患者体位

仰卧位或轻微的头低脚高位。

5. Trocar 部位

在脐下缘置入 10 mm 套管针，两侧麦氏点分别置入 5 mm 套管针（图 20-1）。

6. 手术步骤

（1）识别内环口：如识别困难可通过从阴囊牵拉睾丸来判别（图 20-2）。

（2）打开腹膜：在距内环口约 5 cm 处沿精索血管走向剪开腹膜。一般左手用分离钳将精索血管侧的腹膜提起，右手用剪刀沿精索血管旁剪开腹膜，注意避免损伤精索血管（图 20-3）。

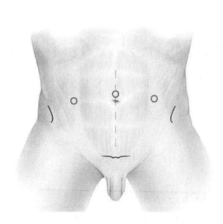

图 20-1　手术体位及套管置入部位

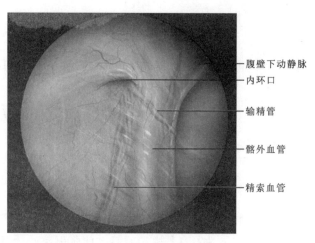

腹壁下动静脉
内环口
输精管
髂外血管
精索血管

图 20-2　腔镜下的内环口解剖

（3）解剖静脉：一般在内环口可见一两支较粗的曲张静脉，左手用分离钳将靠前的静脉提起，右手用另外一把分离钳将周围的组织包括淋巴管和其他血管轻轻推开，游离该静脉约 1 cm（图 20-4）。

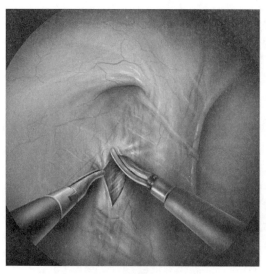

图 20-3　沿精索表面剪开腹膜

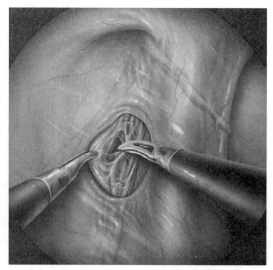

图 20-4　游离曲张的精索静脉

（4）结扎静脉：可用钛夹钳夹曲张静脉的两端，然后离断曲张静脉，或直接用 Li-gaSure™电灼并离断曲张静脉（图 20-5）。

（5）同法结扎其他曲张静脉，注意避免损伤精索内动脉。动脉在腹腔镜下如未遭到明显干扰，可见搏动，一般动脉明显较曲张静脉细，管壁较厚，色泽较红，游离后可拱起成拱桥状。必要时腹腔镜下多普勒有助于识别（图 20-6）。

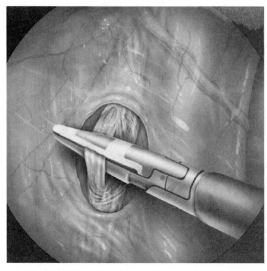
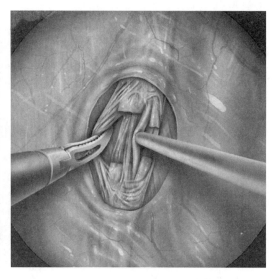

图 20-5　离断曲张静脉　　　　　　图 20-6　腔镜下超声辅助探查精索内动脉

7. 术后护理

术后一般抬高阴囊，术后 24 h 可出院。

8. 并发症

（1）出血：多为手术操作过程中误撕裂静脉导致，可于近睾端再次用分离钳闭合曲张静脉，术中采用纱布或吸引器使视野清晰后，再分离静脉并结扎。在少许情形下不易止血或视野不清时，也可集束结扎精索血管。

（2）阴囊气肿：为术中气腹通过内环口进入阴囊，可在术闭关闭气腹后，通过挤压阴囊，使气肿消除。少量的 CO_2 气体可以吸收，自然消肿。

（3）阴囊水肿或鞘膜积液：多为术中过多结扎淋巴管导致，为避免这一并发症，应尽量贴着曲张静脉钝性分离，保留淋巴管。有文献报道在阴囊鞘膜中术前注入亚甲蓝，可在术中看到蓝染的淋巴管。

二、腹腔镜治疗精索静脉曲张相关的技术问题

（1）对于非曲张的静脉是否结扎？在进行腹腔镜精索静脉曲张高位结扎术的过程中，有时除了曲张的静脉外可能还存在两三支非曲张的静脉，是否要结扎这些静脉目前存在争议。有人认为结扎这些非曲张静脉可减少复发的概率，同时未发现保留这些非曲张静脉会增加复发率。

（2）是否保留精索内动脉也存在争议。Zampieri 等报道保留精索内动脉后精液质量得到了更好的改善；而 Feber 和 Kass 报道无论保不保留精索内动脉，精液质量没有明显的差别。

（3）腹腔镜术后阴囊内团块不消除也是许多患者术后抱怨的问题。腹腔镜精索静脉曲张高位结扎术主要是单纯的高位结扎而对过多的曲张静脉未加以切除。对于阴囊内有明显曲张静脉团块的病例，我们主张尽量多地游离曲张静脉并切除。如存在 2 支甚至更多的曲

张静脉，可先将所有的静脉都分离出来，类似开放手术方式保留一支静脉剪开，将阴囊内迂曲静脉中的积血放空后再结扎。

（4）随着单孔腹腔镜的发展，腹腔镜精索静脉曲张高位结扎术已开始在单孔下完成，这样手术后患者可获得更美观的效果。

第二节　精索静脉曲张的显微外科手术

传统经后腹腔精索静脉曲张高位结扎术是早年由 Palomo 提出的，它的优点是此处的静脉一般只有一两支，而且动脉未分支，容易分离，它的缺点是位置较深，对淋巴管的保护及对次要回流静脉（如精索外静脉）的处理存在困难，因而复发率较高（15%～25%）。腹腔镜手术可有效地保护淋巴管，但对处理精索外静脉无能为力，复发率仍较高，达5%～15%。

腹股沟管下部位应该是最适合手术的部位，主要的睾丸静脉回流系统如精索内静脉、精索外静脉和输精管静脉在此部位容易探查。但此部位血管分支多且复杂，肉眼下想在成功结扎、切除静脉同时保留动脉、淋巴管和神经非常困难。

精索静脉曲张的显微外科手术是在 20 世纪 90 年代初由 Cornell 医学中心的 Goldstein 最先开展起来的。显微外科的优势在于能可靠地识别和保护所有的睾丸动脉、提睾肌动脉和淋巴管；能可靠地识别由睾丸发出的静脉，包括精索内静脉、精索外静脉和引带静脉。结扎这些静脉后，睾丸的静脉回流主要通过输精管静脉、阴部内静脉，而阴部内静脉通常有完整的瓣膜，这样明显降低了精索静脉曲张的复发率，复发率只有6%。同时因手术解剖十分细致，术后的并发症发生率也较其他手术方式低。2008 年一项比较开放术式、腹腔镜术式和显微外科术式的单中心研究发现，显微外科手术后复发率、并发症发生率和精液质量的改善均优于其他手术方式。

显微外科精索静脉曲张切除术

1. 适应证

同精索静脉曲张的其他手术方式。对既往有腹股沟手术史的病例不宜采用该手术方式。

2. 手术器械

6-25X 的手术显微镜、显微手术器械、微探头的血管超声仪。

3. 手术步骤

（1）手术切口：临床上开放手术治疗精索静脉曲张的手术部位分为 3 类：腹膜后入路、经腹股沟管入路和腹股沟管下入路。显微外科精索静脉曲张切除术一般采用经腹股沟管下入路（图 20-7）。切口的大小主要根据睾丸的大小，一般为 2.5～3.5 cm。

（2）分离精索：逐层切开至皮下，用示指钝性分离皮下脂肪组织，并通过阴囊牵拉精索，辅助游离精索，在皮肤拉钩和手指的辅助下，用环钳钳住精索（图 20-8）。

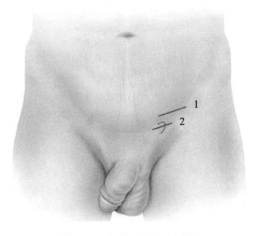

图 20-7　开放手术切口部位

1 为腹股沟位置，2 为手术切口。

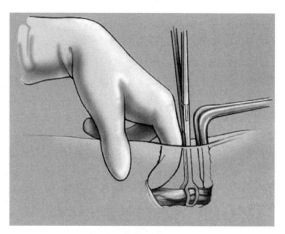

图 20-8　手指辅助游离精索

（3）从腹股沟管下切口拖出睾丸，显露精索和引带。将睾丸拖出有助于识别精索外静脉（图 20-9）。

（4）结扎并离断精索外静脉：用外科钛夹或 2-0 丝线结扎精索外静脉并离断（图 20-10）。如引带处看到明显的静脉也应一并结扎。

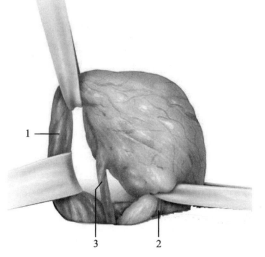

图 20-9　将睾丸从切口拖出

1 为精索，2 为引带，3 为精索外静脉。

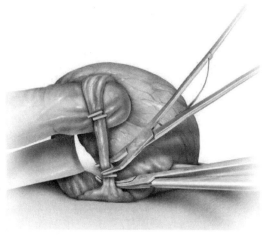

图 20-10　结扎精索外静脉

（5）解剖精索：将睾丸复位于阴囊内，用 Penrose 引流管从精索下方穿过，将精索垫于切口表面。镜下用两把显微镊将精索外膜提起，沿精索走向纵行将外膜剪开（图 20-11）。

（6）精索筋膜一般分为两层：外层为提睾肌筋膜，其内含提睾肌组织；内层为精索内筋膜，打开后可见精索血管、淋巴管和输精管（图 20-12）。

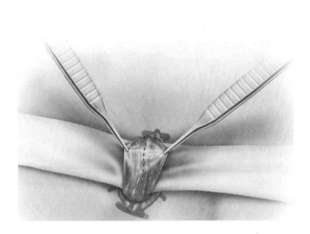

图 20-11　纵行剪开精索外膜

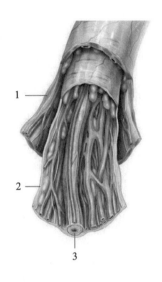

图 20-12　腹股沟区域精索解剖结构

1 为提睾肌筋膜，2 为精索内筋膜，3 为输精管。

（7）将精索内筋膜内容物钝性分开并用另外一根 Penrose 引流管垫起，同时将输精管置于内外筋膜之间。识别精索内动脉和淋巴管，用 2-0 丝线穿过并牵至一边保护。剩余部分用外科钛夹或 4-0 丝线结扎并离断（图 20-13a，b）。一般在分离过程中不小心损伤淋巴管不会造成较大影响，只需要保留几根淋巴管就行了。但如不小心损伤动脉血管，则需要用 8-0 尼龙线进行再吻合。术中保持血压在 100 mmHg 以上对识别精索内动脉有帮助，有时对精索内动脉不确定时，必须采用微探头血管超声仪来辅助判定（图 20-13c）。处理完精索内筋膜内容物后，再同法处理精索内筋膜外的组织结构，注意保护好精索外动脉和输精管。

5. 术后护理

术中彻底止血，术后一般不需要放置引流。术后需要镇痛、冰敷及阴囊抬高。一般抗生素使用 5～7 d。

第三节　腔镜技术治疗射精管梗阻

因射精管梗阻（EDO）引起的男性不育临床上较为少见，大约占 1%。大多数输精管梗阻为双侧并位于两侧射精管的开口。输精管梗阻分为先天性和获得性两种情况。先天性的射精管梗阻主要与 CFTR 基因突变相关。后天性的射精管梗阻与前列腺结节增生及浓缩的前列腺液在射精管形成结石有关。射精管旁的前列腺囊肿压迫也可导致射精管梗阻。

射精管梗阻引发不育的主要症状和体征是精液量减少、射精无力、血精、射精时疼痛或不适、排尿困难等。直肠指检有时可触及肿胀的精囊或团块，前列腺和附睾张力偏高。

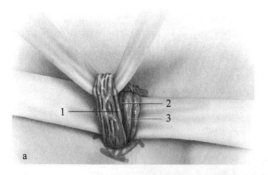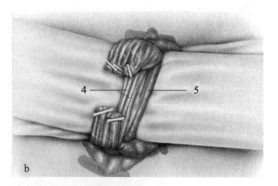

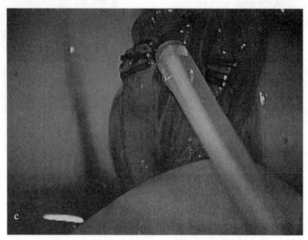

图 20-13　显微镜下游离和结扎曲张静脉
1 为精索内筋膜，2 为精索内外筋膜间组织，3 为输精管，4 为淋巴管，5 为精索内动脉。

常规体检及激素检查正常。精液常规检查和精浆生化检查主要表现为"四低"特点：①精液量少；②少精子症或无精子症；③精液的 pH 值降低；④精浆果糖水平下降。影像学经直肠超声符合以下任意一种情况即可确诊 EDO：①精囊扩张（横径 >15 mm）；②射精管扩张（直径 >2.3 mm）；③在射精管或精阜内可见结石或钙化；④精阜附近的中线囊肿或偏心性囊肿。

一、经尿道射精管口切开术

经尿道射精管口切开术（TURED）是在精囊镜出现前治疗 EDO 唯一的腔镜手段。通常在经直肠超声发现精囊和射精管的扩张或前列腺囊肿时，在超声引导下抽吸 2～3 ml 液体以观察是否存在精子，并可注入亚甲蓝以观察射精管是否通畅。只要抽吸液中发现精子，说明输精管近端应该不存在梗阻，通常不需要再做输精管造影，即可采取经尿道射精管口切开术。电切的过程中可以通过预先注射的亚甲蓝作为引导了解切开后的射精管是否已通畅，一旦解除梗阻，精囊内的压力减轻，亚甲蓝染色过的精液会突然大量涌出。如果抽吸液中没有发现精子，应进一步做输精管造影了以解输精管近端梗阻的部位，进而选择是否行输精管输精管吻合或输精管附睾吻合。

手术方法：一般采用 24Fr 电切镜，电切的过程中助手示指伸入直肠将前列腺后叶向前顶起，这样有助于更好地对暴露精阜。射精管位于膀胱颈和精阜之间，一般从精阜的侧方进入（图 20-14）。在该区域切割时应注意避免损伤近端的膀胱颈和远端的尿道括约肌以及后方的直肠，一旦有亚甲蓝涌出即可终止（图 20-15）。术中避免过多电凝，以免术后瘢痕狭窄。术后通常第二天拔除导尿管，抗生素一般使用 5～7 d。

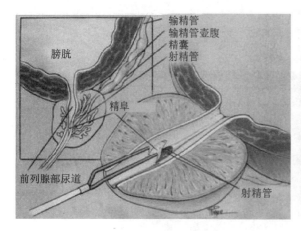

图 20-14　TURED 示意图

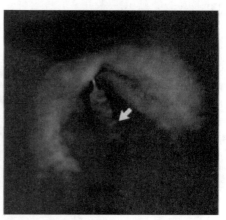

图 20-15　射精管切口后腔镜下可见亚甲蓝涌出（箭头所指）

二、经尿道精囊镜技术

尽管最早在 2002 年就开始报道经尿道精囊镜技术，但真正在国内广泛应用却是在 2015 年以后。精囊镜是指可用于检查或治疗远段精道内疾病的内窥镜。目前常用的精囊镜是口径为 F4.5～F7.5 的成人或小儿输尿管镜或特制的专用精囊镜。精囊镜技术是指借助直径纤细的精囊镜及其相关辅助器械设备，经尿道沿自然腔道逆行进入射精管及精囊内以实现对射精管、精囊、输精管壶腹部整个精道及其周围结构的直接观察，并可进行包括冲洗、切开、烧灼、止血、活检、引流、清除结石、解除梗阻等操作或治疗的一整套临床技术。经尿道精囊镜技术的出现使得经尿道射精管口切开术的临床应用变得很少。

精囊镜技术给射精管道的解剖带来了更深刻的认识。一般而言，精道远端是指输精管壶腹、精囊及射精管。输精管进入盆腔段后，其远端在精囊内下方的梭形膨大部分即为输精管壶腹。精囊为一对长椭圆形的囊性腺体，左右各一，位于前列腺底的后上方，精囊主要由迂曲的小管构成，表面凹凸不平，其上端为精囊腺底，下端为精囊腺的排泄管，精囊排泄管与输精管壶腹开口汇合而成射精管，射精管长 3～4 cm，斜形穿过前列腺，沿前列腺小囊两侧走行，最后开口于精阜两侧。腔镜下正常生理情况下，射精管开口通常位于前列腺小囊开口两侧约 2 mm 部位，与前列腺小囊开口形成正三角形、倒三角形或呈直线排列关系。极少数情况下，射精管开口于前列腺小囊内。

手术方法：进入尿道膜部后，在腔镜下观察精阜的射精管开口。若辨认射精管开口困难，则可采取经肛门双侧精囊按摩的方法，正常情况下，精囊按摩时可观察到同侧射精管开口有明显的灰白色胶冻样精囊液溢出，而在存在射精管完全或不完全梗阻时，则可能观察到完全无精囊液溢出或精囊液溢出困难。射精管表面正常情况下有一层很薄的单向开口的膜，在脉冲式加压注水和精囊按摩时会出现相对薄弱处的来回运动。但在大多数射精管梗阻的病例中看不到这样的情况。精囊镜进镜一般有两种方式：①经射精管自然通道逆行进镜，结合精囊按摩确认射精管开口位置后，将精囊镜（如 4.5/6F 小儿输尿管镜）前端植入精阜区域，直视下沿射精管开口插入斑马导丝，助手加压注水或应用压力泵灌注以扩张射精管开口起始部，引导进镜，推镜动作宜缓慢而轻柔。一般进镜通过射精管口后，即可观察到射精管管腔，而一旦进入射精管，多可顺利进入精囊（图 20-16）。②经前列腺小囊内异常开口或开窗进镜，这种异常开口产生的原因可能是由于精道解剖异常或反复感染射精管破溃于小囊内，此时可经精阜顶端的前列腺小囊开口置入斑马导丝，助手加压注水或应用压力泵灌注下，精囊镜沿导丝进入前列腺小囊内，有时在前列腺小囊侧后壁 4-5 点及 7-8 点方位可见到射精管的异常开口。如观察到前列腺小囊内并没有射精管的异常开口，在前列腺小囊侧后方 4-5 点、7-8 点方位常常可观察到一个明显的局限性半透明膜状区域，该区域为射精管走行与前列腺小囊最为邻近的区域，可采用导丝将薄弱处戳开一小孔，或使用钬激光将薄弱处汽化，形成一 1～2 mm 大小的异常短路开口，然后精囊镜可沿该开口在导丝引导下插入精囊内（图 20-17）。在精囊镜进镜失败后，为了进一步处理精囊内的情况，也有结合 TURED 进镜的文献报道。精囊镜进镜成功后首先对狭窄的精道进行扩张或重新开窗，对引起梗阻相关的结石或者囊肿进行碎石或切开内引流等处理。

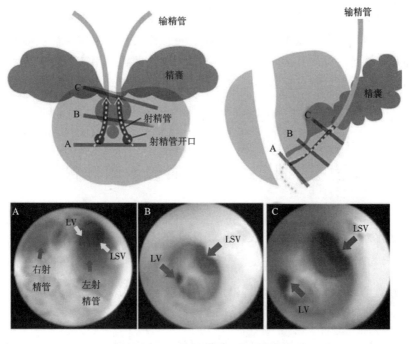

图 20-16　经输精管自然通道的进镜

LV 为左输精管，LSV 为左精囊。

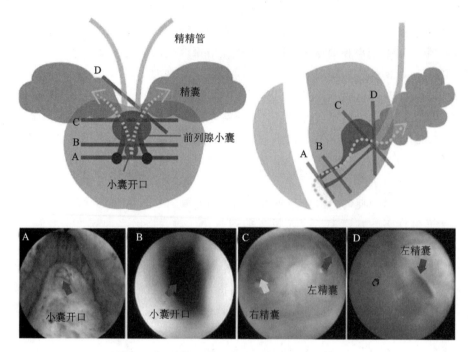

图 20-17 经前列腺小囊内异常开口或开窗进镜

术后常规留置导尿管及精囊内支架管 3～4 d，拔除支架管至少 1 d 后再拔除尿管。常规预防性应用全身抗感染治疗 1～3 d，同时连续 3 d 经精囊支架管灌注庆大霉素以进行局部抗感染治疗，如术前有明显生殖道感染病史，可适当延长抗生素的应用时间。嘱咐患者于术后 4 周开始排精，每周 2 次，以保证精囊前列腺液的通畅引流，可减少术后射精管开口发生粘连和狭窄、再发精道梗阻的机会。术后患者应多饮水，禁忌憋尿，保持会阴部清洁、卫生。

第四节　梗阻性无精子症的显微外科治疗

显微外科应用于梗阻性无精子症的治疗主要在输精管输精管吻合和输精管附睾吻合两方面。自从 20 世纪末精确微点定位技术和套叠吻合技术的出现，这两项技术的成功率大大提高。

一、显微外科输精管输精管吻合术

早在 1975 年 Silber 就在人体上完成了首例显微输精管输精管吻合术，Silber 当时推荐行双层吻合，尤其是近睾端输精管往往充盈导致近远端输精管直径的差异，双层吻合可保障黏膜的有效对合，防止吻合口的渗漏。Silber 等通过组织学和电镜检测发现采用传统非显微镜下的输精管吻合失败的主要原因是输精管黏膜对合不良或有组织嵌入、吻合口狭窄并导致慢性输精管梗阻引起的生精抑制。事实上近年的研究发现吻合口渗漏引起的精子肉芽肿是导致吻合失败的重要原因。20 世纪 90 年代末 Goldstein 采用了精确微点定位的多层吻合方式，复通的成功率达到了 99.5％。本节重点介绍该项显微外科技术。

1. 适应证

既往曾行输精管结扎术要求复通及腹股沟手术引起输精管梗阻的病例。

2. 术前准备

术前可进行输精管造影以了解远睾端输精管是否存在梗阻，但临床上可能存在如腹股沟区域的高位梗阻或附睾梗阻需要行输精管附睾吻合的情形，因而常常是在术中通过置管注射亚甲蓝的方式了解远睾端是否通畅。术前体检并根据既往手术瘢痕初步判断梗阻部位十分重要。

3. 手术器械

16-40X 手术显微镜、显微外科器械、带槽的神经把持钳（图 20-18）、微端合拢夹、双针单丝尼龙线。10-0 尼龙线主要用于输精管吻合或输精管附睾吻合时黏膜的对合，9-0 尼龙线主要用于浆肌层的缝合。手术医生的手术椅安有特殊的手架以托住术者的前臂，保障术中手的稳定性。另外需要准备倒置相差显微镜，用于观察输精管或附睾管流出液中是否存在精子。

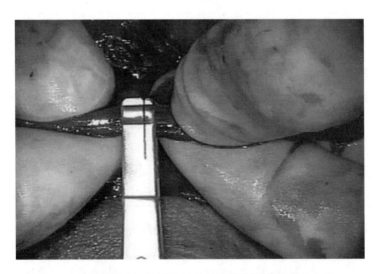

图 20-18　带槽的神经把持钳可以使输精管断面成完美的 90°，便于吻合

4. 手术步骤

（1）患者一般为仰卧位，两腿稍稍外展，舒适的体外对患者和医生都十分重要。术野周边可用防水贴膜，以防止术中冲水时打湿患者，腹股沟区也应消毒以备术中需要增加该区域的切口。一般将阴茎牵引到下腹，避免干扰术野。取阴囊纵隔正中切口，这样可以通过一个切口探查两侧的输精管和附睾，如考虑梗阻部位在腹股沟则需要取腹股沟切口。为显露阴囊一般用回形针和橡皮筋自制的弹性拉钩。

（2）解剖输精管：首先用环钳扣住近睾端输精管及其外膜，将输精管周边组织向下牵拉分离，小弯组织剪从输精管后方穿过，助手同时用蚊钳牵引周边组织，将输精管外膜仔细地解剖出来，注意保护好输精管周围的血供。用 5-0 的铬制肠线在预期横断处下方 1～2 cm 的输精管外膜上缝扎。注意尽量不用电凝，如果需要，最好使用微细尖端的双极电凝。

（3）切断输精管：将一个直径相当的 2～3 mm 的带槽神经把持钳放到横断部位，并用锋利的手术刀片或刮胡刀片沿卡槽将输精管切断。对于中间部分的输精管残段可用 4-0 丝线结扎或切除。采用双极电凝控制出血，注意尽量不接触输精管。

（4）输精管插管：在输精管管腔插入血管导管或硬膜外导管并注入生理盐水或亚甲蓝溶液。注入受阻并反流、导尿管无蓝色引流提示远端梗阻。

（5）如远端通畅，这时应注意近睾端输精管流出的液体。通常液体会自动流出，如流出不畅可轻柔地挤压附睾和输精管迂曲部。用 25F 的血管导管接 3 ml 的注射器抽吸流出液，必要时可用显微镊轻轻扩张输精管口以利于抽吸。抽出的液体在 400× 显微镜下检查，根据 Lee 等报道，输精管末端流出的液体形态分为以下几种（表 20-1），这对确定输精管复通的手术方式十分重要。此时如果观察到活动的精子，并且患者期望术中保存精子，可进一步轻柔挤压附睾管和输精管迂曲部，并搜集流出液做冷冻保存。

表 20-1　根据输精管流出液确定手术方式

输精管流出液外观	镜下结果	手术方式
大量清亮液体	无精子	输精管附睾吻合术
大量云雾状液体	完整精子	输精管输精管吻合术
大量霜样黄色液体	精子头，精子偶有短尾	输精管输精管吻合术
厚的白色牙膏状液体	无精子	输精管附睾吻合术
较少的稀薄的白色液体	无精子	输精管附睾吻合术
无液体也无精子肉芽肿	无精子	输精管附睾吻合术
较少的液体同时有精子肉芽肿	泡沫状液体中含有精子	输精管输精管吻合术

（6）输精管断端靠拢：不同的手术医生靠拢输精管的方法习惯不一，有的习惯用吻合夹将输精管靠拢，有的先将输精管外膜固定靠拢。在缝合时应注意两侧断端的张力是否对称。不论采取何种方式保证输精管吻合时无张力是最重要的。另外需要注意吻合口两端口径是否相当，如口径不一致可先采用显微镊扩张后吻合。

（7）输精管吻合：首先用微点标记两侧输精管的 6 点位（图 20-19），采用 9-0 的尼龙线在 5 点、6 点和 7 点处间断缝合输精管外膜和浆肌层固定（图 20-20）。然后用 10-0 尼龙线间断缝合 6 点位的黏膜层及少量的黏膜下肌层（图 20-21），滴一滴亚甲蓝于输精管断端表面可更容易观察到输精管管腔和黏膜。在 6 点位两侧进一步缝合两针并打结。另外继续缝合 3～5 针待全部完成后再打结（图 20-22）。然后在 12 点位用 9-0 的尼龙线缝合浆肌层使输精管对合良好。进而用 9-0 尼龙线沿吻合口环形缝合，完成最后的吻合（图 20-23）。

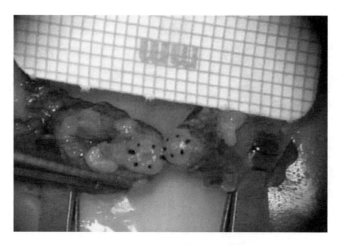

图 20-19 显微镜下微点标记输精管

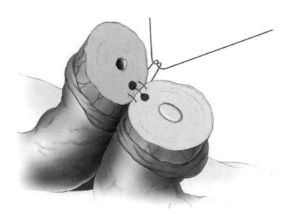

图 20-20 间断固定输精管外膜和浆肌层

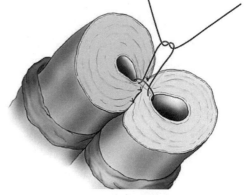

图 20-21 缝合输精管黏膜

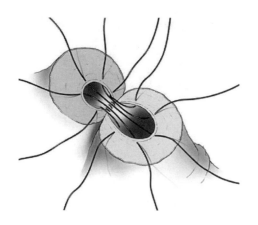

图 20-22 黏膜全部缝合完后再打结

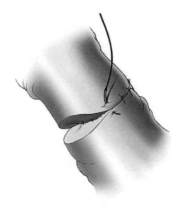

图 20-23 缝合浆肌层

5. 术后护理

当手术完成后可将阴囊托起并轻微加压包扎。术后 24 h 冰敷。阴囊托和紧身内裤推荐使用 2 周。术后 3 周只建议轻微体力活动。一般禁欲 2 周以上。口服镇痛药物镇痛。术后 6 周和每 3 个月复查精液分析直至 1 年。对于术中发现严重少精或弱精的病例可给予短期 30 d 的非甾体消炎药或其他促进生精的药物。输精管吻合术后的并发症一般较为少见。最大的并发症为阴囊血肿，一般可通过解剖分离过程中仔细止血而避免。同时术后可放置橡皮片引流。

二、显微外科输精管附睾吻合术

在近睾端输精管流出液条件不能满足行输精管输精管吻合时，就应当进行输精管附睾吻合术。这时需要打开鞘膜，显露睾丸和输精管，通常用拇指和示指将附睾抓起，在显微镜下仔细观察可发现明显的界限，梗阻部位近端的附睾管明显扩张。附睾管的梗阻往往是输精管结扎术后压力增高造成的。输精管附睾吻合的部位应尽量靠近附睾尾，这样精子更容易成熟和具有活力。当然最近也有报道，吻合部位较高时短期内虽然精子成熟和活力均较差，但只要输精管附睾吻合通畅，随时间的延长，附睾的功能状态也会发生变化，精子的成熟和活力均会改善。

靠近附睾尾部的附睾管往往由附睾头部几根附睾管逐渐汇集成，管径也较头部粗。镜下观察后应选择乳白色的附睾管作为吻合位点，靠近梗阻部位的扩张附睾管可能有黄色内容物，提示该处死精子较多或可能合并感染。

做吻合之前，先用显微镊将吻合处的附睾白膜提起，用显微剪刀剪一直径约 0.5 cm 与输精管外径相当的圆形开口，这时较容易识别扩张的附睾管并可将附睾管从周围组织中游离出来。如存在出血影响视野可用微细尖端的双极电凝止血。局部滴注亚甲蓝或靛胭紫可更利于看清小管和组织层次。

一旦确定应吻合的小管，用 10-0 双针线沿附睾管走行方向分别于 2 点和 10 点位纵行缝合两针，缝合的距离与输精管内腔的直径相当，暂不将缝线引出，便于该处不适合吻合时退针。然后用 V 形尖刀在两针预缝线之间切开，约 0.5 mm（图 20-24）。用 22G 血管导管接注射器抽吸附睾管流出液，并在显微镜下检查是否存在精子，如果患者期望保存精子，则需要将附睾液中活动的精子冷冻保存；如发现精子但无活动精子，可于吻合完后经睾丸的 TESE 技术取精保存。只要在附睾液中发现精子，无论活动与否都可进行吻合。如果未发现精子，则需要进一步向附睾近端切开白膜，重新寻找并重复上述工作。

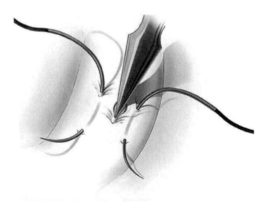

图 20-24　双针预缝合后切开附睾管

腹侧输精管一般通过鞘膜隧道到达与附睾吻合的部位。同时为了减少张力，切口可能需要向腹股沟处延伸以更好地暴露输精管。在游离输精管过程中应尽量保留输精管外鞘和血供。用 5-0 可吸收线缝合输精外膜并将输精管从鞘膜隧道中拉出（图 20-25），当输精管切缘与附睾白膜开口边缘对齐时，5-0 可吸收线针对相应附睾白膜部位缝合并打结固定，还可用 7-0 非吸收线进一步缝合固定。进而用 9-0 尼龙线将输精管外壁浆肌层与附睾白膜一侧边缘固定 3 针，以保障吻合时无张力（图 20-26）。然后用 10-0 的双针尼龙线采取近端对近端（4 点和 8 点）、远端对远端（2 点和 10 点），以输精管管腔内向外出针的方式将附睾管开口套叠入输精管管腔内（图 20-27）。在将附睾管套

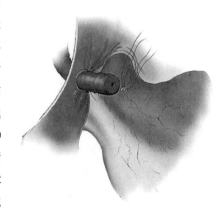

图 20-25　拉出输精管并缝合固定输精管外膜

入时，可先打一个松的外科结，助手用显微镊将输精管推向附睾后再将结打紧，以避免套入时缝线切割附睾管壁而撕脱。用 9-0 尼龙线将输精管外壁与附睾白膜缝合。最后用 3-0 铬制肠线连续缝合以关闭鞘膜。术后护理与输精管输精管吻合术的相似，只是术后禁欲时间要求更长，通常 3 周以上。

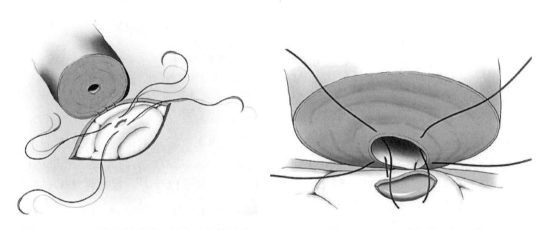

图 20-26　拉出输精管并缝合固定输精管外膜　　　　**图 20-27　套入法端侧吻合技术**

三、相关技术研究进展

（1）生物带包裹输精管吻合术更加易于操作和缩短手术时间。Schiff 等尝试在全层缝合 3 针减除吻合张力的基础上，使用以脱水的人（动物）羊膜同种移植膜为材料制作的生物带包裹输精管吻合口，术后结果证实：较标准多层缝合方法而言，具有简化手术程序、缩短手术时间（42.7 min vs. 102.5 min）、提高吻合质量、预防吻合口渗漏、降低精子肉芽肿发生率（8.5% vs. 70.0%）、控制炎症、促进吻合口愈合和减少瘢痕形成等方面显著的优点。

（2）单针输精管附睾纵向套叠吻合术。2007 年 Monoski 等首先报道了纵向单针输精管附睾套叠吻合术，可以采用相对容易获得、价格实惠的 10-0 单针缝线进行操作。他们首先通过动物实验证明单针缝线显微外科吻合可获得双针缝线显微外科吻合相似的成功率，并且具有安全性好、经济、方便的特点。术中单针缝线以"外进内出"方式穿过输精管进针（图 20-28）。

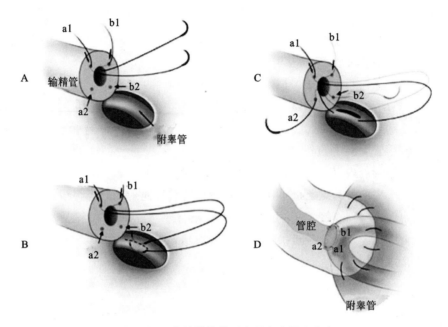

图 20-28　单针输精管附睾纵向套叠吻合术

A：10-0 单针缝线从 a1 和 b1 点以"外进内出"方式穿过输精管。B：缝针穿过附睾管，但不拔出，然后纵向打开附睾管。C：10-0 单针缝线从 a2 和 b2 点"内进外出"穿出输精管。D：外层缝合完成，附睾管套叠进入输精管管腔。

2013 年 Zhao 等报道改进单针 LIVE 技术，"外进内出"方式的进针点变为原先的输精管断端 a2 和 b2 位置，目前标记为 a1 和 b1 位置（图 20-29），从而降低"外进内出"方式误缝输精管对侧黏膜和缝线交叉的风险。后期随访 1.5～12 个月，术后再通率 61.5%（24/39），自然妊娠率 38.5%（15/39）。

（3）保留输精管动脉的输精管附睾吻合术。有学者提出在进行输精管附睾吻合术时保留输精管动脉不被结扎离断。传统的输精管附睾吻合术结扎离断输精管动脉的目的是让输精管有充分的游离度，保障无张力吻合。Zhang 等报道 1 例既往有双侧精索静脉曲张高位结扎术病史的炎症后 OA 患者尝试行保留输精管动脉的输精管附睾吻合术。由于既往手术可能没有保留睾丸动脉，进行输精管附睾吻合术时结扎输精管动脉存在造成睾丸萎缩的风险。这篇文献中很重要地保护了腹腔段输精管断端的血供，输精管的游离度较常规输精管附睾吻合术而言明显不够，因而采用的是横向双针输精管附睾套叠吻合术。术后 3 个月精液中出现精子，术后 9 个月精子浓度为 15.7×10^6/ml。国内有许多学者都在做相关的保留输精管动脉的输精管附睾吻合术的临床研究，但现在我们缺乏足以让人信服的统计数据证明保留输精管动脉的输精管附睾吻合术后再通率和怀孕率的任何优势。从手术原理上最重

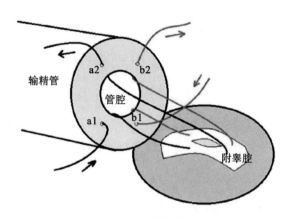

图 20-29　改良的单针输精管纵向套叠吻合术

要一点，如果既保留输精管动脉又要充分的游离度，输精管腹侧断端的血供会很容易出现问题，这必然导致吻合部位的狭窄和纤维化。因而笔者认为只推荐既往有精索静脉曲张高位结扎病史的患者采用这种技术，手术过程也应当十分谨慎。

（4）两针输精管附睾端端套叠吻合术。纵向两针输精管附睾套叠吻合术尾部（100％）和体部（78.5％）吻合复通率要高于附睾头部（38.5％）。这一原因主要是附睾头部的附睾管较细，当附睾管口径与输精管内径相差较大时，由于吻合的牵拉，附睾管开口为椭圆形，牵拉的程度越大，开口越扁平（图 20-30）。根据相同周长圆面积最大的原理，当附睾管直径显著小于输精管直径时，套叠后开口被拉伸成椭圆形，且远侧附睾管内陷压迫造成附睾管一定程度的梗阻。随着梗阻时间的延长，附睾管的进一步扩张，导致相对狭窄程度进一步加大，精子淤积在吻合口部位，即便不发生外漏，也可能导致局部重新阻塞。

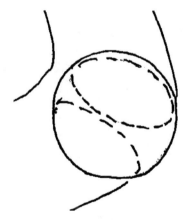

图 20-30　当附睾管口径偏小，端侧套叠技术会将附睾管腔牵拉扁平，成椭圆形，而且远端的管腔套入后会对近端的附睾管出口产生一定的压迫

针对此情况，笔者设计了两针输精管附睾端端套叠吻合术，在动物实验上初步获得成功，手术方式如图（图 20-31）

（5）机器人辅助显微手术的应用。2004 年康奈尔大学的 Schiff 和李石华等首先完成了

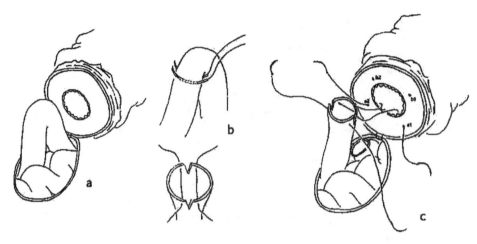

图 20-31　两针输精管附睾端端套叠吻合术

　　a. 与传统的端端吻合附睾横断技术不同，采取的是端侧技术中在预吻合部位的附睾白膜上开窗的方法，输精管外膜与白膜预固定。显露肿胀增粗的附睾管，显微镜下钝性游离，能够将单根附睾管挑出附睾表面并进行无张力吻合。b. 用 Marmar 提出的单持针器双针同步预缝合方式，在附睾管的前后缝合两针，然后在缝针的远窄端约 0.5 mm 处用显微剪横断附睾管，此时可见乳白色精液流出；于缝线之间剪约 0.5 mm 小切口以降低套叠时牵张力。c. 采用定点对位的方式，将标记好的吻合针分别由内向外从输精管壁肌层标记处穿出，打结，将附睾管开口套叠入输精管腔。最后用 9-0 单丝尼龙线缝合输精管外膜和附睾白膜 6～8 针。

　　动物模型上的机器人辅助的阴囊部位显微外科输精管吻合术和输精管附睾吻合术，对照试验表明，机器人辅助组手术时间明显缩短了 45%～50%（68.5 min vs. 102.5 min），精子肉芽肿发生率减少 60%～70%（27% vs. 70%），证实机器人辅助显微外科吻合术可消除手震颤、缩短手术时间、降低精子肉芽肿发生率、提高术后再通率等（图 20-32）。此后国内外的相关研究都支持机器人辅助技术在降低手术难度和减少手术时间方面的优势。由于明显增加了经济成本，对术后复通率和自然妊娠率并没有明显的优势，因而尚未得到普及和广泛的认同。

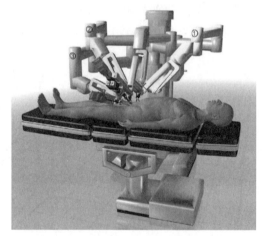

图 20-32　机器人辅助显微男科手术台设置

　　对于腹股沟疝术后医源性的输精管梗阻，尚有部分患者输精管缺损较多，无法采用传统方法进行精道重建。在机器人腹腔镜下可以充分游离盆腔段输精管，并通过腹股沟内环口进入腹股沟管，然后可行输精管输精管吻合术。刘继红等报道 1 例幼年双侧疝术后输精管损伤的梗阻性无精子症患者，经机器人辅助输精管输精管吻合术后 1 月精子浓度正常。

（张　茨）

第二十一章　辅助生殖技术在男性不育治疗中的应用

男性不育本身不是一种独立的疾病，它是多种疾病和因素造成的结果。因此，男性不育的诊断应该包括 3 个方面的内容：疾病诊断、病理诊断和病因分类。相应地，男性不育治疗应从病因入手，尽量做到个体化。概括起来，男性不育的治疗方法有药物治疗、手术治疗、辅助生殖治疗。对于病因明确或比较明确的，如生殖道感染，采用药物治疗，常可以取得满意的疗效，其目的为改善精液质量、提高自然妊娠机会或提高通过辅助生殖技术治疗成功的机会。对于器质性病变，且无法通过药物治疗的，应选择针对性的手术治疗。成功的手术治疗与辅助生殖治疗相比，既节省治疗费用，又能够避免辅助生殖治疗相关的风险。如上述治疗均无效果，采用辅助生殖技术治疗。

辅助生殖技术（assisted reproductive techniques，ART）是指通过对卵子、精子、受精卵、胚胎、基因物质进行体内外系统的操作处理，最终达到治疗不孕不育的系列技术。主要分为人工授精和体外受精-胚胎移植（in vitro fertilization and embryo transfer，IVF-ET）及衍生技术。目前随着各项辅助生殖技术的日益成熟及应用的普遍化，研究者们又将目光投向各项技术效果评价及安全性方面。

第一节　常用体外精液处理技术

体外精液处理技术就是通过人工方法对精液进行处理，去除精浆及其所含的有害物质，选择形态正常、活力强的精子，并使精子在体外获能。目前，体外精液处理已成为各项辅助生殖技术治疗中的常规步骤。选择精液处理方法时，不仅要考虑精液的质量问题，还要考虑处理过程可能对精液产生的影响。如去除精浆的同时会造成精子的氧化应激损伤，增加 DNA 断裂率。

（一）体外精液处理技术的基本要求

①操作简易、快捷，费用低；②能够获得较多活动精子；③不对精子造成损伤或对分离出的精子产生非生理性改变；④尽可能去除死精子和其他细胞，包括白细胞和可能的细菌；⑤去除有毒的或其他生物活性物质，如活性氧（ROS）类物质；⑥同时能够处理较多体积的精液。

（二）常用优选精子的体外精液处理技术

1. 上游法

本方法主要利用活动精子的游动能力，即能游过液体界面进入不同的培养液，从而与死精子、活动力差的精子、凝集精子、畸形精子、体细胞及其他有害成分和杂质分离。通过物理作用而使精子重新分布，理论上不影响精子的生物学特性。但因为依赖于活动精子的运动能力，所以主要用于质量较好或相对正常的精液。该方法的不足是运动精子回收率低，而回收精子的数量与体外受精率及妊娠率有很大关系。回收率依赖于精子细胞团表面积和精子活力。由于细胞团有多层细胞，有潜在运动能力的精子可能处在细胞团内部，不能到达与培养基接触的界面；而且，细胞团内精子彼此紧密接触，及精子与细胞碎片或白细胞紧密接触，后者产生高水平 ROS，可导致精子质膜发生脂质过氧化反应，降低精子功能。技术方面的缺陷促使更温和的精子分离技术发展，如为克服离心沉淀使 ROS 增多，可直接使液化的精子上游（直接上游法）；为提高回收率，也可采用少量多管直接上游，以增加精液与培养基的接触面积。目前主张对精液正常者应用上游法，而对精液严重异常者使用密度梯度离心法能取得更好的效果。

2. 密度梯度离心法

可用于质量相对较差的精液。在 ART 中，Percoll 是较早应用的梯度介质。由于可能存在内毒素污染、胞膜改变和用 Percoll 污染的精子受精导致炎症反应的危险，目前 Percoll 主要用于实验研究，临床应用方面，已为 IxaPrep、PureSperm 和 Isolate 等产品所替代。与上游法相比，密度梯度离心法能回收更多的形态正常的精子，并明显增加精子的活力和体外生存能力。尤其在精液严重异常（少精子症、弱精子症及畸形精子症等）时，更能体现其较高回收率的优越性。在 ART 中，目前密度梯度离心法常与上游法结合使用，即先进行密度梯度离心法，对得到的精子沉淀再行上游法，以获取最佳质量的精子。

3. 玻璃纤维过滤法

利用精子的自身运动和玻璃纤维的过滤作用，使活动精子与不动精子分离，可获得高比例的顶体完整的精子。且用该法处理的精子作用去透明带的金黄地鼠卵及结合人卵透明带的数目均高于 Percoll 处理的精子。在收集到的精液中，虽然损失了相当多的精子，特别是质量较差的精子，但几乎保留了所有活动精子。因此，显著提高了活动精子、前向活动精子及有完整功能性膜的精子的百分率，尤其对质量较差的精液分离效果较好，可除去大约 90％的白细胞。这种方法可显著减少精液中的氧自由基，对保护精子功能极为重要。精液处理效果与选用的玻璃纤维种类、规格等直接相关。对精子的破坏及过滤过程中玻璃纤维破碎的潜在危险，则主要取决于所用玻璃纤维的种类和过滤时冲洗的强度。也有研究发现，虽然玻璃纤维过滤法对活动精子的回收率较好，但获得的精子的直线运动低于上游法获得的，可能与其引起精子的超微结构损害有关，因此该法在临床上应用少。

（三）特殊精液的处理

1. 完全不动的精子（包括附睾精子、睾丸精子）

ICSI 成功的关键是注射有生育力的精子，从完全不动的精液样本中筛选出活精子用于 ICSI，反映了精液处理和改善精液功能的重要性。能运动的精子是活的，可通过精子的运动特性来区分。对于完全不动的精子，这种可区分的标志不再适用。因此，需要一种无害的方法从完全不动的精液中识别出适用于 ICSI 的活的精子，且这种方法不损害精子。目前有 2 种方法：①使用刺激物（己酮可可碱）激发精子活力，已成功用于区分活的睾丸精子和附睾精子，并有婴儿出生的记录。②通过低渗肿胀试验（hypo-osmotic swelling test，HOS）测试精子膜完整性是临床常用方法。目前该技术经简化改进，明显提高了受精率和妊娠率。另外，精子无存活或无活力可见于慢性前列腺炎，此时抗生素治疗可恢复精子活性；生殖道的运输延迟可使精子衰老，表现为无活力，此时增加射精次数可恢复精子活性。

2. 逆行射精的精液

射精后从尿液中回收到一定数量的精子并恢复和保持其活力是成功妊娠的关键。由于精子生存的最佳环境是中性偏碱，而正常人的尿液呈弱酸性，因此收集精液前应碱化尿液。

3. 冻融精液的优选处理

随着冷冻技术的不断成熟，越来越多的冷冻精液用于 ART。由于冷冻精液的人工授精能预防性传播疾病，国内外已相继立法禁止使用新鲜精液人工授精，从而使冷冻精液成为供精人工授精的唯一选择。精液冷冻复苏后，精子活力和其他运动参数均比冷冻前有所降低，且精子处于渗透压高于自身的冷冻保护剂中。在去除冷冻保护剂的同时，最大限度地保护精子质量是面临的重大问题。Somfai 等报道与上游法相比，Percoll 梯度离心处理冻融牛精子，得到的精子具有较高的活力和完整的顶体。Rho 等通过比较 Percoll、上游法、玻璃纤维过滤法处理山羊冻融精液并用于体外受精，认为受精后 12 h，Percoll 处理的精液雄原核的形成率优于其他两组，其后的卵裂率、囊胚形成率和平均细胞数也均高于其他两组。

第二节　人工授精技术

人工授精是用人工办法将精液注入女性体内以取代性交途径使母体妊娠的办法。人工授精是人类生殖工程领域中实施较早的技术之一。早在 2 世纪 Falmud 已提出人工授精的可能性。1770 年伦敦的 John Hunter 为严重尿道下裂患者的妻子实行人工授精并成功妊娠。1844 年 William Pancoast 报道首例供精人工授精成功。1953 年美国阿肯色大学医学中心的 Sherman 等利用液氮蒸汽法超低温长期冻贮精液成功。1954 年 Bunge 等报道首例应用冷冻精子人工授精，并成功妊娠。精液冷冻保存的成功为男性生育功能的保存以及捐赠精液的贮存提供了技术条件，使得供精人工授精得以大规模的应用。

人工授精技术根据精子来源分为夫精人工授精（artificial insemination with husband's semen，AIH）和供精人工授精技术（artificial insemination with donor's semen，AID），前者采用丈夫的精子，后者采用供精者的精子。根据精液贮存方法分为新鲜精液人工授精（限于夫精人工授精）和冷冻精液人工授精。根据授精部位分为直接阴道内人工授精（direct intravaginal insemination，IVI）、宫颈内人工授精（intracervical insemination，ICI）、宫腔内人工授精（intrauterine insemination，IUI）、直接腹腔内人工授精（direct intraperitonal insemination，DIPI）、输卵管内人工授精（intratubal insemination，ITI）等。

一、人工授精适应证和禁忌证

（一）夫精人工授精

1. 适应证

（1）男性因少精、弱精、液化异常、性功能障碍、生殖器畸形等不育。

（2）宫颈因素不育。

（3）生殖道畸形及心理因素导致性交不能等不育。

（4）免疫性不育。

（5）原因不明。

2. 禁忌证

（1）男女一方患有生殖泌尿系统急性感染或性传播疾病。

（2）一方患有严重的遗传、躯体疾病或精神心理疾患。

（3）一方接触致畸量的射线、毒物、药品并处于作用期。

（4）一方有吸毒等严重不良嗜好。

（二）供精人工授精

1. 适应证

（1）不可逆的无精子症、严重的少精子症、弱精子症和畸形精子症。

（2）输精管复通失败。

（3）射精障碍。

上述 3 条中，除不可逆的无精子症外，对其他需行供精人工授精的患者，医务人员必须向其交代清楚：通过 ICSI 也能使其有自己血亲关系的后代，如果患者本人仍坚持放弃通过 ICSI 助孕，则必须与其签署知情同意书，方可采用供精人工授精技术助孕。

（4）男方和（或）家族有不宜生育的严重遗传性疾病。

（5）因母儿血型不合不能存活的新生儿。

2. 禁忌证

（1）女方患有生殖泌尿系统急性感染或性传播疾病。

（2）女方患有严重的遗传、躯体疾病或精神疾患。

（3）女方接触致畸量的射线、毒物、药品并处于作用期。

（4）女方有吸毒等不良嗜好。

二、人工授精技术

1. 直接阴道内人工授精

该技术是将精液直接导入阴道深部，主要用于各种原因不能性交者，如畸形体位不能性交、严重早泄、勃起功能障碍及阴道狭窄、痉挛等。

2. 宫颈内人工授精

直接将精液注入宫颈管内，也可以同时在宫颈外口及宫颈周围涂抹精液或置部分精液于后穹隆。主要适用于性交困难或性交时不能射精，也适用于精液液化不良需要体外处理液化或宫腔内人工授精困难者。

3. 宫腔内人工授精

指将洗涤处理后的精子悬液经导管直接注入宫腔内。该方法中，处理筛选出的高活力优质精子被送至离受精部位较近的宫腔，避免了不良的宫颈因素对精子游动的影响，缩短了精子游动的距离，使精卵更容易结合，提高了人工授精的成功率。此方法精子直接跨过宫颈这一对某些患者来讲是路障的结构，故适用于：①少精子症、弱精子症、畸形精子症；②免疫性不孕；③原因不明性不孕；④某些性功能障碍（如不射精、逆行射精）所致不孕。这一方法是目前最常用的人工授精方式。而正是由于精子直接跨过了宫颈这一生理结构，此技术：①需使用洗涤等方法处理过的精子，因为未处理精液中含有的前列腺素可能引起痛性子宫痉挛，而且还有引起感染和过敏的危险；②宫颈管是精子获能的重要场所，精子直接进入宫腔不符合生理过程，所以精子必须精体外处理获能，这可能是 IUI 成功率悬殊及成功率偏低的原因之一。

4. 腹腔内人工授精

将处理过的精子悬液调整到合适的浓度后，从阴道后穹隆注入腹腔直肠子宫陷凹，精卵由输卵管伞端拾捡到输卵管内受精，对不明原因性不孕及男性不育是一种可行的治疗方法。

5. 卵泡内人工授精

在卵泡发育到 18～20 mm 时，在阴道超声引导下将洗涤处理过的精子悬液通过阴道后穹隆直接注入卵泡内的人工授精技术。与其他辅助生殖技术相比，治疗非输卵管性不孕疗效不佳。国外报道在 50 例不孕症患者中仅有 1 例妊娠。腹腔内人工授精及卵泡内人工授精这两种方法在国内均应用较少。

6. 经阴道输卵管内人工授精

在一些动物实验中发现，除宫颈管外，在输卵管峡部有第二个精子储存池的存在，这是进行输卵管内人工授精的理论基础。方法是将精子悬液经阴道插管通过宫腔运输至输卵管。正常受精部位在输卵管壶腹部与峡部交界处，大多数患者的受精障碍表现是获能的精子或排出的卵子不能到达输卵管受精部位。将精子直接送至壶腹部，使精子更加靠近优势卵泡或大量成熟卵泡，提高受精率和妊娠率。

三、人工授精方案

1. 自然周期人工授精

自然周期人工授精的妇女必须具备规则的、有排卵的月经周期。排卵通常发生于下次月经来潮的前 14 d，人工授精的时机非常重要，以即将排卵时进行最为合适。自然周期的第 10 d 开始适时 B 超监测卵泡生长及子宫内膜的同步生长情况。当优势卵泡直径达到16～20 mm、宫颈外口呈瞳孔样改变、宫颈黏液＋＋＋～＋＋＋＋及典型羊齿状结晶、血

E_2水平达到 270～300 pg/ml 时，测定血或尿 LH 的水平，血或尿的 LH 水平开始大于基础值的 2 倍以上，考虑在 12～36 h 行 IUI。

2. 促排卵周期人工授精

对于精液正常但性交困难或精液不能进入阴道者及供精人工授精者，女方具有正常的生育功能，自然周期人工授精的成功概率较高。对原因不明性、免疫性不孕患者或男性精液异常者，自然周期人工授精成功率很低。促排卵治疗应用于人工授精后大大提高了人工授精的成功率。目前一线的促排卵药有氯米芬、来曲唑，两者均可促进单个优势卵泡的生长发育。氯米芬有较强的抗雌激素作用，因此在促进卵泡发育的同时抑制子宫内膜的生长；而来曲唑是芳香化酶抑制剂，相比氯米芬而言，对子宫内膜的影响较小，临床应用也越来越广泛。促排卵药还有促性腺激素（Gn）、促性腺激素释放激素（GnRH）。对于高催乳素患者，予以溴隐亭治疗。多囊卵巢综合征（PCOS）患者还可以选用胰岛素增敏剂、抗雄激素药物（醋酸环丙孕酮）、生长激素、芳香化酶抑制剂等辅助排卵治疗，提高妊娠率。

常用的促排卵方案有氯米芬（来曲唑）＋hCG、氯米芬（来曲唑）＋hMG＋hCG、hMG＋hCG、FSH＋hCG 等。

3. 影响人工授精成功率的因素

人工授精成功率与患者夫妇的年龄、不孕年限、卵巢年龄、周期准备、采用方案、授精时机、精液质量及处理方法等因素有关。

四、人工授精的并发症、可能风险及涉及的伦理问题

1. 卵巢过度刺激综合征

为促排卵药用于人工授精后的严重并发症，严重过度刺激的发生率约为 1%，与患者对药物的敏感性、药物的种类及数量有关。以 hMG 最容易导致，而氯米芬的危险性最小。可通过 B 超监测卵泡发育情况与血 E_2 水平进行预测。必须根据患者年龄、体重、病史及卵巢储备情况调整用药剂量。

2. 异常妊娠

超促排卵的治疗应用于人工授精后多胎妊娠率越来越高，可达 20%。其他如异位妊娠为 2%～8%、自然流产约 20%。

3. 出血

行 IUI 时少数患者可有少量宫颈黏膜或子宫内膜出血，一般无明显出血。出血原因：宫颈慢性炎症、擦洗消毒动作粗暴或授精导管损伤宫颈黏膜。人工授精前未查清子宫位置，导管进入宫腔的方向不准确，动作粗暴，反复操作而损伤宫颈黏膜或子宫内膜。所以在人工授精前应了解子宫的位置，选择的导管应柔软舒适，动作轻柔，避免损伤宫颈管和子宫内膜。

4. 感染与疾病的传播

对供精者进行相关的检查可最大程度上减少感染性疾病（如性传播疾病）及遗传性疾病的传播。

5. 腹痛及休克

少数患者可有下腹胀痛。早期使用未洗涤的新鲜精液直接人工授精，因前列腺素的存在可导致下腹痉挛性疼痛，加上患者的紧张和恐惧，可引起休克。目前人工授精使用经过洗涤的精液后很少发生剧烈疼痛。但当注入宫腔的压力过高、推注速度过快或液体过多时，会产生子宫痉挛性收缩，患者感到不同程度的腹痛。因此人工授精时，注意精液的洗涤、精子悬液的注入速度，尽量不使用宫颈钳等。

6. 血缘结婚问题及对家庭关系的影响

对 AID 而言，血缘结婚的概率和供精者产生的后代数及所在地可能结婚的人数有关。如估计在 1/2 000 人工授精的地区，假设每一个供精者出生的小孩限于 10 个，则可能的血缘结婚率为 0.00 004％，从以上数据可以看出，其危险性是极少的。但必须考虑的因素是：互不知情的同父异母的兄弟姐妹，如果相遇，相对一般两性而言，更有一种自然的亲近感，如不及时发现，则有可能血亲通婚。我国 2001 年颁发的《人类精子库管理办法》规定，一个供精者的精液最多只能供给 5 名妇女受孕，如果已有 5 名妇女成功妊娠并有后代产生，即不能再用此供精者的精液，应予以销毁。

调查资料表明，AID 并不导致家庭破裂，AID 夫妇离婚率比平均值还低。用冷冻精液行 AID 所生的儿童，他们的智商比平均值好，故 AID 是一种安全有效的治疗方法。

第三节　体外受精-胚胎移植技术

体外受精-胚胎移植（IVF-ET），顾名思义，就是把受精这一生理过程在体外人为控制的模拟环境中完成，而后将受精卵或胚胎移植入患者体内。这在辅助生殖技术史上具有里程碑意义。为完成这一过程，首先通过控制性超促排卵从排卵前卵泡中获取一个及以上的卵子，在模拟输卵管液的复杂培养基中孵育。而对于雄性配体——精子而言，则必须将活力好的精子从不动或活动较差的精子、非精子细胞以及精浆中分离出来。接着一定数目的精子和卵子共同体外孵育，完成体外受精过程，并进行体外胚胎培养。最后将胚胎移入患者宫腔内以进一步发育。

最初该技术是为解决输卵管不孕症而产生的，如输卵管堵塞、功能受损或丧失。自 1978 年 7 月 25 日第一例试管婴儿诞生，采用常规 IVF-ET 技术治疗不育症有 40 多年。随着这一技术的成熟应用，越来越多的目光关注到它解决男性不育的可能性上来。同已经应用较多的人工授精等技术比较，IVF 提供了以一定数目精子使卵子受精的可能性。同时，由于促排卵技术的应用，也使得在一个治疗周期中可以获得多个受精卵，从而提供了更多的胚胎培养的机会。然而常规的 IVF 并未能在治疗严重的男性不育上达到研究者的期望。

ICSI 技术目前已经替代常规 IVF 成为治疗严重男性不育的主要技术手段，而 IVF 更多的应用于输卵管疾病、排卵障碍疾病以及不明原因性不孕的治疗。

第四节 显微受精技术

一、显微受精技术简史

常规 IVF 技术对男性不育患者特别是极度少精、弱精患者，受精率极低，这一直是体外受精助孕技术中的难题，主要原因是精子不能穿过卵透明带从而实现精卵融合。提高体外受精技术对改善这些男性不育患者的受精率已变得十分重要。显微受精技术在一定程度上提高了精子质量较差的男性不育患者的受精率，特别是卵细胞质内单精子注射（ICSI），开创了人类生殖的第二场革命，解决了很大一部分男性不育患者的生育问题。

显微注射技术早在 20 世纪 60 年代就已经开始应用，主要用于体细胞核移植实验。研究者们同时也开始了动物精子显微注射技术的探索。进入 70 年代后，在畜牧业方面，哺乳动物的体外受精技术等有了很大发展，并开始选用哺乳动物的精子进行显微注射，积累了较多的经验。通过动物实验发现将单个精子注射入卵细胞内，精卵细胞膜可融合，若注射多个精子，大多数卵细胞发生变性。

20 世纪 80 年代末显微操作辅助受精技术影响了男性不育症治疗的发展。1987 年 Lans-king 等首次将人精子注入人卵透明带下。1988 年，Cordon 与 Talansly 采用生化方法在透明带上穿孔，让精子进入卵周间隙以达到精卵融合。Cohen 等报道透明带部分切除，成功妊娠并分娩活婴。其后 Ng 等透明带下授精亦获得妊娠成功。上述方法虽部分克服了男性因素受精障碍，但由于在精子与卵子融合之前必须自发地发生顶体反应、对精子数目及活力要求高，而且多精受精无法控制、妊娠率均较低，影响了临床应用。

1988 年 Lanzendort 等首先报道将单个人精子直接注射入人卵子的胞浆内并成功受精。1992 年 Palermo 等采用卵细胞质内单精子注射（ICSI）显微受精技术，将单个精子直接注射到成熟的 MII 期卵细胞质内，从而绕过了自然受精过程中许多步骤，如精子与透明带结合、顶体反应、精子细胞膜与卵子细胞膜的融合等。此种方法在显微注射前精子无须发生顶体反应，不受精子浓度、活动度、形态等的影响，获得较高的受精率和胚胎种植率。ICSI 显微受精技术在治疗男性少精子症、弱精子症、无精子症方面获得了突破性进展，解决了体外受精助孕技术中的大难题。现在 ICSI 已成为因男性因素引起严重不育的重要治疗方法。

二、显微受精的种类

1. 透明带钻孔法和部分透明带切割法

透明带是卵母细胞外一层细胞结构的糖蛋白，它的主要功能是识别精子并与精子发生结合，并选择性地让单个精子穿透透明带，同时防止多精受精；此外还对受精卵起到保护作用，有利于胚胎的生长发育。受精时精子首先必须穿透透明带。透明带钻孔法（zona drlling，ZD）是采用化学的方法，包括用酸化的 Tyrode 溶液或蛋白水解酶如糜蛋白酶来处理透明带。部分透明带切割法（partial zona dissection，PZD）是采用机械的方法，如用玻璃针刺破透明带，造成透明带下有一小的裂口，然后将卵细胞放入含精子的培养液中，使精子通过裂口顺利穿透透明带，与卵子融合，形成受精卵，发育成胚胎。该方法简单，对卵细胞造成的损伤较小。但各 IVF 中心报道的 PZD 单精受精率不完全一样，此外，PZD 要求精子数目较多（$>5\times10^4/ml$），而且多精受精率较难控制，并可能影响胚胎的进一步发育，目前临床应用较少。

2. 透明带下受精

透明带下受精（subzonal insemination，SUZI）指将精子通过显微注射法直接注入卵膜周隙（perivitelline space，PVS）。该方法最早由 Ng 等于 1988 年使用，并获得成功妊娠。1990 年，Fishel 等报告第一例成功分娩，该方法很快被许多 IVF 中心接受。受精率与注射的精子多寡有关，注射的精子愈多，受精率也愈高，但多精受精率也随之升高。一般以注射 3~5 个精子为宜。完全无运动的精子及尾部纤毛结构异常的、丧失运动能力的精子通过 SUZI 均能成功受精。将顶体完整的精子注射到 PVS，它并不能与卵子的浆膜发生融合，只有将发生顶体反应后的精子注射到 PVS 受精率才明显增加。目前 SUZI 已很少应用。

第五节　卵细胞质内单精子注射

一、适应证与禁忌证

（一）适应证

目前尚无完全统一的适应证标准。必须明确的是，卵细胞质内单精子注射（ICSI）系一种侵入性操作，其治疗不孕症的确切机制和潜在风险目前实际并未阐明，且治疗费用高，不能也不应取代常规 IVF，因此，ICSI 开展需要掌握好适应证。ICSI 的适应证如下。

1. 严重的少精子症、弱精子症、畸形精子症

ICSI 仅需数条精子即可达到受精、妊娠的目的，是严重男性因素不育患者最有效的治疗方法。目前暂未统一明确的 ICSI 治疗标准，但普遍认为下列情况需要 ICSI 辅助受精治疗：①严重少精子症患者，即一次射出的精液中精子浓度≤$5\times10^6/ml$；②一次射出的精液中精子浓度在 $5\times10^6/ml$~$20\times10^6/ml$，活动率<40%，或Ⅱ级以上运动精子<25%，或畸形精子率>85%；③一次射出的精液中精子浓度≥$20\times10^6/ml$，但严格标准的精子形态学检查示精子正常率<4%，或精子活动率<5%。

2. 不可逆的梗阻性无精子症和生精功能障碍（排除遗传缺陷疾病所致）

如附睾或睾丸手术获得数目很少或活力很差的精子，可用 ICSI 辅助受精。早期采用的是显微附睾精子抽吸，由于显微附睾手术耗时长、手术难度大、对患者损伤大，现多采用经皮附睾穿刺抽吸取精术。当附睾缺如或完全机化时，可从睾丸取出的曲细精管中分离精子，进行 ICSI。近年来也采用睾丸曲细精管精子或精子细胞进行 ICSI，以治疗严重生精功能低下所致的非阻塞性不育。

3. 体外受精失败

①前次 IVF 不受精：Cohen 等发现完全受精失败的患者，再次 IVF 的受精率不会超过 25％。而 Palermo 等给前次 IVF 受精率＜25％的患者使用 ICSI 再次治疗，则获得较高的妊娠率。目前一般认为如前次 IVF 受精率＜50％，再次治疗应采用 ICSI 技术。②IVF 不受精卵：对 IVF 中未受精的成熟卵子，可于 IVF 次日补行 ICSI，获得正常受精和形态正常的胚胎。这种补救方法称为晚补救，因其卵裂率、囊胚形成率、植入率和妊娠率低下，现在应用较少。其原因不在于 ICSI 本身，而是因为卵子老化。目前在国内临床应用更多的是早补救，即在取卵当日对未受精卵子进行 ICSI。具体而言，IVF 受精 4～6 h，通过去卵丘细胞观察卵子第二极体的排出以确定卵子是否受精，若在 IVF 后 6 h 仍未排出第二极体的卵子达到一定的比例（比如大于 50％的获卵数），则行 ICSI 以进行补救。目前的观点为早补救是防止卵子受精失败或受精率低的有效措施，早补救的卵子可获得与正常卵子相似的受精率和妊娠率。

4. 精子顶体异常

包括圆头（顶体缺乏）精子或完全不活动精子。ICSI 是圆头精子症患者唯一可以采用的治疗方法，但是较低的受精率表明这些精子没有足够的能力激活卵子，常常需与卵子激活结合应用。现有的证据表明这些精子的使用并不增加流产率或非整倍体及出生缺陷。对于不活动精子，可通过低渗试验选择活精子或直接应用其睾丸精子进行 ICSI，有助于提高受精率。

5. 冻存卵子或体外培养成熟后的不成熟卵子

成熟卵子冻存复苏后或不成熟卵子经体外培养成熟后，其透明带变硬使精子不易穿透。为保障受精，建议行 ICSI。

6. 需行植入前胚胎遗传学检查

为避免透明带上黏附精子对诊断结果有影响，植入前遗传学诊断通常采用 ICSI。

（二）禁忌证

（1）男女任何一方患有严重的精神疾患、泌尿生殖系统急性感染、性传播疾病。

（2）患有《中华人民共和国母婴保健法》规定的不宜生育的、目前无法进行胚胎植入前遗传学诊断的遗传性疾病。

（3）男女任何一方具有吸毒等严重不良嗜好。

（4）男女任何一方接触致畸量的射线、毒物、药品并处于作用期。

（5）女方子宫不具备妊娠功能或严重躯体疾病不能承受妊娠。

二、ICSI 程序步骤

一般程序步骤包括：控制超促排卵，促进多个卵泡发育；卵母细胞获取；精子的收集和处理；显微注射；胚胎体外培养和移植。

三、精子的收集和处理

对于梗阻性无精子症，既往采用显微外科输精管附睾吻合术、经尿道射精管切开术等方法治疗，成功率低、治疗效果差。采用手术显露直视下穿刺附睾、附睾切开取精的方法，创伤大、并发症多，且不能反复进行。经皮穿刺输精管、附睾、睾丸吸取精子的成功，使取精技术取得重大进展，该方法损伤轻微、操作简便，术后不易产生粘连、瘢痕等并发症，并可反复进行穿刺，取得较多精子，效果良好。对输精管盆部阻塞或性功能障碍所致不射精或逆行射精的患者，采用经皮穿刺输精管精子抽吸术，所获得的较好质量精子可用于子宫腔内人工授精（IUI），妊娠成功率较高，手术费用较低；当吸出的精子质量较差时，应当进行 ICSI 辅助授精。

经皮穿刺输精管、附睾、睾丸吸取精子后，进行 ICSI 辅助授精，在治疗不育上获得了成功，使不同来源的精子均能取得较好的受精率、卵裂率及妊娠率，与射出精子所获得的受精率、卵裂率及妊娠率无明显差别。

（一）精子收集前诊断要点

为了收集到可供受精的精子，精子收集前应认真进行诊断与鉴别诊断。

（1）重点了解影响睾丸生精功能的相关病因。

（2）检查病变部位特征，尤其注意睾丸大小。若睾丸 <8 ml，第二性征发育有异常，应随即检查染色体有无异常；若睾丸 ≥10 ml，不射精或精液量少，应注意有无射精功能障碍，是否为严重少精子症，应重复检查精液，或行性高潮后尿液检查，必要时做睾丸功能检查。精液量少、精子活力差，有可能是精道部分阻塞。

（3）FSH 水平对鉴别梗阻性无精子症和非梗阻性无精子症有一定意义，非梗阻性无精子症的 FSH 值增高。若 FSH 值明显增高，多有生精障碍。

（4）对于非梗阻性无精子症或严重少精子症，应做染色体分析、Y 染色体微缺失分析。对先天性输精管缺如或特发性附睾梗阻的无精子症，应检查有无囊性纤维化基因变异。

（5）对于精囊及输精管缺如，应进一步了解睾丸生精功能。有生精功能者，为输出道梗阻，异常者可能为唯支持细胞综合征或生精阻滞。

（6）睾丸活检主要了解无精子症是睾丸输出道梗阻所致，还是生精功能障碍所致的。一般只做一侧检查，有些情况需做两侧，如精索静脉曲张不育症、隐睾等。

（二）经皮穿刺输精管精子抽吸术

适应证包括：①输精管远端阻塞、输精管绝育术后复通术失败、射精管阻塞；②阴茎勃起功能障碍、不射精等功能性障碍，经其他治疗失败，睾丸生精功能良好；③逆行射精功能性障碍，若取自膀胱尿中逆行射精的精子质量差，影响受精效果。

（三）经皮穿刺附睾精子抽吸术

1988 年 Silher 等利用显微手术从先天性输精管缺如的无精子症患者的附睾头部吸取精子，进行 IVF-ET 并成功妊娠，但由于从附睾吸取的精子数量少、动力差，致使受精率甚低，不宜用于 IVF-ET。1992 年 Palermo 等将单精子注射到卵细胞质内辅助受精成功后，随后应用经皮穿刺附睾精子抽吸术行 ICSI，获得较高的受精率，近年已成为治疗无精子症的有效方法。

适应证包括：①先天性输精管缺如、炎症性输精管阻塞；②附睾体部、尾部发育不全或缺如，或炎症性病变造成阻塞；③输精管结扎术后吻合失败造成附睾尾部粘连阻塞。

（四）经皮穿刺睾丸精子抽吸术

经皮穿刺睾丸精子抽吸术可吸取到生精细胞、各期精子细胞、精子及支持细胞，操作简便，对睾丸损伤轻微。睾丸精子、精子细胞均可应用于 ICSI，获得成功妊娠。睾丸穿刺吸取液还可进行细胞学检查，以精子比率（精子与所检各类生殖细胞的比例）和支持细胞比率（支持细胞与各类生殖细胞的比例）作为推断睾丸生精功能的指标。用于活检，诊断迅速，其诊断结果与常规活检的结果基本一致。

适应证包括：①睾丸性无精子症如精索静脉曲张、睾丸炎、睾丸损伤、隐睾等原因导致的睾丸生精功能低下，常规检查无精子，但睾丸活检曲细精管内有成熟精子；②附睾穿刺吸取精子不成功者。

（五）开放手术睾丸精子提取术

当经皮穿刺睾丸精子抽吸术不成功时，可用钳穿活检。用组织钳刺入阴囊，穿刺白膜，进入睾丸实质 5 mm，钳取数条曲细精管，分离精子。

（六）睾丸显微取精术

非梗阻性无精子症患者不存在输精管梗阻，表现为无精子生成或生成极少。国内外大量的活检结果表明，非梗阻性无精子症患者的睾丸内仍然可能存在生精现象，表现为少量的局灶生精。如果在活检过程中提取到这些有生精活性的组织就可能发现精子。睾丸显微取精的方法为麻醉后在睾丸表面无血管区沿睾丸赤道面切开白膜，手术显微镜放大 20～25 倍，寻找外观饱满、乳白色、半透明或不透明、相对粗大并有张力的生精小管，并剪下，在体视镜下撕碎后，于倒置显微镜下（400×）查找精子。传统的睾丸切开活检、经皮穿刺都属于非选择性的随机组织活检，对于局灶生精的病例难以命中微量的生精组织。睾丸显微取精术通过对生精组织的辨别，减少了活检取样的盲目性，手术损伤小，也避免了睾丸组织不必要的丢失，相比传统的切开活检或穿刺活检能提高 8%～25% 的获精率，能使常规睾丸活检方法无法获取精子的患者得到生育亲缘后代的机会。总体而言，非梗阻性无精子症的获精率在 20%～60%，适用于克氏综合征、睾丸严重发育不良或睾丸炎后睾丸萎缩的病例。

四、精子的准备

1. 射出精液

常规检查精子浓度、活动度、精子形态。对少精子、弱精子、冻融精子采用合适的精子分离方法分离待用。

2. 输精管穿刺取精和附睾穿刺取精

将混有培养液的精液或附睾液注入培养皿中，加入 2～3 ml M-HTF 培养液，置入 37℃恒温水浴箱中孵育活化 40～60 min，离心 200 g，5 min，沉淀待用。

3. 睾丸取精

先将曲细精管放入盛有培养液的培养皿中，吹打洗涤干净后，将曲细精管用细小的弯头镊子磨碎或用注射器针头撕碎，去除大的组织，将此悬液吸入预热的精子洗涤液中，直接离心，留取沉淀备用。来自睾丸的精子中，只有很少是活动的，活动精子大多也仅仅偶尔颤动，因此，存活精子的判断非常重要。有研究显示对于睾丸组织来源的精子，无论是新鲜的睾丸组织还是冷冻的，进行 ICSI 的最佳时间是睾丸组织培养 24～48 h，活动精子的比率会大大提高，从而提高 ICSI 的受精率，改善治疗结局。因此可以将睾丸活检或显微取精安排在取卵前 1～2 d 进行，以便得到更多的活动精子，进行 ICSI。

五、卵子收集和准备

成功控制超促排卵后，采用经阴道 B 超引导下穿刺取卵。取卵后 2 h，将卵母细胞置于含 80 IU/ml 透明质酸酶的 M-HTF 中，用巴斯德管在立体显微镜下吹打。观其卵丘细胞大部分脱去后移至准备好的另一新的 M-HTF 清洗孔中，去除剩余的卵丘细胞和放射冠细胞。将得到的裸卵在新的 M-HTF 中清洗 2 次后，在显微镜下检查卵子的成熟度，只有 MⅡ 成熟的卵母细胞能行 ICSI，MⅠ 和 GV 期的需要体外培养成熟到 MⅡ 才能进行 ICSI 辅助受精。

六、ICSI 操作步骤

（1）将注射针降低，放入干净的聚乙烯基吡咯烷酮（polyvinyl pyrrolidome，PVP）液中，旋转控制注射器的微调，调试注射针液体的进出速度。

（2）再将注射针放入含精子的 PVP 液中，挑选形态正常的活精子，吸入注射针内，移至干净的 PVP 液中，在其尾部中段慢慢下压，随即将针快速拉过精子尾部，将其制动（一般以明显可见的尾部折痕为宜）。然后再将精子从尾部吸入注射针，抬高注射针。

（3）移针至含卵子的液中，用固定针将 MⅡ 期卵母细胞通过负压轻轻固定，第一极体在 12 或 6 点处，避免注射过程对卵母细胞纺锤体的损伤。

（4）注射时先将精子移到注射针内口处，调整注射针、固定针内口及卵膜在同一水平后进针，穿过透明带后继续进针，同时不断调整平面，可以看到卵膜随注射针的顶入弹性伸展进入卵浆中，这时不要将精子注入卵膜形成的陷窝内，否则精子只是被注射到透明带下。穿刺卵膜近卵子中间时，可见卵浆回弹包住注射针或注射针有明显的落空感，表明刺穿了卵膜，偶尔也见到尽管注射针已刺入接近 9 点处的卵膜，但仍未刺穿卵膜，可能是卵母细胞胞浆张力不够的原因，这时可稍稍回抽针尖，调准平面后再较快速进针，可刺穿卵膜。

（5）回吸少量卵浆，当卵浆开始快速吸入注射针时，表明卵膜已有破裂口，立即停止回吸，转而注入吸出的卵浆及精子，再迅速出针，尽可能少地注入 PVP 液。注射完毕，观察卵膜回复正常位置，并观察精子注入的部位是否随卵膜的回复而至卵膜外、注入 PVP 的量及是否有卵浆的外漏、卵子的损伤。

（6）释放经注射的卵子，移走固定针。将穿刺针移至 PVP 平衡液中吸吹数次，清洗注射针。

（7）重复（2）～（6），完成对其他卵细胞的操作。

（8）用 HTF 将注射完毕的卵细胞清洗数次，将每个卵细胞移入 HTF 微滴中，置入 CO_2 培养箱内培养。完成有关操作记录。

七、影响 ICSI 治疗的因素

1. 精子因素

临床研究发现，在 ICSI 治疗周期，尽管精液中可能无形态正常精子，或无活动精子，但仍有可能完成受精并成功妊娠，关键在于能否发现存活精子。尽管精子形态学异常等多项异常均可不同程度地影响 ICSI 的结局，但真正能够导致 ICSI 受精失败的精液指标是精子活动率为 0，当无活动精子发现时，存活精子的存在概率大大降低，将严重影响 ICSI 的受精过程。

2. 女方因素

女方年龄不影响受精率，但妊娠率随年龄增长而降低，当女方超过 40 岁时，活产率显著降低。通常随年龄增长的种植率降低是卵子质量下降引起的，与子宫内膜关系不大。此外，部分患者的 IVF 失败，实际由卵母细胞内在异常所致，此类患者改用 ICSI 治疗仍然无效。

3. 卵子的激活

卵子自然受精的激活发生在精子与卵子特异性受体结合、穿透卵膜及精卵融合过程。ICSI 无此自然激活过程。有报告显示显微注射过程的猛烈来回抽吸卵浆有助于卵子激活，提高 ICSI 受精率与妊娠率。但也有研究认为，猛烈来回抽吸卵浆无助于提高受精率，却易损伤卵子结构，不利于卵子的进一步发育。而在显微注射前猛烈地制动精子，从而损伤精子尾部，增加精子膜渗透性，也可提高 ICSI 的受精率。但 Palemo 等的研究表明猛烈制动对射出精子 ICSI 的受精率实际影响不大，但对附睾精子的受精率可从 51％提高到 84％，妊娠率也有所增加。制动损伤精子膜从而增加受精率的机制，可能与有利于卵浆内有关激活因子的渗入，从而激活精子、诱导雄性原核形成有关。至于附睾精子、睾丸精子的猛烈制动，可能还涉及其中精子成熟抑制因子的释放。

4. 卵子结构的破坏

显微注射损伤卵子结构，最终可能发生卵子死亡。损伤可由注射针对卵母细胞膜性结构、超微结构和减数分裂纺锤体的机械性破坏所致，也可由卵浆从针眼的外漏所致。另外注射过程中培养环境的改变，如温度的改变也能导致纺锤体的不可恢复的改变。

5. PVP 的影响

聚乙烯基吡咯烷酮（PVP）是一种黏稠的溶液，多数中心在进行精子注射时使用了 PVP，但进入到细胞质中的 PVP 液不能扩散出去，也不能被溶酶体酶消化，将会继续存在细胞质中，这可能对受精、胚胎质量、囊胚形成及以后的发育造成不良影响，因此 PVP 液不能被看作是绝对无害的物质。有研究探讨不使用 PVP 液的效果及临床结局，发现与使用 PVP 液组相比，不使用 PVP 液组的受精率较高，胚胎的质量也较好。近年来，多数中心已改用更安全的 PVP 替代品进行 ICSI，也有采用 M-HTF 直接进行 ICSI 的报道。

第六节　未成熟精子受精

ICSI 最早应用于 IVF 受精失败的男性不育者，随后对取自输精管、附睾、睾丸的精子，冷冻精子，无顶体的圆头精子以及尾部发育不良而完全不活动的精子进行 ICSI。成熟精子可定义为具有成熟的形态结构及染色质，具备运动能力和精卵识别、结合能力的精子。随着体外培养系统的完善，采用未成熟精子于细胞体外培养成熟后进行 ICSI 均获得妊娠。目前 ICSI 应用范围在逐渐扩大。睾丸精子细胞受精及胚胎移植成功，说明睾丸精子和附睾精子的核的功能及遗传物质已基本发育成熟，在生殖医学理论方面也具有重要意义。在本节中，所述未成熟精子细胞主要为成熟精子的前体细胞，包括精子细胞和精母细胞。

未成熟精子的研究主要集中于 2 个方面：生精细胞体外分化培养技术和精子前体细胞的显微注射技术。

（一）生精细胞体外分化培养技术

同未成熟卵母细胞体外成熟的思路相似，生精细胞体外分化通过体外培养，为未成熟生殖细胞提供适宜的环境，促进其分化成熟，如精母细胞或精子细胞在体外培养分化以获得更接近成熟阶段的精子细胞甚至精子。

1. 生精小管体外培养

尽管有丰富的体外精子发生的动物实验数据，然而关于人类体外精子发生的研究依然很少。1998 年，Tesarik 进行人生精小管片段培养，发现梗阻性无精子症患者的生精细胞在卵泡刺激素（FSH）的作用下很快（24 h）发生减数分裂，表现为减数分裂形成的成对次级精母细胞和圆形精子细胞数量显著增加，此外，FSH 还显著促进精子细胞变形过程中的细胞核的成熟。1999 年，Tesarik 收集了 5 例精子发育停滞于初级精母细胞阶段和 4 例停滞于圆形精子细胞阶段的不育男性患者的生精小管片段进行体外培养。前 5 例中发现只含有 4n DNA 的生殖细胞，而没有发现含 2n DNA 和 1n DNA 的生殖细胞。体外培养了 2 d 后，有 2 例出现含有 1n DNA 的精子细胞，其后将此精子细胞注射到卵子后，获得受精和胚胎发育，胚胎移植后有 1 例患者获得双胎妊娠并于 36 周分娩出 2 个健康婴儿。4 例停滞于 Sa 期圆形精子细胞阶段的新鲜标本经体外培养后，有 2 例获得长形精子细胞，用这些长形精子细胞进行卵子注射和胚胎移植后，1 例为输卵管异位妊娠，1 例为足月正常妊娠并娩出 1 个健康婴儿。这一研究表明，在 FSH 作用下，减数分裂前的生殖细胞在体外可迅速完成减数分裂及其后的分化过程，并进一步地获得更接近成熟阶段的精子细胞。进一步的研究表明，大剂量 FSH（500 IU/L）和睾酮（10 nmol/L）促使体内发育阻滞的生精细胞向前分化至更成熟阶段。大剂量 FSH 的作用机制可能是支持细胞在体外培养过程中，对 FSH 反应性降低或者生精阻滞患者体内血清 FSH 浓度升高，而 FSH 受体反应性降低，需要超过生理剂量的 FSH 刺激方能维持精子发生。生精小管的体外培养，保留了支持细胞和生精细胞之间的连接，从而使支持细胞发挥支持生精细胞分化成熟及免于凋亡的作用，这被认为是该培养系统取得成功的关键所在。该培养系统最大的争议在于培养过程中可能对 DNA 造成损伤以及出生后代的遗传异常。但研究者认为体外培养过程中，染色体可以正常进行减数分离，但某些控制精子形成阶段的所需 mRNA 和蛋白的关键过程可能被绕过，从而以比体内更快的速度在体外完成减数分裂和成熟。事实上，体外成熟的精子不具有典型的精子形状，这可能是关键过程被绕过所致。目前这一研究尚存在诸多疑问和争议，需要更多的研究证实。

2. 生精细胞与饲养层细胞共培养

最常用的饲养层细胞是支持细胞。支持细胞与生精细胞共培养，在动物实验中已经证明了可行性，并成为各阶段生精细胞发育分化的研究模型。人体内发育阻滞的生精细胞在生精细胞-支持细胞共培养中亦可发生分化，而且得到的精子细胞具有受精和启动胚胎发育的能力，但尚没有用于临床治疗的报道。与生精小管片段培养相比，生精细胞-支持细胞共培养中细胞连接经历了断开-重建的过程，但并未显著影响支持细胞对生精细胞生长分化的支持作用。因为人类缺乏足够的支持细胞制作饲养层，非洲绿猴肾细胞系（Vero）或人成纤维细胞作为可选择的饲养层细胞得以实验性研究。非梗阻性无精子症患者的圆形精子细胞在 Vero 细胞饲养层可以分化为长形精子细胞。此种方式促进体外减数分裂及分裂后成熟似乎更有效，体内发育阻滞的初级精母细胞在 Vero 细胞饲养层上培养 2 d 即可完成减数分裂，生成圆形精子细胞。但临床应用方面仍有很多问题有待解决，而且 Vero 细胞始终是异源物，传代培养中血清等物质的应用更增加了异源污染的可能性，这也涉及安全性问题。

目前，人类精子细胞体外培养受精的技术及机制仍未成熟和明确，仍然无法广泛应用于临床。随着干细胞研究的发展，很多研究者将目光转移到精原干细胞的研究上来。

3. 精原干细胞的研究

精原干细胞具有自我更新和在适当条件下发生分化的能力，是体内全部生精细胞的源头。在精原干细胞基础上进行体外分化，是一种与生精细胞原代培养分化截然不同的研究方式，是全新的研究领域。研究者在新生小鼠 A 型精原细胞中进行端粒酶超表达，建立精原干细胞系，该细胞系经体外长期培养仍保持 A 型精原细胞的特征，并在干细胞因子刺激下分化为精母细胞和精子细胞。对未经转化处理的精原干细胞的长期培养相对困难，需采用饲养层细胞或与其他细胞共培养，且需要多种维生素、氨基酸、生长因子的添加。由于精原干细胞通过体外基因治疗可以纠正遗传缺陷，通过冻存可以保种，通过增殖产生大量、均一的精原细胞，可用于多次体外分化实验，其相对于数量十分有限的原代生精细胞成功概率将大为增加，因而精原干细胞研究将为生精阻滞患者提供更多的治疗机会。目前已有从非梗阻性无精子症患者睾丸组织中分离出精原干细胞样细胞的报道，该细胞呈克隆样生长，当传代数超过 10 代时克隆逐渐消失。用藻酸钙包被该精原干细胞样细胞，在适合细胞分化的培养液中培养 6 周后得到了单倍体精子细胞。由于人诱导性多能干细胞（human induced pluripotent stem cells，hiPSCs）在体外可分化为类精子细胞，也有学者提出可以从男性不育患者的体细胞中产生特异性的 hiPSCs，并在体外分化获得功能生殖细胞，为不育夫妇提供新的治疗策略。

（二）精子前体细胞的显微注射技术

1. 精子细胞显微注射技术

精子细胞显微受精技术是在经历了成功的动物实验后立即用于临床的。1994 年，Ogura 等首先在小鼠中使用圆形精子细胞作为配子，显微注入卵细胞质中获得了妊娠并生育了子代，这表明在精子发生过程中，减数分裂后精子形成阶段的唯一作用是使精子具备把正常的单倍体雄性基因运送至卵子的功能。同时这一实验也表明精子细胞已具有完整的男性基因组印迹。基因印迹使得只有通过一个雄性配子和一个雌性配子的受精结合才能获得正常的胚胎发育。精子细胞足以支持胚胎发育的事实意味着在精子形成阶段之前雄性基因组已获得印迹或具有印迹的潜能。但值得注意的是小于 1% 的活产率。他们注射了 475 个卵子方获得 4 个小鼠的出生。同年 Edwards 等据此结果建议对非梗阻性无精子症患者可以在临床上使用圆形精子细胞治疗。

2. 精母细胞的显微注射技术

人类精子发生可以停滞于任何阶段，但发生于精母细胞的阶段可能性最大，因为精子发生减数分裂阶段最容易发生错误与障碍。那么精母细胞可以用来辅助生殖吗？

从遗传学的角度，一个精子和一个卵子的受精是可以接受的，因为精子和卵子都是单倍体细胞，而一个次级精母细胞和一个 MⅡ 期的卵子受精并发育成一个活的后代是不寻常的，因为这两种细胞都含有单倍体 2 倍的 DNA 含量。进入卵子后，次级精母细胞核对卵浆中的一些因子发生反应，染色体凝集并形成中期板；电激活卵子，雌雄双方的中期染色体同步进入后期，排出极体并形成原核，其后发育到一定阶段的合子或胚胎被移植入假孕鼠体内。1995 年 Kimura 和 Yanagimaehi 第一个将小鼠次级精母细胞的核注入成熟卵子并成功获得了下一代。注入的精母细胞的核并没有激活卵母细胞，而只形成 2 个间期的纺锤体，此后进行电激活。激活后约 75% 的注射卵子和精母细胞完成了它们的第二次减数分裂，同时排出 2 个极体并形成一个雄原核和一个雌原核。将 29 枚胚胎移植到假孕鼠体内后成功获得了 7 个新生小鼠，总的成功率约 15%（即活产与注射卵子的比例）。这一研究表明小鼠精子生殖细胞的配子印迹可能在生精细胞第二次减数分裂之前就已完成，同时也使对精子发生停滞于次级精母细胞的男性不育患者的辅助生殖治疗成为可能。Sollkitis 在 1998 年做了利用取自非梗阻性无精子症患者的次级精母细胞进行显微注射，诞下一男孩。

学者们对初级精母细胞显微注射技术的可能性也做了多种方式的研究并成功获得了新生小鼠。但其成功率相当低，仅为 0.6%～2.3%。其可能的原因是第一次减数分裂时精母细胞姐妹染色单体的未成功分离以及卵裂时染色体的断裂或重排。

（张　玲　孙平平）

第二十二章 介入治疗在男性不育治疗中的应用

介入性超声是在实时超声的监视、引导下，完成穿刺活检、置管、抽吸及注药治疗等介入性诊断治疗的操作，也包括腔内超声及术中超声在临床的各种应用。

第一节 介入性超声的常用器具

一、常用器具

1. 超声诊断仪

2. 导向装置

专用导向装置大致可分为两类。

（1）穿刺探头：穿刺探头通常指超声诊断仪制造厂为介入性穿刺提供的专用探头。

（2）穿刺附加器：穿刺附加器是与普通探头组合配置的导向器具，由固定部件、导向部件和不同规格的针槽三部分构成。

3. 针具与导管

针具是指穿刺针及其附件，有手动穿刺抽吸活检针、切割式活检针、自动活检枪、套管针等。国际上，穿刺针的外径以 G 表示，G 的数码越大，外径越小，相反，数码越小，外径越大，其后表明长度。如 22G 17 cm 表示外径 0.7 mm、长 17 cm。国产穿刺针以号数表示外径，如外径 0.7 mm 称为 7 号，外径 1.2 mm 称为 12 号。根据穿刺针外径大小的不同，常分为粗针（外径＞1 mm）和细针（外径≤1 mm）两大类。20～23G 的细针常需要用引导针引导，以免方向偏离靶标。

导管的管径一般用 F 表示，1F＝0.333 mm。导管的种类繁多，有许多用于诊断和治疗的专用导管。

导丝是引导导管到达目标的重要器械。导丝的外径常以 inch 表示，1inch＝25.4 mm。

二、探头和针具的消毒

（1）穿刺探头的消毒：一般用环氧乙烷或甲醛等气雾消毒，穿刺探头允许浸泡者，可用 1％新洁尔灭或 75％酒精浸泡消毒。

（2）穿刺附加器的消毒：高压消毒或浸泡消毒。

（3）针具的消毒：①一次性；②高压消毒；③充分洗净后浸泡消毒。

第二节　介入性超声的技术原则

1. 超声仪器、穿刺探头的调试

使靶目标及穿刺入体径路处于最佳显示切面。在穿刺前用水槽调校穿刺探头或穿刺针的准确性。在进行穿刺前应注意靶目标不应小于 6 mm。

2. 增强穿刺针的显示

加大穿刺针与声束夹角、打磨穿刺针表面或内面、穿刺时抽提针芯等方法均可增强针的回声。尽可能保证穿刺针与声束平面处于同一平面上。

3. 选择最佳的穿刺路径

（1）选择的靶目标前方有正常组织覆盖，无大血管存在，又离皮肤最近。

（2）上腹部及肋间穿刺时应注意避免损伤肺或胸膜腔。对于近膈面的脓肿则应从肋缘下进针，向上穿刺，或在肺底强回声带以下 3 cm 处进针，以避免污染胸膜腔。

（3）胆囊穿刺时应选择肝脏胆囊床入路穿刺。

（4）对于腹膜后病变，取两种入路，一种为经腹腔；另一种为避开腹腔从后或侧位进入。

（5）穿刺路径上应尽可能避开消化管道，尤其是结肠。

（6）前列腺穿刺时应避开尿道，尿道位于正中线。

（7）经直肠前列腺穿刺时，切勿到达膀胱，以免损伤膀胱。

4. 严格遵守无菌操作原则

第三节　介入性超声在前列腺及附属腺体囊肿治疗中的应用

（一）适应证和禁忌证

1. 适应证

（1）前列腺囊肿并不大，但位于尿道旁，产生了临床症状。

（2）前列腺脓肿液化部分形成。

（3）中肾旁管囊肿。

（4）射精管先天性囊肿（已生育）。

（5）精囊腺脓肿（已生育）。

2. 禁忌证

（1）出血倾向疾病。

（2）局部急性感染。

（3）糖尿病应由内科控制后才可施行。

（4）肛门闭锁、肛门狭窄或有严重痔疮者。

（5）肝、肾、心血管等严重疾病。

（二）针具和器械

（1）探头：经直肠穿刺应用经直肠端射式探头（配有专用穿刺架）；经会阴穿刺则用经直肠线阵探头或经直肠双平面探头（不必配穿刺架）。

（2）针具：18G 带芯穿刺针。

（3）其他器械：前列腺消毒穿刺包。

（三）术前准备

术前数天应停服抗凝药物。穿刺前应做血常规、出凝血时间和血小板计数等实验室检查。

经直肠穿刺者，穿刺前一天应进行肠道准备，进行清洁灌肠或口服番泻叶，清洁肠道。术前一天，口服抗生素，可用甲硝唑 0.2～0.4 g，日服 3 次，加盐酸环丙沙星胶囊 0.25 g，日服 2 次，或服其他高效广谱抗生素。

经会阴穿刺者，不必灌肠，也不必服用泻剂，只要术前排清大便。术前不必服用抗生素，术后服或不服抗生素均可。

（四）操作方法和注意事项

1. 操作方法

（1）经直肠穿刺法：左侧卧位或膝胸位，先做直肠指诊，除对前列腺检查外，还需要确保直肠内无粪便，否则嘱排便后再做穿刺。肛门周围用 5％聚维酮碘溶液消毒，不需要麻醉。探头套上灭菌避孕套，装上灭菌的穿刺架，在探头表面涂灭菌液状石蜡或其他已灭菌的水剂润滑剂。轻轻将探头放入肛门，对前列腺、精囊由上而下做全面检查。找到目标后，调整探头方位，把待穿刺目标在超声仪屏幕上与穿刺引导线重合，测量待穿刺目标距探头表面的距离，将 18G 带芯穿刺针插入囊肿，抽出针芯，用空针抽吸液体，见囊腔塌陷，囊肿消失。囊液送常规检查及细菌培养。同时用生理盐水反复冲洗囊腔，直到抽出液清亮为止。然后根据需要向囊腔内注入超声介入药物，进行治疗。术毕，插入针芯，退出穿刺针。再用碘纱条塞肛 6 h 以上，止血，给予抗生素预防感染。术后每 3 个月复查一次。

（2）经会阴穿刺法：患者取截石位，如在普通诊察床上进行穿刺，应垫高臀部，托起阴囊，固定。先做直肠指检，了解前列腺及直肠情况。会阴部皮肤用 5％聚维酮碘溶液消毒，直肠探头按常规放入肛门，显示前列腺、精囊后，转动探头，找到待穿刺目标，测量待穿刺目标距探头表面的距离，然后在 2％利多卡因局麻下用 18G 带芯穿刺针做会阴穿刺。在超声引导下将穿刺针插入囊肿，抽出针芯，用空针抽吸液体，可见囊腔塌陷，囊肿消失。囊液送常规检查及细菌培养。同时用生理盐水反复冲洗囊腔，直到抽出液清亮为止。然后根据需要向囊腔内注入超声介入药物，进行治疗。术毕，插入针芯，退出穿刺针。再用碘纱条塞肛 6 h 以上，止血，给予抗生素预防感染。术后每 3 个月复查一次。

2. 注意事项

（1）严格进行肠道消毒准备（术前、术中、术后）。

（2）要依据药敏试验选择合适的抗生素。

（3）穿刺应避开尿道，尿道位于正中线。尿道周围组织为低回声，且沿尿道两侧有纵向的彩色血流，容易识别。球部尿道在膜部尿道以下，向前方走行。经会阴穿刺时如果进针点在膜部尿道前方，应从正中线两侧进入前列腺，以免损伤球部尿道，穿刺损伤球部尿道时，会引起尿道外口滴血，此时应对会阴部做适度压迫，出血即止。

（4）切勿到达膀胱，以免损伤膀胱。

（5）穿刺达到精囊者，出现血精和血尿的机会较多，如无必要，应避免损伤精囊。

（五）超声介入药物选择

（1）对前列腺囊肿可以采用无水酒精硬化治疗：根据抽吸液体总量向囊腔内注入该数量 1/4～1/3 的无水乙醇，5 min 后再抽出无水乙醇，如此反复 2～3 次。为防止感染，亦可向囊腔内注入 8 万 U 庆大霉素冲洗后抽出。

（2）中肾旁囊肿：国内有人主张单纯囊液抽吸，辅以口服抗生素。

（3）射精管囊肿或扩张：有人主张甲硝唑冲洗，口服抗生素。

（4）慢性精囊腺炎（伴有血精者）：如囊液细菌培养阴性，可给予广谱抗生素，液体反复冲洗。如囊液细菌培养阳性，依据药敏实验结果行穿刺灌注治疗。

（六）穿刺后注意事项

（1）经直肠穿刺后，嘱患者在 8 h 内多饮水，继续口服抗生素 2 d，注意大、小便颜色。一旦出现发热、寒战等症状，立即告诉医生，争取积极处理。

（2）经会阴穿刺后，不需要特别注意，偶有尿道外口滴血，在会阴部稍加压迫即可。

第四节　彩色多普勒超声引导下经皮睾丸、附睾穿刺活检术

（一）适应证和禁忌证

1. 适应证

（1）睾丸、附睾结核。

（2）慢性睾丸、附睾炎、炎性结节形成。

（3）睾丸、附睾肿瘤。

2. 禁忌证

（1）出血倾向疾病。

（2）局部急性感染。

（3）糖尿病应由内科控制后才可施行。

（4）肝、肾、心血管等严重疾病。

（二）针具和器械

（1）探头：7.5～10 MHz 高频线阵探头。

（2）针具：18G 活检针。

（3）其他器械：睾丸消毒穿刺包。

（三）术前准备

术前数天应停服抗凝药物。穿刺前应做血常规、出凝血时间和血小板计数等实验室检查。实时超声观察病变的部位、大小、形态、内部结构及血供情况，特别是彩色多普勒超声显示血流较丰富的区域，取材的代表性更强，诊断的准确性提高。

（四）操作方法和注意事项

1. 操作方法

患者取仰卧位，充分暴露阴囊，将阴茎朝上提至耻骨联合，并固定。常规消毒穿刺区域后，铺消毒巾，换用消毒探头，校准穿刺点，确定穿刺入路。穿刺点皮肤用 2％利多卡因局麻，确定穿刺平面后，固定探头，嘱患者暂时屏气，取彩色多普勒超声显示血流较丰富的区域，在超声引导下迅速进针至病变表面或浅处，击发活检枪后迅速拔针，完成活检过程。术后穿刺点局部消毒，消毒纱布按压止血 5～10 min。每个病灶取材 2～3 次，所取组织即刻置于无菌滤纸上，放入盛有 10％甲醛小瓶内固定，送病理检查。

2. 注意事项

（1）探头及针头必须严格消毒，穿刺过程遵循无菌原则。

（2）如为混合性肿块，应在靶标区最有价值的实质性部位做活检。

（3）穿刺过程应迅速、果断，制取标本后及时送检。

（4）避免对同一目标在同一穿刺点做反复多次穿刺操作。

（5）注意进行弹射活检前，选择好弹射的距离，以免损伤正常组织器官。

（6）在活检前，活检枪应处于保险档，以免误伤，在穿刺针刺入肿块表面后才能打开保险，确认针尖部位后才能按动切割开关。

（7）活检枪主要用于实质性靶标，对于液性或液性成分多、实质细胞少的病变，一般效果较差。对于深部小病灶和邻近脏器边缘或重要解剖结构的病变，应谨慎使用自动活检技术。

（五）临床意义

临床上对怀疑睾丸及附睾肿瘤的患者，当病变性质不明确、难以决定手术方式时常采取术中进行病变组织冰冻活检，根据冰冻活检结果来决定是否行根治性睾丸切除术，虽然方法可靠，但是良性病变的患者则不可避免地进行了开放手术操作。超声引导下经皮睾丸、附睾穿刺活检避免了盲目穿刺，尤其对于临床难以触诊的睾丸内小病灶更具有定位准确的优势，同时在极其微创的条件下能准确获取活体标本，各种并发症发生率较开放手术明显降低。常见并发症主要有疼痛、出血和血肿、肿瘤针道种植、感染等。

第五节 彩色多普勒超声及超声造影在诊断睾丸、附睾
疾病中的应用

常规二维彩色多普勒超声不易显示病灶内的微小血管，对小体积睾丸内血流及低速血流的检测敏感性较差。超声造影是一种应用超声微泡造影剂观察组织微小血流灌注情况的影像技术，它可以弥补检测低速血流的局限性。因此，超声造影对于睾丸、附睾疾病有一定的诊断价值。

（一）操作方法

患者取仰卧位，充分暴露阴囊，探头直接置于阴囊皮肤上。首先用二维超声对双侧睾丸、附睾分别做纵、横及不同角度扫查，仔细观察两侧的大小、形态及内部结构。然后用彩色多普勒超声显示睾丸内部及周边的血流情况，观察患侧病灶有无血流信号及血流的多少与分布情况，记录其结果。再用肘静脉团注法快速推注造影剂混悬液，使用剂量 1.4～2.4 ml，进行超声造影，并观察睾丸内造影剂与病灶处的充填情况。

（二）临床意义

彩色多普勒超声结果受操作者手法的影响，有时会造成假阴性，例如将睾丸扭转误诊为急性睾丸附睾炎，由于二者在治疗上有根本区别，会延误治疗的最佳时机，造成不必要的睾丸切除。超声造影可以客观评价睾丸内的血流状况，提高了睾丸局灶性损伤、睾丸扭转、睾丸梗死、睾丸脓肿和肿瘤、附睾炎等疾病的诊断准确率，增强了超声医生的信心，是一种简便、快速、值得推荐的影像学检查方法。

（章　玲）

第二十三章 干细胞在男性不育治疗中的应用

第一节 概 论

干细胞是具有自我复制、更新和多向分化潜能的原始细胞群，在适宜条件下可被诱导分化成不同胚层的细胞，其生物学特性与全生命周期过程的生理和病理息息相关。根据干细胞所处的发育阶段分为胚胎干细胞和成体干细胞。根据干细胞的分化潜能分为全能干细胞、多能干细胞和单能干细胞。全能干细胞分化潜能最大，主要来源于哺乳动物早期胚胎内细胞团，可生成生物体发育过程中的所有细胞类型，包括胚胎组织和胚外组织，人类全能干细胞只存在于发育前 3 d 的胚胎中，易于进行基因编辑操作。多能干细胞可分化为除受精卵和桑葚胚以外的所有细胞类型。单能干细胞同样具有自我更新能力，能生成特定类型的细胞，例如生殖干细胞只能分化成为卵细胞或者精细胞。

干细胞是当今生物医学研究中最有吸引力和最值得期待的研究热点，其基础研究不但加深了对基因的转录调控以及细胞分裂凋亡等生命本质的科学认识，也推动了转基因、基因编辑等现代生物技术的发展。干细胞的应用逐渐从基础研究向临床应用转化，在生命科学的诸多领域已经取得了突破性的研究进展，具有非常重要的理论研究意义和临床应用价值。

干细胞治疗是指应用人体自身或异体来源的干细胞，经体外处理后输入（植入）人体，并作用于疾病治疗的过程。各国研究人员一直在探讨利用干细胞治疗诸如糖尿病、神经退行性疾病、眼病、肝脏纤维化、血液系统恶性肿瘤等困扰医学界的难题。目前干细胞临床研究主要集中在角膜缘干细胞、神经干细胞、胎盘干细胞和间充质干细胞等。科研人员也已经开发出针对多种疾病，尤其是一系列重大慢性疾病的干细胞疗法，其中部分疗法已经获得批准，进入临床试验，在安全性和疗效方面获得了验证。如在体外构建出临床使用级别的胰岛 β 细胞，并利用支架材料避免了移植中的免疫排斥问题，从而进一步提高了干细胞在糖尿病治疗中的可行性；利用诱导性多能干细胞（induced pluripotent stem cells，iPSCs）分化获得的神经细胞，成功控制灵长类动物的帕金森症状长达 2 年，展现了干细胞在治疗神经退行性疾病中的应用前景；在大动物模型中证实了人类胚胎干细胞来源的心肌细胞对心肌的修复作用；在眼科疾病治疗方面，干细胞疗法有望实现产业化发展，人工培育出包括角膜、晶状体、结膜、视网膜等各种功能性细胞和组织，特别是角膜缘干细胞，能够成功修复功能性角膜上皮，已经在人类临床试验中成功实现了视觉的修复，并已经在欧洲获得批准使用。可见，干细胞研究不仅是科学技术问题，更是医学应用问题。在很多传统手段无法攻克的疾病面前，干细胞疗法让人们看到了希望，干细胞技术的重大突破将极大地造福全人类。

从相关政策导向来看，干细胞已成为我国科技领域布局的重要方向之一。在《"十三五"国家科技创新规划》《"健康中国2030"规划纲要》等国家规划中，均对干细胞进行重点布局。旨在增强我国干细胞转化应用的核心竞争力，推动干细胞研究成果向临床应用的转化，整体提升我国干细胞及转化医学领域技术水平。多个国家已开始积极布局干细胞临床应用转化研究，如美国2016年发布的《21世纪治愈法案》中强调，美国国家卫生研究院（National Institutes of Health，NIH）应协同美国食品药品监督管理局（Food and Drug Administration，FDA）大力支持再生医学先进疗法研发，尤其是成体干细胞的临床研发工作；英国医学研究理事会（Medical Research Council，MRC）《2016—2020年战略执行计划》中重点关注了再生医学临床干预措施的开发。从发展进程来看，已有一系列针对疾病的干细胞疗法展现出治愈疾病的希望，干细胞产品在多个国家陆续获得批准上市，预示着干细胞在临床应用方面可观的发展前景。

生殖健康是目前医学研究领域关注的热点问题之一，不孕不育影响到全球10%～15%的育龄期夫妇。对于男性不育症的治疗，目前主要通过药物、手术、辅助生殖技术（ART）在内的各种手段实施。近年来，多种类型的干细胞在生殖男科领域的研究也已取得突破性进展，多种类型的干细胞可被用来诱导精子发生或作用于睾丸生精微环境，如精原干细胞（spermatagonial stem cells，SSCs）、间充质干细胞（mesenchymal stem cells，MSCs）、胚胎干细胞（embryonic stem cells，ESCs）和诱导性多能干细胞（iPSCs）。不同类型干细胞的获得、向生殖细胞的分化及在临床应用上有着各自的特点，同时也存在一些问题和挑战：成体干细胞易于获取，不存在伦理和免疫排斥问题，可以发挥自分泌和旁分泌作用，但多能性有限，能否转分化为生精细胞尚存在争议；胚胎干细胞的研究最为广泛和深入，但由于伦理限制一直无法应用于临床；诱导性多能干细胞可来自患者自身，一定程度上可替代胚胎干细胞用于基础和临床研究，但是诱导效率较低，安全性有待评估。国内外目前正在尝试将各种干细胞由基础研究向临床治疗进行转化，并且取得一定效果。随着干细胞研究的不断深入和技术的不断发展，干细胞治疗结合组织工程技术，有望成为新颖的、更加有效的治疗男性不育的理想手段。

第二节 精原干细胞

精原干细胞（SSCs）是雄性生殖腺内一类原始的生殖细胞，具有自我更新和定向分化产生精母细胞的能力，数量极少，仅占生精细胞的0.02%～0.04%，位于睾丸精曲小管靠近基底膜处。

1994年，Brinster和Zimmerman成功地将正常生育功能的小鼠睾丸细胞的混合物注射到不育小鼠的精曲小管内，恢复了小鼠的生精功能，通过这种生殖细胞移植实验，验证了精原干细胞的存在。此后，对于各种动物SSCs的移植实验也不断有成功的报道。Oatley等成功地进行了同种异体小鼠的SSCs移植实验，并在受体小鼠的生精小管中找到了来自供体的生殖细胞。在受体小鼠睾丸中，供体SSCs移植后首先随机分布于生精小管内，有少量细胞会迁移至生精小管的基底膜处。移植后 2 个月，供体的 SSCs 不断沿生精小管扩张，并持续进行精子发生。2009 年，Sadri-Ardekan 等实现了人 SSCs 体外长期培养，但研究进展非常缓慢，最大原因是 SSCs 在脱离了生精微环境后表型会很快丢失。

自体或异体 SSCs 移植被认为是治疗男性生精障碍引起的不育的有效方法。对于需要进行放化疗的青春期前的男性，可以收集并保存患者的精原干细胞，保留日后生育的可能性；对于成年男性发生的严重影响生精功能的疾病，如精索静脉曲张、睾丸发育不良等，可以使用 SSCs 移植的方法，有望恢复或部分恢复生精功能。

虽然对 SSCs 的研究取得一定动物实验进展，但由于体外分离后 SSCs 数量极少，富集和保存仍然存在困难，而且没有明确的 SSCs 表面标志物和分化抗原特征，难以得到高纯度的精原干细胞。通过对精原干细胞微环境及相关信号通路的研究，在体外高效培养可供临床使用的人 SSCs 是目前该领域的研究热点。

第三节　胚胎干细胞

一、概述

胚胎干细胞（ESCs）来源于早期胚胎囊胚阶段的内细胞团，具有自我更新及多向分化潜能，ESCs 呈克隆性生长，可长期传代培养，表达多能性基因 Nanog、OCT4 等，可在体外定向诱导分化为三个胚层的各种类型成体细胞。

1998 年，美国威斯康星大学的 Thomson 等首次成功建立了可以分化成几乎人体任何一种细胞（包括神经细胞、心肌细胞、造血细胞、肝脏细胞、胰腺细胞等）的人胚胎干细胞系，并应用于移植，为多种困扰人类的疾病提供了全新的干细胞来源。

随着对生殖细胞研究的不断深入，目前体外已能获得人 ESCs 源的原始生殖细胞以及减数分裂前期精子细胞。将 ESCs 在体外分化为上胚层样细胞，进而分化为原始生殖样细胞（primordial germ cell-like cells，PGCLCs），将它们迁移入胎儿生殖腺，具有减数分裂及产生精子能力，与卵子结合后移入缺生精管的生殖腺的新生鼠，可以产生健康后代。理想中诱导人 ESCs 体外分化为有功能的成熟精子，用于治疗临床上非遗传因素无精子症。

二、小鼠 ESCs 的研究进展

小鼠 ESCs 可在体外诱导分化为雄性生殖细胞，这已经获得多方研究证实。2003 年，Toyooka 等首先将小鼠 ESCs 标记 GFP 和 LacZ 后与可分泌骨形态发生蛋白 4（bone morphogenetic protein 4，BMP4）的滋养层细胞共培养，发现表达 GFP 或 LacZ 的细胞同时表达雄性生殖细胞特异基因 Vasa 的同源基因 Mvh，且该类细胞植入睾丸小管后可产生有功能的生殖细胞。2004 年，Geijsen 等将小鼠 ESCs 通过拟胚体（embryoid bodys，EBs）诱导成胚胎生殖细胞，并进一步分化为单倍体雄性配子，注射入成熟卵母细胞后可形成二倍体细胞，继而受精卵可发育至囊胚期。2006 年，Nayernia 等将 Stra8 基因转入小鼠 ESCs，再经过视黄酸诱导，成功获得了有功能的单倍体雄性配子。将该类配子经 ICSI 注射入小鼠卵细胞后，形成的二细胞胚胎移植回假孕母鼠体内可活产小鼠。

2016 年，我国周琪院士首次通过诱导胚胎干细胞获得了体外成熟的精子样细胞。将小鼠 ESCs 来源的原始生殖细胞（primordial germ cells，PGCs）与新生小鼠睾丸细胞进行共培养，并在培养基中添加骨形成素和性激素后获得具有精子功能的细胞，这种细胞虽然不像正常成熟精子一样有尾且可以游动，但将其注射入卵母细胞后，形成受精卵，移植入母鼠子宫内可获得具生育力的后代。同年，Shikura 等体外诱导获得小鼠 SSCs 并扩增成功。利用小鼠 ESCs 来源的原始生殖细胞样细胞与鼠胚睾丸组织细胞混合，离心后形成人工睾丸组织，这样的组织可分化形成 SSCs，它可进行体外长期扩增，也可进一步分化为功能精子。

三、人 ESCs 的研究进展

目前，诱导人 ESCs 向雄性生殖细胞分化的研究也取得了一定进展。2004 年，Pera 等研究人 ESCs 来源的拟胚体可自发分化为雄性生殖细胞，表达 Vasa、SCP3 及 TEKT1 等多种生殖细胞特异的分子标志物。2009 年，Kee 等利用慢病毒载体转染系统，首次把携带有绿色荧光蛋白基因 GFP 和生殖细胞特异性基因 Vasa 的重组质粒（Vasa-GFP）导入人 ESCs，建立转基因细胞系并诱导该细胞系向雄性生殖细胞分化，诱导 2 周后可观察到早期生殖细胞特异性表达基因 DAZL，BLIMP1，STELLAR 和 Vasa 表达量增加。其中，BLIMP1 和 STELLAR 是 PGCs 的特异性表达基因，DAZL 可促进 PGCs 的形成。

2013 年，Gafni 等在诱导人 ESCs 向生殖细胞方向分化过程中，首先将人 ESCs 诱导至原始状态，之后利用 BMP4、LIF、SCF、EGF 联合诱导，4～5 d 后得到人原始生殖细胞样细胞。同年，Gkountela 等应用新的分化体系，可使得人 ESCs 向 PGCLCs 分化的效率大于 20%，同时发现 SOX17/Blimp1 可能是 PGCLCs 分化的关键因子。同年，Li 等依次把人 ESCs/iPSCs 诱导为上胚层细胞，以及特异性表达整合蛋白 β、SSEA1 的 PGCLCs，分选后的 PGCLCs 可被高效诱导分化为单倍体精子细胞。以上的体外研究都未能证实分化后的单倍体精子细胞是否具有成熟精子的功能，但为体外获得人类成熟精子奠定了坚实的研究基础。

四、ESCs 向雄性生殖细胞分化存在的问题及展望

目前，体外诱导人 ESCs 分化为雄性生殖细胞的研究已取得一系列突破性成果，但真正得到功能成熟的人类精子，必须在研究精子发生机制的基础上进一步优化诱导方案。获得人 ESCs 必须破坏早期发育中的胚胎，胚胎来源有限，且受到社会伦理和法律的制约，这些严重阻碍了 ESCs 的临床研究和应用。ESCs 虽然目前研究比较广泛，但诱导分化的条件及分化成熟的鉴定标准尚不成熟，如何避免分化不完全的 ESCs 在体内形成畸胎瘤仍然处于探索阶段。但 ESCs 可作为研究生殖细胞早期发育的可靠模型，其研究有利于探索人类生殖细胞的发育调控机制，从而给不孕不育研究带来曙光。

第四节　诱导性多能干细胞

一、概述

诱导性多能干细胞（iPSCs）是通过基因转导技术将某些与 ESCs 多能性密切相关的转录因子或小分子化合物导入人类或动物的体细胞中，使体细胞重编程而获得的多能干细胞。2006 年，日本京都大学山中伸弥教授首次将四种转录因子 Oct3/4、Sox2、Klf4 和 c-Myc 通过逆转录病毒系统导入小鼠皮肤成纤维细胞中，使之重编程后得到了具有 ESCs 特性的小鼠 iPSCs。2007 年，该研究小组又通过同样的方法成功获得了人 iPSCs。同年，Yu 等在美国实验室用另外一组转录因子，即 Oct3/4、Sox2、Nanog、Lin28 成功地将人的皮肤成纤维细胞重编程，得到人 iPSCs。iPSCs 具有自我更新能力，通过对称分裂方式增殖。该细胞还可以在特定的诱导条件下分化为不同表型的成体细胞，如神经上皮细胞、肝细胞、心肌细胞、血管内皮细胞、生殖细胞等各胚层不同类型细胞。iPSCs 功能几乎等同于 ESCs，可以表达 ESCs 的各种表面标记物和分化为各种组织细胞。iPSCs 的使用不受免疫排斥和破坏人类胚胎的伦理问题等限制，与其他干细胞相比，从患者的体细胞诱导而来的 iPSCs 有望成为细胞替代治疗的理想来源，在疾病发病机制模型研究及新药筛选等方面亦具有潜在价值，从而进一步拉近了干细胞和临床疾病治疗的距离。

研究表明，利用不同的转录因子组合或者不同的载体诱导系统，多种体细胞作为种子来源均可被重编程为 iPSCs，如皮肤成纤维细胞、脂肪细胞、肝细胞及脐带血细胞等。iPSCs 在增殖与分化能力、细胞表面标志物、基因表达模式以及拟胚体形成等方面与 ESCs 相似。在体外配子形成过程中，首先由多能干细胞分化形成原始生殖细胞样细胞，随后完成减数分裂的过程。人和小鼠的 ESCs 及其他成体干细胞体外诱导分化为生殖细胞的研究已取得极大进展，但因人 ESCs 来源于人类早期囊胚，其有限的来源和研究中涉及破坏胚胎的伦理道德及免疫排斥等问题，使其不适于大量重复性的实验研究。利用体细胞诱导得来的 iPSCs，于体外诱导分化为生殖细胞，则巧妙地避开这些难题，使干细胞更合理地应用于临床治疗。

iPSCs 来源的 PGCs 需要进行标志基因表达的鉴定，如 c-kit、DDX4 及 SSEA1 等。细胞能否进入减数分裂阶段可以通过检测减数分裂相关的标记基因进行判断，包括转化蛋白1、鱼精蛋白1和精子头粒蛋白等。小鼠 iPSCs 分化成生殖细胞可以通过四倍体互补作用实现，iPSCs 已经成为一种体外研究生殖细胞分化机制的理想模型。

二、诱导分化的常用诱导剂

iPSCs 可以向雄性生殖细胞诱导分化，诱导体系对 iPSCs 向生殖细胞诱导分化起到决定作用。在体外环境中模拟精子发生过程，可以在不同发育时期给予生殖细胞不同剂量、不同种类的诱导因子，诱导 iPSCs 向雄性生殖细胞方向分化。诱导因子的种类及添加时机的选择，应根据精子发生的发育阶段而定。常用的诱导因子包括：维 A 酸（retinoic acid，

RA）、骨形态发生蛋白 4（BMP4）、白血病抑制因子（leukemia inhibitory factor，LIF）、干细胞因子（stem cell factor，SCF）、表皮生长因子（epidermal growth factor，EGF）等。

RA 是维生素 A 的衍生物，在细胞分化、胚胎发育、器官形成和生殖等方面起到重要作用。RA 通过激活精子形成相关基因 Stra8 促进生殖细胞进入减数分裂。有实验证明，小鼠睾丸支持细胞分泌的代谢酶 Cyp26b1 可降解 RA，通过抑制 RA 信号，导致减数分裂延迟。当性成熟时，Cyp26b1 的表达量下降，RA 信号重新启动，减数分裂开始。因此，RA 是生殖细胞是否进入减数分裂的关键因子。

iPSCs 经拟胚体途径可分化为雄性生殖细胞。拟胚体是多种分化成熟度不一的细胞混合体，包含早期胚胎的全部组织细胞。2012 年，Zhu 等将 iPSCs 通过拟胚体途径在 RA 的诱导下进行分化，生殖细胞特异基因 Vasa 表达，表明 RA 诱导的 iPSCs 在体外分化为生殖细胞；精原干细胞标志基因 CDH1 和 GFRα1 的表达，说明体外 RA 诱导 iPSCs 分化为 SSCs，但精母细胞的标志基因 SCP3 无表达，表明实验中的 iPSCs 没有分化为精母细胞。

BMP4 属于转化生长因子-β 家族的重要成员之一。在胚胎发育时期，BMP4 作为分泌配体与丝氨酸/苏氨酸激酶受体结合，激活 Smad 信号通路，从而调控 ESCs/iPSCs 向生殖细胞分化的启动。2011 年，Panula 等将成体细胞来源的 iPSCs 通过添加 BMPs 诱导分化得到 PGCs，进而过表达 DAZ、DAZL、BOULE 等基因，可促进 PGCs 减数分裂得到单倍体精子细胞。LIF 存在于 PGCs 细胞膜表面，与特异性受体 LIF-R 复合物结合，促进 PGCs 增殖。SCF 是酪氨酸激酶受体 c-kit 的配体，SCF 与 c-kit 相互作用有助于 PGCs 与体细胞的黏附及促进 PGCs 增殖。EGF 通过与细胞表面的表皮生长因子受体结合发挥促进细胞增殖的作用。这三种生长因子在诱导前期主要用于维持 PGCs 存活以及促进 PGCs 增殖。

三、动物及人类研究

在动物模型实验中，小鼠 iPSCs 更易于被诱导分化为雄性生殖细胞，并获得具有生育力的后代。2011 年日本京都大学 Saitou 等成功地将小鼠皮肤成纤维细胞来源的 iPSCs 在体外诱导生成 PGCs，将这些 PGCs 移植到小鼠生精小管内可发育为成熟精子，经 ICSI 注射入卵子后可繁育出子代小鼠。

2011 年，Eguizabal 等改进诱导方案，首次获得了来源于人 iPSCs 的单倍体精子细胞，依次加入 RA 的培养基分别培养 3 周，然后分选出 CD9[+]/CD49f[+]/ CD90[-]/SSEA4[-] 细胞亚群，继续在含有 Forskolin、LIF、bFGF 及 R115866 的培养基中培养 4 周即可获得完成两次减数分裂的单倍体精子细胞。2012 年，Easlay 等研究发现人 iPSCs 可以直接分化为雄性生殖细胞，包括减数分裂后的精子细胞样细胞，产生的单倍体细胞可以表达 aCRO-SIN、TRANSITION PROTEIN1、PROTAMINE1 等精子细胞标志物。2015 年，Sasaki 等使用 BMP4、LIF、SCF 和 EGF 联合诱导人 iPSCs 向生精细胞分化，6 d 后，有 32% 的细胞表达生殖细胞早期特异性基因 EpCAM 和 INTEGRINα6，同时得到了 PGCLCs。2016 年，Wang 等用相同的方法诱导猪的 iPSCs 向生殖细胞分化，仅 4 d 便得到了 PGCLCs。2017 年，Dong 等诱导小鼠 ESCs 向生殖细胞方向分化，单纯利用 SSCs 培养基诱导很难得到减数分裂后细胞，加入 RA 后诱导效率有所提高，但仍未得到更加成熟的精子细胞。

以上研究表明，BMPs、LIF、SCF、EGF 四种因子联合作用，在诱导 iPSCs 向雄性生殖细胞分化的前期发挥重要作用。BMPs 主要用于前期诱导 iPSCs 向 PGCs 方向分化；LIF、SCF 和 EGF 主要发挥维持 PGCs 存活、促进 PGCs 增殖以及稳定 BMPs 诱导效果的作用。

四、存在的问题及展望

人 iPSCs 作为研究男性不育患者的体外模型具有良好的临床应用前景。对于生殖细胞缺乏的男性不育患者，可通过体细胞来源的 iPSCs 诱导分化为生殖细胞。患者自身来源的 iPSCs 不会发生免疫排斥，携带自身的遗传信息，同时避免了伦理争议。虽然 iPSCs 在诱导分化为生殖细胞方面取得了一定进展，但 iPSCs 的临床应用也存在一些挑战，如诱导效率及存活率低下、诱导过程复杂、诱导方法尚需改进等。在使用各种病毒载体系统进行诱导的过程中，介导了外源基因的插入，从而干扰内源基因的表达，重编程过程中导入的病毒载体系统可能引起基因组中某些原癌基因的表达激活；体细胞重编程为 iPSCs 过程中的转录因子 c-Myc 以及 KLF4 本身是致癌基因，在诱导过程中增加了 iPSCs 形成恶性肿瘤的风险。而通过小分子化合物诱导重编程获得的 iPSCs，有可能改变染色体的表观遗传状态，最终导致不可预测的疾病风险。

iPSCs 的诱导效率较低，初始细胞群产生患者的 iPSCs 会很困难，并非所有 iPSCs 在体外均可被诱导为雄性生殖细胞，在诱导 iPSCs 分化过程中，基因重组可影响分化结果。目前已从人 iPSCs 获得单倍体生殖细胞，但无论在体内还是体外，均未获得人类有功能的成熟精子。这些诱导后的细胞能否受精并产生正常后代，还需进一步的研究证明。人类精子发育成熟的周期比小鼠长、调控机制更复杂，因此实验动物模型并不能完全模拟人类精子发生过程。利用体外培养小鼠雄性生殖细胞的方法，也能培养出人 PGCs，但由于物种差异，一些在人 PGCs 阶段表达的基因，如 SOX17、TEAD4 等在小鼠中并不表达。由于分化效率很低，诱导得到的多是早期的生殖细胞，很难分化为有功能的成熟生殖细胞。

临床上需要验证体外培养获得的"人造精子"是否具备真正精子的功能，必须进行人体胚胎移植，其间存在的伦理以及法律问题目前也阻碍了相关研究进展。理论上来说，设想未来对于有遗传缺陷的男性不育患者，可通过基因编辑技术，在 iPSCs 阶段处理变异基因，以此减少致病因子，后再诱导获得遗传正常的成熟精子，从而将基因治疗提前到精子发生阶段。若体外能成功诱导人 iPSCs 分化为单倍体精子细胞甚至功能精子，再结合辅助生殖技术，则无精子症患者可望生育具有自身遗传物质的后代。

第五节　间充质干细胞

一、概述

间充质干细胞（MSCs）是具有自我更新和多向分化潜能的成体干细胞，是一类具有特异形态、表型及功能性质的细胞群体。主要来源于胚胎发育早期的中胚层，具有向中胚层各种细胞分化的能力，广泛存在于人体多种组织中，如脂肪、骨髓、软骨、滑膜、羊水、脐带、羊膜、胎盘、脐带血等。大量的研究报道 MSCs 具有向内胚层、中胚层以及外胚层分化的潜能。MSCs 在形态上呈纺锤形、成纤维细胞样，具有黏附性，同时具有高度自我更新能力和较弱的免疫源性，易于体外分离培养、扩增，易于导入外源基因。由于组织来源和培养方法的差异，MSCs 会呈现出不同的形态。虽然没有特异性的表面标志物，但是各种 MSCs 具有相似的细胞表面标记表达，如高表达 CD13、CD29、CD44、CD73、CD90、CD105，不表达 CD11a、CD11b、CD14、CD19、CD31、CD34、CD45 及 HLA Ⅱ 抗原。而不同组织来源的细胞标记会略有不同，这种差异可能会影响到生物活性，如迁移能力、归巢性、分化潜力及可塑性等生物特性。

目前，国际细胞治疗协会（International Society for Cellular Therapy，ISCT）对 MSCs 定义了如下标准：①在体外培养体系中贴壁生长；②表达 CD44、CD73、CD90、CD105，不表达造血干细胞的表面标志如 CD14、CD19、CD34、CD45、CD79a 或 HLA-DR 等；③在体外可以诱导分化为成骨细胞、软骨细胞和脂肪细胞。在机体内 MSCs 的免疫表型鉴定仍不清楚。另外，不同年龄段的 MSCs，增殖能力也存在明显差异。

MSCs 是否具有转分化作用潜能，目前学术界仍存在争论。有报道称 MSCs 可转分化为内胚层的肝细胞和胰岛样细胞，以及外胚层的皮肤细胞、神经元和神经胶质细胞等。理论上，不同组织来源、不同年龄供体的 MSCs 本身分化潜能大有不同。即便 MSCs 具备某些干细胞本身维持未分化状态的基因，但无论在体外培养环境或移植入受体的微环境，MSCs 难以接受某些特殊的信号转导，很难具备促进 MSCs 向靶细胞分化的适宜条件。

目前研究认为，MSCs 通过分泌各种细胞因子、重建细胞外基质、促进新生血管生成、抑制局部免疫反应、抑制细胞凋亡、刺激内源性干细胞的增殖等效应从而实现受损组织的修复。MSCs 的旁分泌作用可能是 MSCs 促进组织修复与再生的重要机制之一。蛋白质组学证实 MSCs 能广泛产生促血管形成和促进组织修复的可溶性细胞因子，例如巨噬细胞-粒细胞集落刺激因子、白血病抑制因子、干细胞因子、血管内皮生长因子等。近期研究发现 MSCs 还可以分泌细胞微囊泡（microvesicle，MV）。MV 是细胞在生理状态或应激情况下由细胞脱落的膜性小囊泡，囊泡内可携带蛋白质、信使 RNA、小 RNA 等作为细胞间信号转导分子，同时具备免疫抑制、抗原提呈以及生物信息传递等功能。MV 的发现可能是 MSCs 用于临床治疗的新的探索领域。

MSCs 是继造血干细胞之后进入临床应用的又一成体干细胞。目前为止，美国 FDA 已经批准了 100 多项关于 MSCs 的临床应用研究，其治疗效果令人期待，主要用于神经系统退化性疾病及自身免疫性疾病的治疗，如脊髓损伤修复、移植物抗宿主病、系统性红斑狼疮、肌萎缩型脊髓侧索硬化症、多发性硬化症等，MSCs 还可以作为基因治疗的载体应用于临床治疗。

二、MSCs 在男性生殖领域的研究

2006 年，Nayernia 等在体外用 RA 诱导 Stra8-EGFP 转基因小鼠的 BMMSCs，发现

3%的 BMMSCs 表达 Oct4、Dazl、Piwil2、Stra8 等干细胞和生殖细胞标志，提示 BMMSCs 在体外能诱导分化为早期雄性生殖细胞。他们进一步将诱导的细胞移植到白消安消除内源性精子的小鼠睾丸内，8 周、12 周后分别观察到移植的细胞在睾丸内增殖，并迁移到生精小管基底膜，但并不表达减数分裂后生殖细胞标志如过渡蛋白 2 和外层顶体精子膜蛋白，提示 BMMSCs 在体内不能进一步分化为精母细胞和精子细胞。

2007 年，Lue 等学者的研究也支持这一观点，他们在白消安预处理的野生型小鼠和 c-kit 基因缺失小鼠的生精小管中，注入了标记有 GFP 的小鼠骨髓干细胞，移植后发现部分 GFP（+）的供体细胞能够呈现出精原细胞或精母细胞的特征，同时表达 Vasa 基因，结论是骨髓干细胞可在体内外条件下分化为早期的生殖干细胞。但这些衍生细胞停留在减数分裂前期阶段，不能进行有效的减数分裂。另外，骨髓干细胞在诱导培养过程中不能形成拟胚体，这与胚胎干细胞的分化特征也完全不同。

2008 年，Lassalle 等报道如果小鼠体内存在 RA 的刺激，成熟 BMMSCs 能够表达生殖细胞标志，但将其移植到睾丸内却没有精子产生。提示骨髓来源的 MSCs 并不能转分化产生生殖细胞。

Huang 等在体外培养的人脐带间充质干细胞（human umbilical cord mesenchymal stem cells，hUCMSCs）加入睾酮、RA 以及睾丸提取液，最后诱导得到类生殖细胞，并能检测到生殖细胞相关的表面标志物，不过这种细胞却未能有效进入减数分裂阶段，提示 hUC-MSCs 在 RA 诱导的培养条件下不适合向生殖细胞的晚期分化。Tamadon 等发现，睾丸和脐带条件培养基、BMP4、RA 可促进人脐带间充质干细胞向男性生殖细胞发育。支持细胞做饲养层细胞提供的微环境也能促进 hUCMSCs 向男性生殖细胞分化。TGFb1 处理 BMMSCs 21 d 可有效促进其向精细胞分化，并促进其在睾丸内生存、归巢和形成集落。其可靠性有待进一步验证。

在生殖男科领域，基于干细胞的男性生育力维持、修复与重建成为研究热点后，通过发挥 MSCs 强大的旁分泌功能，改善体内精原干细胞增殖分化的微环境，这将是未来 MSCs 治疗男性不育的重点研究方向。2014 年，熊承良课题组通过移植 hUCMSCs 至白消安诱导的无精子症小鼠睾丸内，提高了生精细胞特异性基因的表达。Kadam 等通过移植 SSCS 和经 TGF-β1 处理的 MSCS，利用旁分泌 b-FGF、SDF-1 等明显改善 SSCs 的局部微环境，促进 SSCs 的归巢效率，从而起到改善生育力的作用。

三、MSCs 应用于生殖男科领域存在的问题和前景

目前 MSCs 在生殖男科领域的研究尚存较大争议。首先，将 MSCs 移植到受体睾丸内，是否能够存活与增殖、移植成功后 MSCs 的具体定位，以及 MSCs 向雄性生殖细胞的分化与否尚都不能明确；其次，MSCs 移植后对受损睾丸组织的生精功能是否具有修复作用不甚明确；再次，目前没有证据表明 MSCs 能够克服减数分裂障碍，分化为有功能的成熟精子并能产生后代；最后，虽然目前尚无 MSCs 发生免疫排斥或形成畸胎瘤的报道，但是 MSCs 体内移植后长期安全性尚不能明确。

MSCs 在生殖男科领域中的研究依然停留在动物实验阶段，很多研究集中在 MSCs 分

化为早期生殖细胞和促进生精修复的可能性，研究如何促进移植的 MSCs 体内存活、分化和功能发挥，进一步提示干细胞微环境以及旁分泌作用的重要性。随着研究的逐渐深入，人们将会对 MSCs 的分化潜能和旁分泌功能、MSCs 诱导的生殖细胞如何有效地启动减数分裂以及远期致瘤性和致畸性有更广泛而深入的认识。基于 MSCs 的治疗在生殖男科领域特别是男性不育症的治疗方面将会有更广阔的应用前景。

第六节　小　　结

目前干细胞在心脏疾病、神经系统疾病、眼部疾病等方面已经具有临床上成熟的治疗方法。在生殖男科领域，我们追求的目标是利用干细胞技术重塑精子发生过程。但目前仍面对大量亟待解决的问题：对人类生殖细胞的发育机制和男性不育的发病机制进一步探索；研究如何保证稳定的移植细胞量和维持细胞的活性；排除移植潜在的安全风险，提高治疗的有效性；合理地规范伦理以及法律问题。目前的研究仍然处于起步阶段，但毫无疑问，干细胞技术在生殖男科领域有广阔的临床应用前景，并且将为维护和促进男性生殖健康奠定重要理论和实践基础。

（杨瑞峰　李红钢　熊承良）

参 考 文 献

[1] KAHN B E,BRANNIGAN R E. Obesity and male infertility[J]. Curr Opin Urol,2017,27(5): 441-445.

[2] ABADIE JM,LAMBERT HB. Effects of lubricants and wash solutions on semen evaluation in a fertility clinic laboratory[J]. Lab Med,2014,45(2):116-119.

[3] CORONGIU E,GRANDE P,OLIVIERI V,et al. Large primary leiomyosarcoma of the seminal vesicle:A case report and literature revision[J]. Arch Ital Urol Androl,2019,91(1):55-57.

[4] AITTOMAKI K,LUCENA J L D,PAKARINEN P,et al. Mutation in the follicle-stimulating hormone receptor gene causes hereditary hypergonadotropic ovarian failure [J]. Cell,1995,82: 959-968.

[5] ALACA R,GOKTEPE A S,YILDIZ N,et al. Effect of penile vibratory stimulation on spasticity in men with spinal cord injury [J]. Am J Phys Med Rehabil,2005,84(11):875-879.

[6] SRILATHA B,ADAIKAN PG. Endocrine milieu and erectile dysfunction:is oestradiol-testosterone imbalance,a risk factor in the elderly? [J]. Asian J Androl,2011,13(4):569-573.

[7] DURAIRAJANAYAGAM D. Lifestyle causes of male infertility[J]. Arab J Urol,2018,16(1):10-20.

[8] ALI J I,GRIMES E M. Sperm morphology:unstained and stained smears in fertile and infertile men [J]. Arch Androl,1989,22(3):191-195.

[9] SHUAI HL,YE Q,HUANG YH,et al. Comparison of conventional in vitro fertilisation and intracytoplasmic sperm injection outcomes in patients with moderate oligoasthenozoospermia[J]. Andrologia, 2015,47(5):499-504.

[10] OMOLAOYE TS,EL SHAHAWY O,SKOSANA BT,et al. The mutagenic effect of tobacco smoke on male fertility[J]. Environ Sci Pollut Res Int,2021,11:327-332.

[11] VAN DER HORST HJ,DE WALL LL. Hypospadias,all there is to know[J]. Eur J Pediatr,2017, 176(4):435-441.

[12] ANDERSSON K E. Penile erectile function:recommendations for future research [J]. Int J Impot Res,2000,12(Suppl 4):163-167.

[13] ANDRE S,TOUGH DF,LACROIX-DESMAZES S,et al. Surveillance of antigen-presenting cells by CD4+CD25＋regulatory T cells inautoimmunity:immunopathogenesis and therapeutic implications [J]. Am J Pathol,2009,174(5):1575-1587.

[14] ANN M,JEQUIER. Male infertility:a guide for the clinician [M]. Oxford:Blackwell Science Ltd, 2000:314-331.

[15] ARIENTI G,CARLINI E,PALMERINI C A. Fusion of human sperm to prostasomes at acidic pH [J]. Membr Biol,1997,155(3):89-94.

[16] VICKRAM AS,SAMAD HA,LATHEEF SK,et al. Human prostasomes an extracellular vesicle-Biomarkers for male infertility and prostrate cancer:The journey from identification to current knowledge [J]. Int J Biol Macromol,2020,146:946-958.

[17] MACEDO A JR,RONDON A,ORTIZ V. Hypospadias[J]. Curr Opin Urol,2012,22(6):447-452.

[18] AVIDAN N,TAMARY H,DGANY O,et al. CatSper2,a human autosomal nonsyndromic male infer-

tility gene [J]. Eur J Hum Genet,2003,442:203-207.

[19] CHEMES HE. Phenotypic varieties of sperm pathology:Genetic abnormalities or environmental influences can result in different patterns of abnormal spermatozoa[J]. Anim Reprod Sci,2018,194:41-56.

[20] ALAHMAR AT,CALOGERO AE,SINGH R,et al. Coenzyme Q10,oxidative stress,and male infertility:A review[J]. Clin Exp Reprod Med,2021,48(2):97-104.

[21] BALK S P,KO Y J,BUBLEY G L. Biology of the prostate-specific antigen [J]. J Clin Oncol,2003,21(2):383-391.

[22] QIAN C,CAO X. Dendritic cells in the regulation of immunity and inflammation[J]. Semin Immunol,2018,35:3-11.

[23] COOLS M,WOLFFENBUTTEL KP,HERSMUS R,et al. Malignant testicular germ cell tumors in postpubertal individuals with androgen insensitivity:prevalence,pathology and relevance of single nucleotide polymorphism-based susceptibility profiling[J]. Hum Reprod,2017,32(12):2561-2573.

[24] BERNIE J,ALAGIRI M. Tubeless barcat:apatient-friendly hypospadias procedure [J]. Urology,2003,61(6):1230-1233.

[25] BHAT H,SUKUMAR S,NAIR T,et al. Successful surgical correction of ture diphallia,scrotal duplicaion,and associated hypospadias [J]. J Pediatr Surg,2006,41(10):E13.

[26] BOLLMANN R,ENGEL S,PETZOLDT R,el al. Chlamydia trachomatis in andrologic patients-direct and indirect detection [J]. Infection,2001,29(3):113-118.

[27] BORNMAN M S,SEVENSTER C B,DE MILANDER C,et al. The effect of semen processing on sperm morphology [J]. Andrologia,1989,21(2):117-119.

[28] KOBORI Y,SUZUKI K,IWAHATA T,et al. Hormonal therapy(hCG and rhFSH) for infertile men with adult-onset idiopathic hypogonadotropic hypogonadism[J]. Syst Biol Reprod Med,2015,61(2):110-112.

[29] BRACKETT N L,KAFETSOULIS A,IBRAHIM E,et al. Application of 2 vibrators salvages ejaculatory failures to 1 vibrator during penile vibratory stimulation in men with spinal cord injuries [J]. J Urol,2007,177(2):660-663.

[30] BRACKETT N L,LYNNE C M. The method of assisted ejaculation affects the outcome of semen quality studies in men with spinal cord injury [J]. Neuro Rehabilitation,2000,15(2):89-100.

[31] MART NEZ P,PROVERBIO F,CAMEJO MI. Sperm lipid peroxidation and pro-inflammatory cytokines[J]. Asian J Androl,2007,9(1):102-107.

[32] RAMLAU-HANSEN C H,THULSTRUP A M,AGGERHOLM A S,et al. Is smoking a risk factor for decreased semen quality? A cross-sectional analysis [J]. Human Reproduction,2007,22(1):188-196.

[33] CAMEJO M I. Relation between immunosuppressive PGE2 and IL-10 to pro-inflammatory IL-6 in semial plasma of infertile and fertil men [J]. Arch Androl,2003,49(2):111-116.

[34] CARPI A,FABRIS FG,TODESCHINI G,et al. Large needle percutaneous aspiration biopsy of the testicle in men with nonobstructive azoospermia:technical performance [J]. Biomed Pharmacother,2006,60:557-560.

[35] CIMADOR M,CATALANO P,ORTOLANO R,et al. The inconspicuous penis in children[J]. Nat Rev Urol,2015,12(4):205-215.

[36] CAYAN S,KADIOGLU TC,TEFEKLI A,et al. Comparison of results and complications of high

ligation surgery an microsurgical high inguinal varicocelectomy in the treatment of varicocele [J]. U-rology,2000,55(5):750-754.

[37]　CAYAN S,SHAVAKHABOV S,ROGERS D,et al. A practical approach to testicular biopsy inter-pretation for male infertility [J]. Arch Pathol Lab Med,2010,34:1198-1204.

[38]　GONSIOROSKI A,MOURIKES VE,FLAWS JA. Endocrine disruptors in water and their effects on the reproductive system[J]. Int J Mol Sci,2020,21(6):1929.

[39]　CHEN D,ZHONG J,CHEN S R. Effect of needle-pricking in treating functional Anejaculation and its influence on sex hormone levels [J]. Zhong guo Zhong Xi Yi Jie He Za Zhi,2009,29(11): 1026-1028.

[40]　KURODA S,USUI K,SANJO H,et al. Genetic disorders and male infertility[J]. Reprod Med Biol, 2020,19(4):314-322.

[41]　CHUNQI WU. Overview of developmental and reproductive toxicity research in China:history,fun-ding mechanisms,and frontiers of the research [J]. Birth Defects Res,2010,89:9-17.

[42]　CLEMENTS K M,SHIPLEY C F,COLEMAN D A,et al. Azoospermia in an 8-month-old boar due to bilateral obstruction at the testis/epididymis interface [J]. Can Vet,2010,51(10):1130-1134.

[43]　CUI D,HAN G,SHANG Y,et al. Antisperm antibodies in infertile men and their effect on semen pa-rameters:a systematic review and meta-analysis[J]. Clin Chim Acta,2015,444:29-36.

[44]　SALONIA A,BETTOCCHI C,BOERI L,et al. European Association of Urology guidelines on sexu-al and reproductive health-2021 update:male sexual dysfunction[J]. Eur Urol,2021,80(3):333-357.

[45]　COOPER T G. The epididymis,cytoplasmic droplets and male fertility [J]. Asian J Androl,2011,13 (1):130-138.

[46]　LOTTI F,CORONA G,COCCI A,et al. The prevalence of midline prostatic cysts and the relation-ship between cyst size and semen parameters among infertile and fertile men[J]. Hum Reprod,2018, 33(11):2023-2034.

[47]　CUI D,HAN W,SHANG W G,et al. Antisperm antibodies in infertile men and their effect on semen parameters:a systematic review and meta-analysis [J]. Clinica Chimica Acta,2015,444:29-36.

[48]　CURI S,ARIAGNO J,REPETTO H,et al. Laboratory methods for the diagnosis of asthenozoosper-mia [J]. Arch Androl,2002,48:177-180.

[49]　D KAPOOR,T H JONES. Smoking and hormones in health and endocrine disorders [J]. European Journal of Endocrinology,2005,152:491-499.

[50]　LACHANCE C,LECLERC P. Mediators of the Jak/STAT signaling pathway in human spermatozoa [J]. Biol Reprod,2011,85(6):1222-1231.

[51]　DAVID BALDWIN,ANDREW MAYERS. Sexual side-effects of antidepressant and antipsychotic drugs [J]. Advances in Psychiatric Treatment,2003,9:202-210.

[52]　DE LEENER A,MONTANELLI L,VAN DURME J,et al. Presence and absence of follicle-stimula-ting hormone receptor mutations provide some insights into spontaneous ovarian hyperstimulation syn-drome physiopathology [J]. J Clin Endocr Metab,2006,91:555-562.

[53]　DE SANTI MM,GARDI C,LUNGARELLA G. Severe teratospermia in an infertile man with bron-chiectasis [J]. Fertil Steril,1985,44(6):849-852.

[54]　DERE H OWEN,DAVID F KATZ. A review of the physical and chemical properties of human se-men and the formulation of a semen simulant [J]. Journal of Andrology,2005,26(4):459-469.

[55]　DIEMER T,HUWE P,LUDWIG M,el al. Influenceof autogenous leucocytes and Escherichia coli on

sperm motility parameters in vitro [J]. Andrologia,2003,35(2):100-105.

[56] DODE C,TEIXEIRA L,LEVILLIERS J,et al. Kallmann syndrome:mutations in the genes encoding prokineticin-2 and prokineticin receptor-2 [J]. PLoS Genet,2006,2(10):e175.

[57] GUNES S,ESTEVES SC. Role of genetics and epigenetics in male infertility[J]. Andrologia,2021, 53(1):e13586.

[58] DOHLE GR. Inflammatory-associated obstructions of the male reproductive tract [J]. Andrologia, 2003,35(5):321-324.

[59] DONKOL RH. Imaging in male-factor obstructive infertility [J]. World J Radiol,2010,2(5): 172-179.

[60] EBERHARD NIESCHLAG,HERMANN M BEHRE,SUSAN NIESCHLAG. Andrology:male reproductive health and dysfunction [M]. 3rd ed. Berlin Heidelberg:Springer-Verlag,2010:365-390.

[61] E C CROWNE,S M SHALET,W H WALLACE,et al. Final height in boys with untreated constitutional delay in growth and puberty [J]. Archives of Disease in Childhood,1990,65:1109-1112.

[62] EDWARD V YOUNGLALL,ALISON C HOLLOWAY,WARREN G FOSTER. Environmental and occupational factors affecting fertility and IVF success [J]. Human Reproduction Update,2005,11 (1):43-57.

[63] ELDER J S. Congenital anomalies of the genitalia [M]// WALSH P C,RETIK A B,VAUGHAN E D,et al. Campbell's urology,Vol 2. 7th ed. Philadelphia:Saunders,1998:2122-2123.

[64] ELZANATY S,RICHTHUFF J,MAIM J,et al. The impact of epididymal and accessory sex gland function on sperm motility [J]. Hum Reprod,2002,17(11):2904-2911.

[65] EVANTHIA DIAMANTI-KANDARAKIS,JEAN-PIERRE BOURGUIGNON,LINDA C GIUDICE, et al. Endocrine-disrupting chemicals:an endocrine society scientific statement[J]. Endocrine review, 2009,30:293-342.

[66] MOTRICH RD,SALAZAR FC,BRESER ML,et al. Implications of prostate inflammation on male fertility[J]. Andrologia,2018,50(11):e13093.

[67] FANG X,CHEN C,CAI J,et al. Genome-wide methylation study of whole blood cells DNA in men with congenital hypopituitarism disease [J]. International journal of molecular medicine,2019,43(1): 155-166.

[68] FIJAK M,BHUSHAN S,MEINHARDT A. Immunoprivileged sites:the testis [J]. Methods Mol Biol,2011,677:459-470.

[69] TANG M,LIU BJ,WANG SQ,et al. The role of mitochondrial aconitate(ACO2)in human sperm motility[J]. Syst Biol Reprod Med,2014,60(5):251-256.

[70] FONSECA V,JAWA A. Endothelial and erectile dysfunction,diabetes mellitus,and the metabolic syndrome:common pathways and treatments? [J]. Am J Cardiol,2005,96(12B): 13-18.

[71] VERDI A,NASR-ESFAHANI MH,FOROUZANFAR M,et al. The effect of recombinant human follicle-stimulating hormone on sperm quality,chromatin status and clinical outcomes of infertile oligozoospermic men candidate for intracytoplasmic sperm injection:a randomized clinical trial[J]. Int J Fertil Steril,2021,15(1):1-7.

[72] FORESTA C,BETTELLA A,MORO E,et al. Inhibin B plasma concentrations in infertile patients with DAZ gene deletions treated with FSH [J]. Eur J Endocrinol,2002,146:801-806.

[73] FOUAD R KANDEEL,RONALD S SWERDLOFF JON L PRYOR. Male reproductive dysfunction pathophysiology and treatment [M]. New York:Informa Healthcare USA,2007:245-260.

［74］ AKHVLEDIANI ND,REVA IA,CHERNUSHENKO AS,et al. Sperm retrieval techniques in patients with non-obstructive azoospermia［J］. Urologiia,2021,9(4):106-113.

［75］ WITHERSPOON L,DERGHAM A,FLANNIGAN R. Y-microdeletions:a review of the genetic basis for this common cause of male infertility［J］. Transl Androl Urol,2021,10(3):1383-1390.

［76］ FUJISAWA M,KANZAKI M,OKUDA Y,et al. Stem cell factor in human seminal plasma as a marker for spermatogenesis［J］. Urology,1998,51(3):460-536.

［77］ SI YUMING,OKUNO MAKOTO. Activation of mammalian sperm motility by regulation of microtubule sliding via cyclic adenosine 5′-monophosphate-dependent phosphorylation［J］. Biol Reprod,1995,53:1081-1087.

［78］ MILOSTIC-SRB A,VCEV A,TANDARA M,et al. Importance of zinc concentration in seminal fluid of men diagnosed with infertility［J］. Acta Clin Croat,2020,59(1):154-160.

［79］ HOMAN G F,DAVIES M,NORMAN R. The impact of lifestyle factors on reproductive performance in the general population and those undergoing infertility treatment:a review［J］. Human Reproduction Update,2007,13(3):209-223.

［80］ GAUR D S,TALEKAR M,PATHAK V P. Effect of cigarette smoking on semen quality of infertile men［J］. Singapore Med J,2007,48(2):119-123.

［81］ GERALDINE DELBÈS,BARBARA F Hales,BERNARD ROBAIRE. Toxicants and human sperm chromatin integrity［J］. Mol. Hum. Reprod,2010,16(1):14-22.

［82］ GINA M SOLOMON,TED SCHETTLER. Environment and health:endocrine disruption and potential human health implications［J］. CMAJ,2000,163(11):1471-1476.

［83］ GREEN T,FLASH S,REISS A L. Sex differences in psychiatric disorders:what we can learn from sex chromosome aneuploidies［J］. Neuropsychopharmacology,2019,44(1):9-21.

［84］ GUZICK D S,OVERSTREET J W,FACTOR-LITVAK P,et al. Sperm morphology,motility,and concentration in fertile and infertile men［J］. N Engl J Med,2001,345(19):1388-1393.

［85］ GWENDOLINE DE FLEURIAN,JEANNE PERRIN,et al. Occupational exposures obtained by questionnaire in clinical practice and their association with semen quality［J］. J Androl,2009,30(5):566-579.

［86］ HALLAK J,SHARMA R K,PASQUALOTTO F F,et al. Creatine kinase as an indicator of sperm quality and maturity in men with oligospermia［J］. Urology,2001,58:446-517.

［87］ HARARI O,GRONOW M,BOURN H,et al. High fertilization rate with intracytoplasmic sperm injection in mosaic klinefecter's syndrome［J］. Fertil Steril,1995,63:182-184.

［88］ HARGREAVE T B. Fertility and infertility［M］// CHISHOLM G D,FAIR W R. Scientific Foundations of Urology. 3rd ed. Oxford and Chicago:Heinemann Medical Books and Year Book Medical Publishers,Inc,1990:410-419.

［89］ HATZIMOURATIDIS K,AMAR E,EARDLEY I,et al. Guidelines on male sexual dysfunction:erectile dysfunction and premature ejaculation［J］. Eur Urol,2010,57(5):804-814.

［90］ HEDGER M P. Macrophages and the immune responsiveness of the testis［J］. J Reprod Immunol,2002,57(1/2):19-34.

［91］ HENKEL R,LUDWIG M,SCHUPPE H C,et al. Chronic pelvic pain syndrome/chronic prostatitis affect the acrosome reaction in human spermatozoa［J］. World J Urol,2006,24(1):39-44.

［92］ HIBI H,KATO K,MITSUI K,et al. The treatment with tranilast,a mast cell blocker,for idiopathic oligozoospermia［J］. Arch Androl,2001,47:107-111.

［93］　PATHAK US,BALASUBRAMANIAN A,BEILAN JA,et al. Vasoepididymostomy: an insight into current practice patterns[J]. Transl Androl Urol,2019,8(6):728-735.

［94］　HONG-GANG LI,XIAO-FANG DING,AI-HUA LIAO,et al. Experssion of CatSper family transcripts in the mouse testis during post-natal development and human ejaculate spermatozoa: relationship to sperm motility [J]. Molecular Human Reproduction,2007,13:299-306.

［95］　HOUGH S R,KAPROTH M T,FOOTE R H. Induction of the acrosome reaction and zona-free hamster oocyte penetration by a bull with complete teratospermia versus a half brother with normal sperm [J]. J Androl,2002,23(1):98-106.

［96］　HOVAV Y,ALMAGOR M,YAFFE H. Comparison of semen quality obtained by electroejaculation and spontaneous ejaculation in men suffering from ejaculation disorder [J]. Hum Reprod,2002,17 (12):3170-3172.

［97］　HOVAV Y,SIBIRAKY O,POLLACK RN,et al. Comparison between the first and the second electroejaculation qualities obtained from neurologically intact men suffering from anejaculation [J]. Hum Reprod,2005,20(9):2620-2622.

［98］　HOVAV Y,YAFFE H,ZENTNER B,et al. The use of ICSI with fresh and cryopreserved electroejaculates from psychogenic anejaculatory men [J]. Hum Reprod,2002,17(2):390-392.

［99］　HOWES L,JONES R. Interactions between zona pellucida glycoproteins and sperm proacrosin/acrosin during fertilization [J]. Reprod Immunol,2002,53(2):181-185.

［100］　HSIAO CHANG CHAN,YE CHUN RUAN,QIONG HE,et al. The cystic fibrosis transmembrane conductance regulator in reproductive health and disease [J]. The Journal of Physiology,2009,587 (10):2187-2195.

［101］　LOEBENSTEIN M,THORUP J,CORTES D,et al. Cryptorchidism,gonocyte development,and the risks of germ cell malignancy and infertility: a systematic review[J]. J Pediatr Surg,2020,55(7): 1201-1210.

［102］　NASRALLAH F,HAMMAMI MB,OMAR S,et al. Semen creatine and creatine kinase activity as an indicator of sperm quality[J]. Clin Lab,2020,66(9):10.

［103］　CARSON SA,KALLEN AN. Diagnosis and management of infertility: a review[J]. JAMA,2021, 326(1):65-76.

［104］　BUCHLIS J G,IRIZARRY L. Comparison of final heights of growth hormone-treated vs. untreated children with idiopathic growth failure [J]. J Clin Endocrinol Metab,1998,83(4): 1075 -1079.

［105］　MENG J. Sertoli cell-specific deletion ofthe androgen receptor compromises testicular immune privilege in mice [J]. Biol. Reprod,2011,85:254-260.

［106］　STUKENBORG JB,MITCHELL RT,SODER O. Endocrine disruptors and the male reproductive system[J]. Best Pract Res Clin Endocrinol Metab,2021,35(5):101567.

［107］　JARVI K,LACROIX J M,JAIN A,et al. Polymerase chain reaction-based detection of bacteria in semen [J]. Fertil Steril,1996,66(3):463-467.

［108］　JONES B C,OBRIEN M,CHASE J,et al. Early hypospadias surgery may lead to a better long-term psychosexual outcome [J]. J Urol,2009,182(Suppl 4):1744-1749.

［109］　JOSEPH CONGENI,STEPHEN F MILLER,CYNTHIA L BENNETT. Awareness of genital health in young male athletes [J]. Clin J Sport Med,2005,15(1):22-26.

［110］　GUTHAUSER B,BOITRELLE F,PLAT A,et al. Chronic excessive alcohol consumption and male fertility: a case report on reversible azoospermia and a literature review[J].　Alcohol Alcohol,

2014,49(1):42-44.

[111]　KAFETSOULIS A,IBRAHIM E,ABALLA T C,et al. Abdominal electrical stimulation rescues failures to penile vibratory stimulation in men with spinal cord injury:a report of two cases [J]. U-rology,2006,68(1):204-211.

[112]　KALAHANIS J,ROUSSO D,KOURTIS A,et al. Round-headed spermatozoa in semen specimens from fertile and subfertile men [J]. J Reprod Med,2002,47(6):489-493.

[113]　JIANN BP. The office management of ejaculatory disorders[J]. Transl Androl Urol,2016,5(4): 526-540.

[114]　SADEGHI S,GARCI A-MOLINA A,CELMA F,et al. Morphometric comparison by the ISAS CA-SA-DNAf system of two techniques for the evaluation of DNA fragmentation in human spermatozoa [J]. Asian J Androl,2016,18(6):835-839.

[115]　KENMOCHI N,YOSHIHAMA M,HIGA S,et al. The human ribosomal protein L6 gene in a criti-cal region for Noonan syndrome [J]. J Hum Genet,2000,45:290-293.

[116]　KHERA M,LIPAHULTZ L I. Evolving approach to the varicocele [J]. Urol clin North Am,2008, 35(2):183-189.

[117]　BOEDT T,VANHOVE AC,VERCOE MA,et al. Preconception lifestyle advice for people with in-fertility[J]. Cochrane Database Syst Rev,2021,4(4):CD008189.

[118]　K O KOBAYASHI,M D,NAOYA MASUMORI,et al. Inhibition of seminal emission is the main cause of anejaculation induced by a new highly selective α1a-blocker in normal volunteers [J]. J Sex Med,2008,5:2185-2190.

[119]　KOCAK I,YENISEY C,DUNDAR M,et al. Relationship between seminal plasma interleukin-6 and tumor necrosis factor alpha levels with semen parameters in fertile and infertile men [J]. Urol Res, 2002,30(4):263-267.

[120]　KONG X B,MA H G,LI H G,et al. Blockade of epithelial sodium channels improves spermmotility in asthenospermia patients [J]. Int J Androl,2009,32:330-336.

[121]　HU Y,CAO S,WU S,et al. Comparison of the effects of different testicular sperm extraction meth-ods on the embryonic development of azoospermic men in intracytoplasmic sperm injection (ICSI) cycles:a retrospective cohort study[J]. Biomed Res Int,2021:5515247.

[122]　AKHVLEDIANI ND,REVA IA,CHERNUSHENKO AS,et al. Sperm retrieval techniques in pa-tients with non-obstructive azoospermia[J]. Urologiia. 2021(4):106-113.

[123]　LI N,WANG T,HAN D S. Structural,cellular and molecular as-pects of immune privilege in the testis [J]. Front Immunol,2012,3:152.

[124]　ALLEN MJ,SHARMA S. Noonan Syndrome[J]. Treasure Island(FL):StatPearls Publishing, 2021,7:25.

[125]　LIN W W,KIM E D,QUESADA E,et al. Unilatreal testicular injury from external trauma:evalua-tion of semen quality and endocrine parameters [J]. Urology,1998,159:841-843.

[126]　SU JS,FARBER NJ,VIJ SC. Pathophysiology and treatment options of varicocele:an overview[J]. Andrologia,2021,53(1):e13576.

[127]　LU LF. Mast cells are essential intermediaries in regulatory T-cell tolerance [J]. Nature,2006,442 (7106):997-1002.

[128]　LUNSTRA D D,WISE T H,FORD J J. Sertoli cells in the boar testis:changes during development and compensatory hypertrophy after hemicastration at different age [J]. Biol Reprod,2003,68:

140-150.

[129] LOPES AC,PEIXE TS,MESAS AE,et al. Lead exposure and oxidative stress:a systematic review [J]. Rev Environ Contam Toxicol,2016,236:193-238.

[130] AXELSSON J,SABRA S,RYLANDER L,et al. Association between paternal smoking at the time of pregnancy and the semen quality in sons[J]. PLoS One,2018,13(11):e0207221.

[131] MAGNUS O,BREKKE I,ABYHOLM T,et al. Effects of seminal plasma from normal and astheno-zoospermic men on the progressive motility of washed human sperm [J]. Int J Androl,1991,14(1): 44-51.

[132] SMITH-HARRISON LI,PIOTROWSKI J,MACHEN GL,et al. Acquired buried penis in adults:a review of surgical management[J]. Sex Med Rev,2020,8(1):150-157.

[133] MANE S B,OBAIDAH A,DHENDE N P,et al. Urethral duplication in children:our experience of eight cases [J]. J Pediatr Urol,2009,5:363-367.

[134] MARTÍNEZ-PASTOR F,MARTÍNEZ F,ALVAREZ M,et al. Cryopreservation of Iberian red deer (Cervus elaphus hispanicus) spermatozoa obtained by electroejaculation [J]. Theriogenology,2009, 71(4):628-638.

[135] MATALLIOTAKIS I,PANIDIS D,VLASSIS G,et al. The evaluation of morphological abnormalities of human spermatozoa in fertile and infertile men [J]. Eur J Obstet Gynecol Reprod Biol,1996, 66(1):65-68.

[136] ALBREIKI M,ALMAQBALI M,ALRISI K,et al. Prevalence of antidepressant-induced sexual dysfunction among psychiatric outpatients attending a tertiary care hospital[J]. Neurosciences (Riyadh),2020,25(1):55-60.

[137] MATTHEW R AVENARIUS,MICHAEL S Hildebrand,YUZHOU ZHANG,et al. Human male infertility caused by mutations in the CATSPER1 channel protein [J]. The American Journal of Human Genetics,2009,84:505-510.

[138] GOLDSTEIN AT,PUKALL CF,BROWN C,et al. Vulvodynia:assessment and treatment[J]. J Sex Med,2016,13(4):572-590.

[139] BATISTA RL,COSTA EMF,RODRIGUES AS,et al. Androgen insensitivity syndrome:a review [J]. Arch Endocrinol Metab,2018,62(2):227-235.

[140] KOVAC JR,LABBATE C,RAMASAMY R,et al. Effects of cigarette smoking on erectile dysfunction[J]. Andrologia,2015,47(10):1087-1092.

[141] JING MENG,ANNE R GREENLEE,CHLOE J TAUB,et al. Sertoli cell-specific deletion of the androgen receptor compromises testicular immune privilege in mice [J]. Biol Reprod,2011,85(2):254-260.

[142] CHIANG C,MAHALINGAM S,FLAWS JA. Environmental contaminants affecting fertility and somatic health[J]. Semin Reprod Med,2017,35(3):241-249.

[143] MIRONE V,FUSCO F,ROSSI A,et al. Tadalafil and vardenafil vs sildenafil:a review of patient-preference studies [J]. BJU Int,2009,103(9):1212-1217.

[144] MISRAHI M,MEDURI G,PISSARD C,et al. Comparison of immunocytochemical and molecular features with the phenotype in a case of incomplete male pseudoherma-phroditism associated with a mutation of the LH receptor [J]. J Clin Endocrin Metab,1997,82:2159-2165.

[145] MONIEZ S,PIENKOWSKI C,LEPAGE B,et al. Noonan syndrome males display sertoli cell-specific primary testicular insufficiency [J]. European journal of endocrinology,2018,179 (6):409-418.

[146] SANDOVAL-SALINAS C,SAFFON JP,CORREDOR HA. Quality of clinical practice guidelines for the diagnosis and treatment of erectile dysfunction:a systematic review[J]. J Sex Med,2020,17 (4):678-687.

[147] LIU H,XU X,HAN T,et al. A novel homozygous mutation in the FSHR gene is causative for primary ovarian insufficiency[J]. Fertil Steril,2017,108(6):1050-1055.

[148] LOH-DOYLE J,PATIL MB,NAKHODA Z,et al. Three-Piece inflatable penile prosthesis placement following pelvic radiation:technical considerations and contemporary outcomes[J]. J Sex Med, 2018,15(7):1049-1054.

[149] WANG J,WANG T,DING W,et al. Efficacy of antioxidant therapy on sperm quality measurements after varicocelectomy:a systematic review and meta-analysis[J]. Andrologia,2019,51(10):e13396.

[150] MUININGA J. Long-term outcome of different type 1-stage hypospadias repair [J]. J Urol,2005, 174:1544.

[151] N CHERRY,H MOORE,R MCNAMEE,et al. Occupation and male infertility:glycol ethers and other exposures [J]. Occup Environ Med,2008,65:708-714.

[152] RESTREPO B,CARDONA-MAYA W. Antisperm antibodies and fertility association[J]. Actas Urol Esp,2013,37(9):571-578.

[153] NUININGA J E,DE GIER R P,VERSCHUREN R,et al. Long-term outcome of different type 1-stage hypospadias repair [J]. J Urol,2005,174:1544-1548.

[154] OHL D A,SONKSEN J,BOLLING R. New stimulation pattern for electroejaculation based on physiological studies [J]. J Urology,2000,163(Suppl):1522-1525.

[155] STREDELE R,APFELBECK M,MAINUSCH M,et al. Undescended testis:current pathways of diagnostics and treatment[J]. MMW Fortschr Med,2018,160(12):58-61.

[156] PALERMO G D,SCHLEGEL P N,SILLS E S,et al. Births after intracytoplasmic injection of sperm obtained by testicular extraction from men with nonmosaic Klinefelter's syndrome [J]. N Engl JMed,1998,338(9):588-590.

[157] PAN C C,YANG A H,CHIANG H. Malignant perivascular epithelioid cell tumor involving the prostate [J]. Arch Pathol Lab Med,2003,127:e96-e98.

[158] PANAYIOTIS M ZAVOS,JUAN R CORREA,et al. An electron microscope study of the axonemal ultrastructure in human spermatozoa from male smokers and nonsmokers [J]. Fertil Sterilt,1998,69 (3):430-434.

[159] PANAYIOTIS M ZAVOS,JUAN R CORREA,et al. Effects of seminal plasma from cigarette smokers on sperm viability and longevity [J]. Fertility and Sterility,1998,69(3):425-429.

[160] SHA YW,DING L,WU JX,et al. Headless spermatozoa in infertile men[J]. Andrologia,2017,49 (8):10.

[161] YUE HX,JIANG M,LI FP,et al. Semen quality and sperm morphologic study of infertile men with varicocele[J]. Zhonghua Nan Ke Xue,2005,11(12):933-935.

[162] PASQUALOTTO F F,SHARMA R K,POTTS J M,et al. Seminal oxidative stress in patients with chronic prostatitis [J]. Urology,2000,55(6):881-885.

[163] PATEL R,SHUKLA A,LEONE N,et al. Split onlay skin flap for the salvage hypospadias repair [J]. J Urol,2005,173(5):1718-1720.

[164] PAUL CLAMAN. Men at Risk:occupation and male infertility [J]. Sexuality, Reproduction & Menopause,2004,2(1):19-26.

[165] PAVONE C,CALDARERA E,LIBERTI P,et al. Correlation between chronic prostatitis syndrome and pelvic venous disease [J]. Eur Urol,2000,37(4):400.

[166] PEERAYEH S N,YAZDI R S,ZEIGHAMI H. Association of Ureaplasma urealyticum infection with varicocele-related infertility [J]. J Infect Dev Ctries,2008,2(2):116-119.

[167] PERNICE F,MAZZA G,PUGLISI D,et al. Nonrobertsonian translocation t(6;11) is associated with infertility in an oligoazoospermic male [J]. Fertil Steril,2002,78:192-194.

[168] PETTERSSON M,EISFELDT J,SYK LUNDBERG E. Flanking complex copy number variants in the same family formed through unequal crossing-over during meiosis [J]. Mutation research,2018, 8:121-124.

[169] PIRONCHEVA G,MITEVA K,RUSSEV G C,et al. The effect of prostaglandin E1 on in vitro transcription of sperm chromatin,isolated from patients with azoospermia [J]. Teratospermia and chronic prostatitis,1998,53(5/6):421-424.

[170] PITTELOUD N,QUINTON R,PEARCE S,et al. Digenic mutations account for variable phenotypes in idiopathic hypogonadotropic hypogonadism [J]. J. Clin. Invest,2007,117:457-463.

[171] POHL H,JOYCE G,WISE M,et al. Cryptorchidism and hypospadias [J]. J Urol,2007,177(5): 1646-1651.

[172] NGUYEN HMT,GABRIELSON AT,HELLSTROM WJG. Erectile dysfunction in young men:a review of the prevalence and risk factors[J]. Sex Med Rev,2017,5(4):508-520.

[173] PENG Z,YANG L,DONG Q,et al. Efficacy and safety of tadalafil once-a-day versus tadalafil on-demand in patients with erectile dysfunction:a systematic review and meta-analyses[J]. Urol Int, 2017,99(3):343-352.

[174] PUKAZHENTHI B S,WILDT D E,HOWARD J G. The phenomenon and significance of teratospermia in felids [J]. J Reprod Fertil Suppl,2001,57:423-433.

[175] RAJENDER S,SINGH L,THANGARAJ K. Phenotypic heterogeneity of mutations in androgen receptor gene [J]. Asian J Androl,2007,9(2):147-179.

[176] RAJFER J,ALIOTTA P J,STEIDLE C P,et al. Tadala dosed once a day in men with erectile dysfunction:a randomized,double-blind,placebo-controlled study in the US [J]. Int J Impot Res,2007, 19(1):95-103.

[177] RALPH D J,WYLIE K R. Ejaculatory disorders and sexual function [J]. BJU International,2005, 95(9):1181-1186.

[178] RAMADAN A SALEH,ASHOK AGARWAL,RAKESH K SHARMA. Effect of cigarette smoking on levels of seminal oxidative stress in infertile men:a prospective study [J]. Fertil Steril,2002, 78(3):491-499.

[179] RAMASWAMY S,MARSHALL G R,MCNEILLY A S,et al. Dynamics of the follicle-stimulating hormone(FSH)-inhibin B feedback bop and its role in regulatin spermatogenesis in the adult rhesus monkey (Macaca Mulatta) as revealed by unilateral orchidectomy [J]. Endocrinology,2000,141:18-27.

[180] REGE N N,DATE J,KULKARNI V,et al. Effect of Y virilin on male infertility [J]. J Postgrad Med,1997,43(3):64-67.

[181] KALEZIC A,MACANOVIC B,GARALEJIC E,et al. Level of NO/nitrite and 3-nitrotyrosine in seminal plasma of infertile men:correlation with sperm number,motility and morphology[J]. Chem Biol Interact,2018,291:264-270.

[182] RICHARD IVELL. Lifestyle impact and the biology of the human scrotum [J]. Reproductive Biology and Endocrinology,2007,5:15.

[183] RICHARD M SHARPE. Lifestyle and environmental contribution to male infertility [J]. British Medical Bulletin,2000,56(3):630-642.

[184] CLAUDIA RIVAL,LIVIA LUSTIG,RADU IOSUB,et al. Identification of a dendritic cell population in normal testis and in chronically inflamed testis of rats with autoimmune orchitis [J]. Cell Tissue Res,2006,324(2):311-318.

[185] ROBERT KUNZLE,MICHAEL D MUELLER,WILLY HANGGI. Semen quality of male smokers and nonsmokers in infertile couples [J]. Fertil Steril,2003,79:287-291.

[186] ROLDAN ERS. Assessments of sperm quality integrating morphology,swimming patterns,bioenergetics and cell signalling[J]. Theriogenology,2020,150:388-395.

[187] ROSS G T. Disorders of the ovary and female reproductive tract [M]// WILSON J D,FOSTER D W. William textbook of endocrinology. 7th ed. Philadelphia:WB Saunders,1985:206-258.

[188] SZCZYGIEL M,JARUZELSKA J,KURPISZ M. Molecular analysis of protein 4. 1 gene in teratozoospermic and azoospermic patients[J]. Ginekol Pol,2000,71(1):21-25.

[189] ROY A C,LIAO W X,CHEN Y,et al. Identification of 7 novel mutations in LH beta-subunit gene by SSCP [J]. Molec. Cell Biochem,1996,165:151-153.

[190] RUBY H N NGUYEN,ALLEN J WILCOX,Rolv Skjaerven,et al. Men's body mass index and infertility [J]. Human Reproduction,2007,22(9):2488-2493.

[191] MECZEKALSKI B,PODFIGURNA-STOPA A,SMOLARCZYK R,et al. Kallmann syndrome in women:from genes to diagnosis and treatment[J]. Gynecol Endocrinol,2013,29(4):296-300.

[192] SAFARINEJAD M R. Midodrine for the treatment of organic anejaculation but not spinal cord injury:a prospective randomized placebo-controlled double-blind clinical study [J]. Int J Impot Res, 2009,21(4):213-220.

[193] SANDRINE SEPANIAK,THIERRY FORGES,HUBERT GERARD,et al. The influence of cigarette smoking on human sperm quality and DNA fragmentation [J]. Toxicology,2006,223:54-60.

[194] SARKAR O,BAHRAINWALA J,CHANDRASEKARAN S,et al. Impact of inflammation on male fertility [J]. Front Biosci,2011,3:89-95.

[195] SCHLEGEL P N. Male infertility:evaluation and sperm retrieval [J]. Clin Obster Gynecol,2006,49 (1):55-72.

[196] MANGUM CL,PATEL DP,JAFEK AR,et al. Towards a better testicular sperm extraction: novel sperm sorting technologies for non-motile sperm extracted by microdissection TESE[J]. Transl Androl Urol,2020,9(Suppl 2):S206-S214.

[197] SCHUBBERT S,ZENKER M,ROWE S L,et al. Germline KRAS mutations cause Noonan syndrome [J]. Nature Genet,2006,38:331-336.

[198] SHAI SHEFI,PHIROZ E TARAPORE,THOMAS J WALSH. Wet heat exposure:a potentially reversible cause of low semen quality in infertile men [J]. International Braz J Urol,2007,33 (1): 50-57.

[199] SHALGI R,DOR J,RUDAK E,et al. Penetration of sperm from teratospermic men into zona-free hamster eggs [J]. Int J Androl,1985,8(4):285-294.

[200] SHANSKE A,SACHMECHI I,PATEL D K,et al. An adult with 49,XYYYY karyotype:case report and endocrine studies [J]. Am J Med Genet,1998,12,80(2):103-106.

[201] SICILIANO L,TARANTINO P,LONGOBARDI F,et al. Impaired seminal antioxidant capacity in human semen with hyperviscosity or oligoasthenozoospermia [J]. J Androl,2001,22:798-803.

[202] SILVEIRA L F G,STEWART P M,THOMAS M,et al. Novel homozygous splice acceptor site Gn-RH receptor(GnRHR) mutation:human GnRHR 'knockout' [J]. J. Clin. Endocr. Metab,2002, 87: 2973-2977.

[203] SMRKOLJ T,VIRANT-KLUN I,SINKOVEC J,et al. Epididymovasostomy as the first-line treatment of obstructive azoospermia in young couples with normal spermatogenesis [J]. Reprod Biomed Online,2010,20(5):594-601.

[204] SODERLUND D,CANTO P,DE LA CHESNAYE E,et al. A novel homozygous mutation in the second transmembrane domain of the gonadotrophin releasing hormone receptor gene [J]. Clin. Endocr,2001,54:493-498.

[205] SOKOL R Z. Endocrinology of male infertility:evaluation and treatment [J]. Semin Reprod Med, 2009,27(2):149-158.

[206] SOLER J M,PREVINAIRE J G,PLANTE P,et al. Midodrine improves ejaculation in spinal cord injured men [J]. J Urol,2007,177(9):1181-1185.

[207] SONKSEN J,OHL D A,WEDEMEYER G. Sphincteric events during penile vibratory ejaculation and ejectroejaculation in men with spinal cord injuries [J]. J Urol,2001,165(2):426-429.

[208] SONKSEN J,OHL D A. Penile vibratory stimulation and electroejaculation in the treatment of ejaculation dysfunction [J]. Int J Androl,2002,25(6):324-332.

[209] STEPHEN LAFRANCHI MD,CHERYL E HANNA,MANDEL,et al. Constitutional delay of growth:expected versus final adult height [J]. Pediatrics,1991,87(1):82-87.

[210] STOOPS M A,ATKINSON M W,BLUMER E S,et al. Semen cryopreservation in the Indian rhinoceros(Rhinoceros unicornis)[J]. Theriogenology,2010,73(8):1104-1115.

[211] SZERMAN-JOLY E,SAUVALLE A,IZARD J,et al. Comparison of two techniques used to collect normal and motile sperm [J]. Int J Androl,1989,12(3):199-205.

[212] KERMES K,PUNAB M,LIVUKENE K,et al. Anaerobic seminal fluid micro-flora in chronic prostatitis/chronic pelvic pain syndrome patients[J]. Anaerobe,2003,9(3):117-123.

[213] ATHOTA JP,BHAT M,NAMPOOTHIRI S,et al. Molecular and clinical studies in 107 Noonan syndrome affected individuals with PTPN11 mutations[J]. BMC Med Genet,2020,21(1):50.

[214] TERRY T TURNER,JEFFREY J LYSIAK. Oxidative stress:a common factor in testicular dysfunction [J]. J Androl,2008,29(5):488-498.

[215] TETREAU R,JULIAN P,LYONNET D,et al. Intratesticular varicocele:an easy diagnosis but unclear physiopathologic characterisitics [J]. J Ultrasound Med,2007,26(12):1767-1773.

[216] TINA KOLD JENSEN1,JENS PETER BONDE,MICHAEL JOFFE. The influence of occupational exposure on male reproductive function [J]. Occupational Medicine,2006,56:544-553.

[217] TOURNAYE H. Update on surgical sperm recovery the European view [J]. Hum Fertil (Camb), 2010,13(4):242-246.

[218] TRACEY J WOODRUFF, SARAH J, JANSSEN,et al. Environmental impacts on reproductive health and fertility [M]. Cambridge:Cambridge University Press,2010:145-160.

[219] TSUTSUI T,KURITA A,KIRIHARA N,et al. Testicular compensatory hypertrophy related to hemicastration in prepubertal dogs [J]. Vet Med Sci,2004,66(9):1021-1025.

[220] TUREK-PLEWA J,TRZECIAK W H. Gene symbol:AR. Disease:androgen insensitivity syndrome

[J]. Hum Genet,2006,119(3):361.

[221] TURI T,MOILANEN J,KAUKORANTA S,et al. Testicular biopsy gun needle biopsy in collecting spermatozoa for intracytoplasmatic injection, cryopreservation and histology [J]. Hum Reprod, 1998,14:1274-1278.

[222] COLACO S,MODI D. Genetics of the human Y chromosome and its association with male infertility [J]. Reprod Biol Endocrinol,2018,16(1):14.

[223] VALDES-SOCIN H,SALVI R,DALY A F,et al. Hypogonadism in a patient with a mutation in the luteinizing hormone beta-subunit gene [J]. New Eng. J. Med,2004,351:2619-2625.

[224] VAN DER BURGT I,BRUNNER H. Genetic heterogeneity in Noonan syndrome:evidence for an autosomal recessive form [J]. Am J Med Genet,2000,94:46-51.

[225] VANDEKERCKHOVE P,LILFORD R,VAIL A,et al. Bromocriptine for idiopathic oligo/astheno-spermia [J]. Cochrane Database Syst Rev,2000,6(2):152.

[226] GRICE PT,LIU J,GABRIELSON AT,et al. Drug delivery options and therapeutic advances in the management of erectile dysfunction[J]. Expert Opin Drug Deliv,2020,17(9):1259-1268.

[227] VLACHOPOULOS C,IOAKEIMIDIS N,ROKKAS K,et al. Cardiovascular effects of phosphodies-terase type 5 inhibitors [J]. J Sex Med,2009,6(3):658-674.

[228] VORONA E,ZITZMANN M,GROMOLL J,et al. Clinical,endocrinological,and epigenetic features of the 46,XX male syndrome,compared with 47,XXY Klinefelter patients [J]. Clin Endocrinol Metab,2007,92(9):3458-3465.

[229] WALSH P,RETIK A,BORER J,et al. Campbell's urology [M]. 8th ed. Philadelphia:WB. Saunders,2002.

[230] W B SCHILL,F H COMHAIRE,T B HARGREAVE. Andrology for the Clinician [M]. Berlin Heidelberg:Springer-Verlag,2006:57-66.

[231] TAKESHIMA T,YUMURA Y,KURODA S,et al. Effect of varicocele repair in patients with non-obstructive azoospermia[J]. J Reprod Med,2017,62(5-6):311-316.

[232] WEIN A J,KAVOUSSI L R,NOVICK A C,et al. Campbell-Walsh Urology [M]. 9th ed. Penn-sylvania:Elsevier Science,2007:3893-3935.

[233] World Health Organization. WHO laboratory manual for the examination and processing of human semen [R]. 5th ed. Geneva:World Health Organization,2010.

[234] HUANG C,ZHU HL,XU KR,et al. Mycoplasma and ureaplasma infection and male infertility:a systematic review and meta-analysis[J]. Andrology,2015,3(5):809-816.

[235] COLSON MH,CUZIN B,FAIX A,et al. Erectile dysfunction:up-date data and clinical guidelines [J]. Rev Med Suisse,2019,15(642):583-589.

[236] YIGAL GAT,ZVI ZUKERMAN,JOANA CHAKRABORTY,et al. Varicocele,hypoxia and male infertility. Fluid Mechanics analysis of the impaired testicular venous drainage system [J]. Human Reproduction,2005,20(9):2614-2619.

[237] ZHU W W,ZHAO S T,XUE S P,et al. Immune privilege and innate immunity in the testis (in Chi-nese)[J]. Chin Sci Bull(Chin Ver),2014,59:2652-2662.

[238] WEIN,NOVICK. 坎贝尔-沃尔什泌尿外科学 [M]. 郭应禄,周利群,译. 北京:北京大学医学出版社,2009:4.

[239] 丁智勇,张大虎,陈怀波,等. 80 例输精管道梗阻性无精子症的临床诊断及治疗[J]. 中国性科学,2016,25(09):87-89.

[240] 安辉,周燕虹,杨录军,等. 硝酸羟胺亚慢性染毒对大鼠睾丸生殖细胞的影响[J].中华劳动卫生职业病杂志,2006,24(9):556-557.

[241] 张明君,郭贤坤,曾凡慧,等. rhTNF-a 对人正常精子超微结构的实验研究[J].湖北民族学院学报(医学版),2008(01):9-12.

[242] 刘鹏,毛剑敏,孙建明. 生精2号方对少弱精子症精浆 α-葡糖苷酶、锌及精子形态的影响[J].国际检验医学杂志,2018,39(19):2383-2385.

[243] 曾进. 现代泌尿肿瘤学 [M]. 武汉:湖北科学技术出版社,1996.

[244] 王雁林,李清春,刁兴华,等. 逆行射精患者尿液中精子处理行人工受精后妊娠 1 例[J].滨州医学院学报,2011,34(02):159-160.

[245] 李欣泽,杨舟. 超声造影在睾丸扭转诊疗中的应用进展[J].中国误诊学杂志,2019,14(05):238-240.

[246] 王焕军,彭洋,张繁,等. 常染色体显性多囊肾病相关精道梗阻所致男性不育的 MRI 特征[J].中华放射学杂志,2019(02):115-120.

[247] 陈利生,唐庆来,吉正国,等. 射精障碍所致男性不育的诊治 [J]. 中国性科学,2005,14:7-10.

[248] 高志翔,刘晓龙. 隐匿阴茎的诊治进展[J].中国男科学杂志,2021,35(01):73-75,80.

[249] 段梦婷. Kallmann 综合征研究进展[J].国际儿科学杂志,2020,47(10):713-717.

[250] 邓敏,赵洪福. 男性不育症患者促黄体生成素、抗精子抗体指标水平及其与精子前向运动的相关性分析[J].标记免疫分析与临床,2019,26(04):650-653.

[251] 程一民. CatSper 在人精子趋化中的作用与机制研究[D].南昌:南昌大学,2019.

[252] 丁晓芳,熊承良. 尿激酶型纤溶酶原激活因子在精子趋化运动中的作用初探 [J]. 中华男科学杂志,2005,11:309-412.

[253] 丁晓芳,张帆,官黄涛,等. 尿激酶型纤溶酶原激活因子对小鼠精子体外授精能力的影响[J].生殖医学杂志,2007,16:366-367.

[254] 李华强. 慢性前列腺炎对男性不育及性功能障碍的影响及临床治疗分析[J].中国卫生标准管理,2021,12(12):43-46.

[255] 高宝山. 外翻法激光包皮环切术(附 1070 例报告)[J]. 临床泌尿外科杂志,2003,18(1):45.

[256] 聂芳. 内分泌六项指标与多囊卵巢综合征合并不孕症的相关性[J].实验与检验医学,2021,39(04):938-941.

[257] 王磊,李朋,韩邦旻,等. 上海男科学临床诊治研究回顾与展望[J].上海医学,2021,44(07):455-459.

[258] 曾庆琪,王劲松,卞廷松,等. 中西医结合男科新进展[J].世界中医药,2013,8(04):477-479.

[259] 郭应禄,李宏军. 前列腺炎[M]. 2 版. 北京:人民军医出版社,2007.

[260] 中国抗癌协会泌尿男生殖系肿瘤专业委员会,中国临床肿瘤学会前列腺癌专家委员会,中国肿瘤医院泌尿肿瘤协作组,等. 泌尿男生殖系统肿瘤多学科团队诊治组织与实施规范中国专家共识(2020年版)[J].中国癌症杂志,2020,30(04):313-320.

[261] 何恢绪,梅骅. 尿道下裂外科学 [M]. 2 版. 北京:人民军医出版社,2008.

[262] 沈一丁,诸林峰,王晓豪,等. 尿道下裂术后再发阴茎下弯的处理策略[J].临床小儿外科杂志,2021,20(02):177-180.

[263] 张翼飞,梁朝朝. 精液延迟液化与慢性前列腺炎的研究进展[J].中华男科学杂志,2007(01):53-56.

[264] 花家福,乔培民,陈超. 精液迟缓液化症的研究及治疗 [J]. 男性学杂志,1990,2:40.

[265] 黄澄如. 实用小儿泌尿外科学 [M]. 北京:人民卫生出版社,2006.

[266] 黄平治,李永海. 男性不育[M]. 北京:科学技术文献出版社,1990:116-126.

[267] 黄庆录,杨体泉. 尿道下裂手术治疗进展 [J]. 中国误诊学杂志,2009,9:5808- 5809.

[268] 黄宇烽,潘连军,黄卫东. 男科医师手册[M]. 北京:人民卫生出版社,2009:159-410.

[269] 江洪涛,杨江根. 睾丸女性化症诊治探讨 [J]. 中国男科学杂志,2008,22(12):56-58.

[270] 晋连超,郝树铭,刘坤玲. 袖套式包皮环切术治疗包皮过长和包茎 [J]. 泰山医学院学报,2004,25(1):48-49.

[271] 孔祥斌,李红钢,熊承良,等. CatSper1 在小鼠睾丸发育过程中的动态表达及与人精子活力的关系[J]. 生殖医学杂志,2007,16(3):187.

[272] 高媛媛,张兹镇,张亚. 先天性尿道下裂自然病因研究进展[J].临床小儿外科杂志,2021,20(01):81-85.

[273] 李森恺. 尿道下裂学 [M]. 北京:科学出版社,2008.

[274] 汪亚玲,李玉华,胡洪亮,等. 精液液化异常的中、西医机制与治疗研究进展[J]. 中国男科学杂志,2020,34(02):76-80.

[275] 李治安. 临床超声影像学 [M]. 北京:人民卫生出版社,2003:1140-1148,1702-1717.

[276] 高莎,陈杰,余海燕. XYY 综合征患儿的认知[J].中华妇幼临床医学杂志(电子版),2019,15(04):459-462.

[277] 刘菲,蒲力力. 环境内分泌干扰物对男性生殖健康影响的研究进展 [J]. 生殖医学杂志,2006,15(6):425-427.

[278] 刘继红. 男科手术学 [M]. 北京:北京科学技术出版社,2006:171-175.

[279] 张敏建,邓日森,张新安,等. 男性不育症初诊患者治疗前精液参数波动规律探讨[J].中国男科学杂志,2020,34(04):26-31.

[280] 刘继红,熊承良. 性功能障碍学 [M]. 北京:中国医药科技出版社,2004.

[281] 刘继红,杨俊. 雄激素对男性生育的调控作用 [J]. 中国男科学杂志,2007,21(7):67-70.

[282] 刘明学,杨振宇. 内分泌干扰因子在尿道下裂病因学中的研究进展 [J]. 中华小儿外科杂志,2006,27(7):383-385.

[283] 刘新民. 实用内分泌学 [M]. 北京:人民军医出版社,1986:132-148.

[284] 刘月洁,邓世洲,白文俊,等. 前列腺囊肿所致梗阻性无精症的诊断与治疗 [M]. 中国男科学杂志,2008,22(7):32-34.

[285] 刘子龙,吴昌杰,魏育英,等. 自发流产患者配偶精子浓度及其某些有关因素分析 [J].同济医科大学学报,1998,27:80.

[286] 罗丽兰. 不孕与不育 [M]. 2 版. 北京:人民卫生出版社,2009.

[287] 罗胜萍,吴蓉,刘自刚. 男性不育患者精浆锌含量的变化分析 [J]. 中国实验诊断学,2009,13(6):828-829.

[288] 马乐,潘柏年,陈宝英. 男性不育与辅助生殖技术 [M]. 北京:人民卫生出版社,2002:124-132.

[289] 明钰,商学军,熊承良,等. 尿激酶型纤溶酶原激活因子对雄性大鼠生育力影响的实验研究 [J]. 中华男科学杂志,2006,12:963-967.

[290] MARK H BEERS. 默克家庭诊疗手册 [M]. 赵小文,译. 北京:人民卫生出版社,2006.

[291] 那彦群,郭震华. 实用泌尿外科学 [M]. 北京:人民卫生出版社,2009:497-508.

[292] 王东东,辛航. 显微睾丸取精术治疗唯支持细胞综合征效果分析(附 79 例报告)[J].河南外科杂志,2020,26(03):43-45.

[293] 欧建平,庄广伦. 抗精子抗体对辅助生殖的影响 [J]. 中华男科学,2003,9(3):214-217.

[294] 綦海燕,祝海. 前列腺疾病基础研究与诊疗新进展[M]. 北京:人民卫生出版社,2009.

[295] 邱湘宁,肖嵘,武昆. 男性生殖道感染与不育症 [J]. 中国计划生育学杂志,2004,9:574-576.

[296] 邱翠华,邵方,李静. 中西医结合治疗精液不液化临床观察[J].实用中医药杂志,2021,37(07): 1159-1160.

[297] 史轶繁. 协和内分泌和代谢学［M］.北京:科学出版社,2000:912-915.

[298] 宋春生.《欧洲泌尿外科学会勃起功能障碍诊治指南(2009年版)》简介［J］.中国男科学杂志, 2010,24(2):64-66.

[299] 刘雯,房格,于瑞梅,等. 精浆生化指标与性激素在无精子症不同病理分型患者中的差异及临床意义[J].检验医学与临床,2021,18(19):2820-2823,2826.

[300] 索永善,叶玲玲,马川花,等. 雷达微波辐射对精子形态的影响［J］.中华男科学,2007,13(12): 1132-1133.

[301] 谭秉盛,赵玉玮. 小儿隐匿阴茎的诊断与治疗［J］.大连医科大学学报,2004,26(2):104-105.

[302] 吴卓. 解脲支原体、沙眼衣原体感染与男性不育关系病例对照的Meta分析[D].太原:山西医科大学,2013.

[303] 刘俊江,李明泉,周慧敏,等. 内分泌科疾病诊断标准[M].北京:科学技术文献出版社,2009.

[304] 郭立华,郝春生,牛志尚,等. 小阴茎头畸形伴尿道下裂的临床研究[J].中华泌尿外科杂志,2017, 38(11):866-869.

[305] 方燕华,吕福通,刘凤琼. 男性不育症患者生殖道支原体感染及药敏分析[J].中外医学研究,2020, 18(22):81-83.

[306] 王丽波,曹丽华,麻宏伟,等. 强直性肌营养不良症1例［J］.中国实用儿科杂志,2010,25(5): 403-404.

[307] 王少金. 男性生殖系疾病［M］.吉林:吉林科学技术出版社,1986:326-358.

[308] 程汉波,郝磊,袁慧星,等. 前列腺囊肿诊治分析[J].现代泌尿生殖肿瘤杂志,2018,10(01):36-38.

[309] 王涛,刘继红. 欧洲泌尿外科学会射精功能障碍诊疗指南［J］.中国男科学杂志,2005,19:68-70.

[310] 王先军,杨二江,李一明. B超引导前列腺囊肿穿刺硬化剂治疗19例报告［J］.中华男科学杂志, 2006,12:270.

[311] 吴永明,王志强. 精液高黏稠性的研究进展[J].临床检验杂志,2021,39(04):284-286.

[312] 王古道. 男性不育症的诊断与治疗现状[J].中国临床医生,2012,40(09):24-28.

[313] 马征兵,李智勇. 密度梯度离心法处理逆行射精患者尿液内精子用于人工授精的临床效果观察 [J].实用医学杂志,2011,27(20):3731-3733.

[314] 吴宏飞,钱立新. 精道造影术在精道疾病诊断中的应用［J］.中华男科学,2004,10(4):243-249.

[315] 齐伟,吴畏,徐杰,等. 经直肠实时超声引导精囊镜在治疗射精管梗阻性无精子症的效果分析[J].中华男科学杂志,2021,27(02):129-133.

[316] 吴阶平. 吴阶平泌尿外科学[M].济南:山东科学技术出版社,2012.

[317] 郭震华,那彦群. 实用泌尿外科学[M].北京:人民卫生出版社,2013.

[318] 吴阶平,裘法祖. 黄家驷外科学[M].北京:人民卫生出版社,2002.

[319] 吴明章,曾迅文,张慧君. 男性生殖病理学［M］.上海:上海科学普及出版社,1996.

[320] 谢华. 中国汉族儿童尿道下裂遗传易感性研究[D].上海:上海交通大学,2017.

[321] JAY L GROSFELD,JAMES A O'NEILL,ERIC W FONKALSRUD. 小儿外科［M］.吴晔明, 译. 北京:北京大学医学出版社,2009:1911-1942.

[322] 赵康乐. 经尿道输尿管镜技术联合非那雄胺治疗慢性精囊炎反复血精临床效果观察[J].慢性病学杂志,2017,18(12):1384-1386.

[323] 夏同礼,孔祥田,宓培,等. 我国成人前列腺非特异性炎［J］.中华泌尿外科杂志,1995,16 (12):711.

[324] 刘磊. 小儿隐睾手术年龄相关影响因素分析[D]. 银川:宁夏医科大学,2020.

[325] 熊承良,黄勋彬,夏文家,等. 人精子中尿激酶型纤溶酶原激活因子及其受体的分布 [J]. 生殖与避孕,1996,16(6):422-424.

[326] 熊承良,刘继红,廖爱华. 生殖疾病学 [M]. 福州:福建科学技术出版社,2007.

[327] 周蓉. 胰激肽原酶促精液液化效果的评价[D].武汉:华中科技大学,2009.

[328] 熊承良,吴明章,刘继红,等. 人类精子学 [M]. 武汉:湖北科学技术出版社,2002.

[329] 熊承良,夏文家,涂仁标,等. 精液液化不良男子与正常人精浆尿激酶活性的研究[J].生殖医学杂志,1994,3:87.

[330] 熊承良,夏文家,周洁玲,等. 精液液化不良与精子活率低下患者精浆中尿激酶含量研究 [J]. 同济医科大学学报,1997,26(2):120-122.

[331] 熊承良,孔祥斌,李红钢. 上皮细胞钠通道 α 亚基在大鼠和人睾丸、精子中的表达及其与精子活力的关系 [J]. 中国计划生育学杂志,2007,15(3):155.

[332] 徐万华,张青,王斌,等. 儿童睾丸固定术中所见的中肾管异常 [J]. 中华小儿外科杂志,2006,27(2):81-83.

[333] 唐勇,李养群,杨喆,等. 阴茎阴囊转位的整形外科治疗[J]. 中华整形外科杂志,2016,32(05):351-353.

[334] 杨国宗,曾宏翔,黄凌,等. 男性不育患者细胞因子水平的检测及意义 [J]. 中国实验诊断学,2009,13(5):794-796.

[335] 中国医师协会生殖医学专业委员会生殖男科学组弱精子症诊疗中国专家共识编写组. 弱精子症诊疗中国专家共识[J].中华生殖与避孕杂志,2021,41(07):593-599.

[336] 叶尘宇,朱玉华,王立伟. 抗抑郁药相关性功能障碍的研究进展 [J]. 中华精神科杂志,2008,41(3):187-189.

[337] 叶敏,张元芳. 现代泌尿外科理论与实践 [M]. 上海:复旦大学出版社,2005:122-123,203-204,207-208.

[338] 张华锋,夏龙. "四步法"袖套式改良术在门诊包皮过长患者的临床应用[J].中华男科学杂志,2020,26(10):958-959.

[339] 罗辉,李红娜. 超声引导下经皮穿刺活检在睾丸及附睾病变中的应用价值[J].中国实验诊断学,2013,17(11):2047-2048.

[340] 张大勇,张玮,温海霞,等. IL-2 对抗精子抗体大鼠精子顶体酶活力的影响 [J]. 哈尔滨医科大学学报,2003,37(1):34-36.

[341] 张国强,茅凯黎,陆佳苏,等. "Y2V"成形术矫治包茎[J]. 临床泌尿外科杂志,2002,17:364-365.

[342] 张国强,杨波,茅凯黎. 隐匿阴茎的分型及处理原则 [J]. 临床泌尿外科杂志,2003,18(1):34-35.

[343] 张青萍,邓友斌. 超声诊断临床指南 [M]. 2 版. 北京:科学出版社,2005.

[344] 张威,张玮,倪江. 一氧化氮对精子功能的影响[J].中华男科学,2000,6(4):255-257.

[345] EMILA TANAGHO,JACKW MCANINC. 史密斯泌尿外科学 [M]. 张小东,译. 北京:人民卫生出版社,2005:3.

[346] 张炎,黄文涛,高新. 横向双针套叠显微输精管附睾管吻合术治疗梗阻性无精症 [J].中华腔镜泌尿外科杂志(电子版), 2009,3(2):154-156.

[347] 中国医师协会生殖医学专业委员会生殖男科学组畸形精子症诊疗中国专家共识编写组. 畸形精子症诊疗中国专家共识[J].中华生殖与避孕杂志,2021,41(07):600-609.

[348] JEAND WILSON. 哈里逊内科学 [M]. 赵华月,译. 12 版. 北京:人民卫生出版社,1994:2064-2116.

[349] 中国医师协会生殖医学专业委员会生殖男科学组少精子症诊疗中国专家共识编写组. 少精子症诊

疗中国专家共识[J]. 中华生殖与避孕杂志,2021,41(07):586-592.

[350] 周永昌,郭万学. 超声医学 [M]. 4 版. 北京:科学技术文献出版社,2003:1672-1676.

[351] 庄乾元,韩见知. 先天性泌尿生殖系疾病 [M]. 武汉:湖北科学技术出版社,2001.

[352] ROWE P,ROWE,COMHAIRE,et al. 世界卫生组织男性不育标准化检查与诊疗手册[M]. 李铮,
张忠平,黄翼然,译. 北京:人民卫生出版社,2007.

[353] AL-KANDARI AM,ALENEZI A. Cost burden of male infertility investigations and treatments:A
survey study[J]. Urol Ann,2020,12(4):314-318.

[354] INHORN MC,PATRIZIO P. Infertility around the globe:new thinking on gender,reproductive
technologies and global movements in the 21st century[J]. Hum Reprod Update,2015,21(4):
411-426.

[355] LV MQ,GE P,ZHANG J,et al. Temporal trends in semen concentration and count among 327 373
Chinese healthy men from 1981 to 2019:a systematic review[J]. Hum Reprod,2021,36(7):
1751-1775.

[356] LOFRANO-PORTO A,BARRA GB,GIACOMINI LA,et al. Luteinizing hormone beta mutation
and hypogonadism in men and women[J]. N Engl J Med,2007,357(9):897-904.

[357] BERGER K,SOUZA H,BRITO VN,et al. Clinical and hormonal features of selective follicle-stimu-
lating hormone(FSH)deficiency due to FSH beta-subunit gene mutations in both sexes[J]. Fertil
Steril,2005,83(2):466-470.

[358] CAPOZZI A,SCAMBIA G,PONTECORVI A,et al. Hyperprolactinemia:pathophysiology and
therapeutic approach[J]. Gynecol Endocrinol,2015,31(7):506-510.

[359] 张帅,唐达星,傅君芬. 雄激素不敏感综合征的临床处理研究进展[J]. 中华小儿外科杂志,2021,42
(09):856-864.

[360] 中国医师协会生殖医学专业委员会生殖男科学组无精子症诊疗中国专家共识编写组. 无精子症诊
疗中国专家共识[J]. 中华生殖与避孕杂志,2021,41(7):573-585.

[361] SCHLEGEL PN,SIGMAN M,COLLURA B,et al. Diagnosis and treatment of infertility in men:
AUA/ASRM guideline part I[J]. Fertil Steril,2021,115(1):54-61.

[362] SKORACKA K,EDER P,LYKOWSKA-SZUBER L,et al. Diet and nutritional factors in male(In)
fertility-underestimated factors[J]. J Clin Med,2020,9(5):1400.

[363] LUNDY SD,SANGWAN N,PAREKH NV,et al. Functional and taxonomic dysbiosis of the gut,
urine,and semen microbiomes in male infertility[J]. Eur Urol,2021,79(6):826-836.

[364] CORBETT GA,CROSBY DA,MCAULIFFE FM. Probiotic therapy in couples with infertility:a
systematic review[J]. Eur J Obstet Gynecol Reprod Biol,2021,256:95-100.

[365] 周青松,曾凡春,张祯雪,等. 复方氨基酸胶囊联合维生素 E 治疗特发性弱精子症的临床研究[J].
中华男科学杂志,2016,22(4):343-346.

[366] 郭军. "脑-心-肾-精室"轴在中医男科学中的理论构建及应用[J]. 世界中西医结合杂志,2020,15
(8):1553-1556.

[367] 王福,俞旭君. 生精胶囊在男性不育症中的临床应用中国专家共识[J]. 中华男科学杂志,2019,25
(4):368-371.

[368] 胡剑麟,孙健,陈威,等. 黄精赞育胶囊对弱精子症患者精子线粒体膜电位的影响[J].中华男科学
杂志,2017,23(12):1116-1120.

[369] 郭军,赵丰,刘胜京,等. 基于网络药理学探讨灵归方治疗少弱精子症的作用机制[J]. 世界中西医
结合杂志,2020,15(10):1828-1834,1840.

[370] 张开舒,傅龙龙,商学军,等. 麒麟丸治疗少弱精子症的临床研究进展[J]. 中华男科学杂志,2017,23(10):938-941.

[371] 张兴源,潘连军. 仙鹿口服液联合左卡尼汀口服液治疗精子 DNA 损伤的临床观察[J]. 中国男科学杂志,2015,29(12):56-59.

[372] 杨长海,孙中义,王波,等. 还少胶囊治疗少弱精子症的多中心临床观察[J]. 中华男科学杂志,2018,24(7):635-639.

[373] 华众,陈如兵,王晨,等. 罗补甫克比日丸对弱精子症患者精液质量及精浆相关生化指标的影响[J]. 中华男科学杂志,2020,26(11):1020-1024.

[374] 欧阳斌,耿强. 针刺治疗男性不育症的疗效及作用机制述评[J]. 中国中西医结合杂志,2018,38(5):520-522.

[375] 韩瑞钰,邓佩佩,马婧,等. 不育男性精浆中硒含量与精液质量、精浆中微量元素以及脂肪因子等指标的相关性研究[J]. 中国男科学杂志,2021,35(04):12-16.

[376] 杨晓玉,刘贵华,安淼. 男性生殖相关基因检测专家共识[J]. 中华男科学杂志,2020,26(09):844-851.

[377] 吴明章,曾超文,张慧君. 男性生殖病理学[M]. 上海:上海科学普及出版社,1996.

[378] 曾春花,熊承良,官黄涛,等. 少、弱精子症患者精浆、精子和血清中锌及性激素水平的相关分析[J]. 中国计划生育学杂志,2007,15:352-355.

[379] KONG XB,MA HG,LI HG,et al. Blockade of epithelial sodium channels improves spermmotility in asthenospermia patients[J]. Int J Androl,2009,32:330-336.

[380] JENSEN CFS,FODE M,FEDDER J,et al. Surgical testicular extraction of spermatozoa in men with non-obstructive azoospermia[J]. Ugeskr Laeger,2019,181(5):V07180477.

[381] CITO G,COCCIA ME,SESSA F,et al. Testicular fine-needle aspiration for sperm retrieval in azoospermia:a small step toward the technical standardization[J]. World J Mens Health,2019,37(1):55-67.

[382] SHIH KW,SHEN PY,WU CC,et al. Testicular versus percutaneous epididymal sperm aspiration for patients with obstructive azoospermia:a systematic review and meta-analysis[J]. Transl Androl Urol,2019,8(6):631-640.

[383] CARPI A,FABRIS FG,TODESCHINI G,et al. Large needle percutaneous aspiration biopsy of the testicle in men with nonobstructive azoospermia:technical performance[J]. Biomed Pharmacother,2006,60:557-560.

[384] TURI T,MOILANEN J,KAUKORANTA S,et al. Testicular biopsy gun needle biopsy in collecting spermatozoa for intracytoplasmatic injection,cryopreservation and histology[J]. Hum Reprod,1998,14:1274-1278.

[385] PUNJANI N,KANG C,SCHLEGEL PN. Two decades from the introduction of microdissection testicular sperm extraction:how this surgical technique has improved the management of NOA[J]. J Clin Med,2021,10(7):1374.

[386] WEEDIN JW,KHERA M,LIPSHULTZ LI. Varicocele repair in patients with nonobstructive azoospermia:a meta-analysis[J]. J Urol,2010,183:2309-2315.

[387] CERILLI LA,KUANG W,ROGERS D. A practical approach to testicular biopsy interpretation for male infertility[J]. Arch Pathol Lab Med,2010,34:1198-1204.

[388] HARARI O,GRONOW M,BOURN H,et al. High fertilization rate with intracytoplasmic sperm injection in mosaic klinefecter's syndrome[J]. Fertil Steril,1995,63:182-184.

[389] ALMAGOR M,DAN-GOOR M,HOVAV Y,et al. Spontaneous pregnancies in severe oligoastheno-zoospermia[J]. Hum Reprod,2001,16:1780-1811.

[390] PERNICE F,MAZZA G,PUGLISI D,et al. Nonrobertsonian translocation t(6;11) is associated with infertility in an oligoazoospermic male[J]. Fertil Steril,2002,78:192-194.

[391] BOULOUX P,WARNE DW,LOUMAYE E. Efficacy and safety of recombinant human follicle-stimulating hormone in men with isolated hypogonadotropic hypogonadism. FSH Study Group in Men's Infertility[J]. Fertil Steril,2002,77:270-273.

[392] CURI S,ARIAGNO J,REPETTO H,et al. Laboratory methods for the diagnosis of asthenozo-ospermia[J]. Arch Androl,2002,48:177-180.

[393] STAHL PJ,SCHLEGEL PN. Genetic evaluation of the azoospermic or severely oligozoospermic male[J]. Curr Opin Obstet Gynecol,2012,24(4):221-228.

[394] FORESTA C,BETTELLA A,MERICO M,et al. Use of recombinant human follicle-stimulating hormone in the treatment of male factor infertility[J]. Fertil Steril,2002,77:238-244.

[395] FORESTA C,BETTELLA A,MORO E,et al. Inhibin B plasma concentrations in infertile patients with DAZ gene deletions treated with FSH[J]. Eur J Endocrinol,2002,146:801-806.

[396] FU J,LI L,LU G. Relationship between microdeletion on Y chromosome and patients with idiopathic azoospermia and severe oligozoospermia in the Chinese[J]. Chin Med J(Engl),2002,115:72-75.

[397] HALLAK J,SHARMA RK,PASQUALOTTO FF,et al. Creatine kinase as an indicator of sperm quality and maturity in men with oligospermia[J]. Urology,2001,58:446-517.

[398] HIBI H,KATO K,MITSUI K,et al. The treatment with tranilast,a mast cell blocker,for idiopathic oligozoospermia[J]. Arch Androl,2001,47:107-111.

[399] MOSTAFA T,ANIS TH,EL-NASHAR A,et al. Varicocelectomy reduces reactive oxygen species levels and increases antioxidant activity of seminal plasma from infertile men with varicocele[J]. Int J Androl,2001,24:261-265.

[400] REVELLI A,BERGANDI L,MASSOBRIO M,et al. The concentration of nitrite in seminal plasma does not correlate with sperm concentration,sperm motility,leukocytospermia,or sperm culture[J]. Fertil Steril,2001,76:496-500.

[401] SICILIANO L,TARANTINO P,LONGOBARDI F,et al. Impaired seminal antioxidant capacity in human semen with hyperviscosity or oligoasthenozoospermia[J]. J Androl,2001,22:798-803.

[402] TZSCHACH A,THAMM B,IMTHURN B,et al. Absence of Yq microdeletions in infertile men [J]. Arch Androl,2001,47:167-171.

[403] WORLD HEALTH ORGANIZATION. WHO laboratory manual for the examination and processing of human semen[R]. 5th ed. Geneva:World Health Organization,2010.

[404] 熊承良,沈继云,周洁玲,等. 尿激酶对弱精症患者精子活率影响的研究[J]. 生殖医学杂志,1995,4(3):164-166.

[405] AVIDAN N,TAMARY H,DGANY O,et al. CatSper2,a human autosomal nonsyndromic male infertility gene[J]. Eur J Hum Genet,2003,442:203-207.

[406] BALERCIA G,ARNALDI G,FAZIOLI F,et al. Coenzyme Q10 levels in idiopathic and varicocele-associated asthenozoospermia[J]. Andrologia,2002,34(2):107-111.

[407] CHIANG HS,WEI HJ,CHEN YT. Genetic screening for patients with azoospermia and severe oligo-asthenospermia[J]. Int J Androl,2000,23(2):20-25.

[408] FOLGERO T,BERTHEUSSEN K,TORBERGSEN T,et al. Mitochondrial disease and reduced

sperm motility[J]. Human Reprod,1993,8:1863-1868.

[409] HONG GANG LI,XIAO FANG DING,AI HUA LIAO,et al. Experssion of CatSper family transcripts in the mouse testis during post-natal development and human ejaculate spermatozoa:relationship to sperm motility[J]. Molecular Human Reproduction,2007,13:299-306.

[410] HUSZAR G,VIGUE L,MORSHEDI M. Sperm creatine phosphokinase M-isoformratios and fertilizing potential of men:a blinded study of 84 couplestreated with in vitro fertilization[J]. Fertil Steril,1992,57:882.

[411] VANDEKERCKHOVE P,LILFORD R,VAIL A,et al. Clomiphene or tamoxifen for idiopathic oligo/ asthenospermia[J]. Cochrane Database Syst Rev,2000(2):151.

[412] ADIGA SK,KUMAR P. Influence of swim-up method on the recovery of spermatozoa from different types of semen samples[J]. J Assist Reprod Genet,2001,18(3):160-164.

[413] ALI JI,GRIMES EM. Sperm morphology:unstained and stained smears in fertile and infertile men [J]. Arch Androl,1989,22(3):191-195.

[414] SZERMAN-JOLY E,SAUVALLE A,IZARD J,et al. Comparison of two techniques used to collect normal and motile sperm[J]. Int J Androl,1989,12(3):199-205.

[415] 罗丹峰,汪锦飘,吴少焜. 中西医结合治疗精液迟缓液化症的临床研究[J]. 中国实用医药,2009,4(14):22-24.

[416] 朱勇,葛晓东,李享,等. 中医药治疗精液不液化的临床研究进展[J]. 中国性科学,2020,29(07):103-106.